硬质胆道镜微创技术

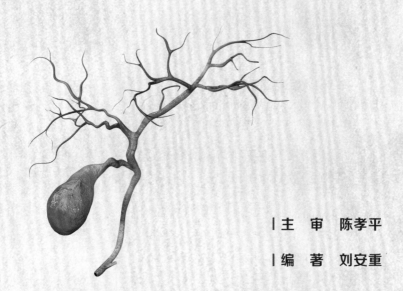

主　审　陈孝平

编　著　刘安重

人民卫生出版社

·北京·

图书在版编目（CIP）数据

硬质胆道镜微创技术 / 刘安重编著 . —北京：人
民卫生出版社，2022.9（2023.8重印）
ISBN 978-7-117-33154-8

Ⅰ.①硬… Ⅱ.①刘… Ⅲ.①内窥镜 – 应用 – 胆道疾
病 – 显微外科手术 Ⅳ.①R657.4

中国版本图书馆 CIP 数据核字（2022）第 088050 号

人卫智网	www.ipmph.com	医学教育、学术、考试、健康，购书智慧智能综合服务平台
人卫官网	www.pmph.com	人卫官方资讯发布平台

硬质胆道镜微创技术
Yingzhi Dandaojing Weichuang Jishu

编　　著：刘安重
出版发行：人民卫生出版社（中继线 010-59780011）
地　　址：北京市朝阳区潘家园南里 19 号
邮　　编：100021
E - mail：pmph @ pmph.com
购书热线：010-59787592　010-59787584　010-65264830
印　　刷：北京华联印刷有限公司
经　　销：新华书店
开　　本：787 × 1092　1/16　　印张：17
字　　数：350 千字
版　　次：2022 年 9 月第 1 版
印　　次：2023 年 8 月第 3 次印刷
标准书号：ISBN 978-7-117-33154-8
定　　价：178.00 元
打击盗版举报电话：010-59787491　E-mail：WQ @ pmph.com
质量问题联系电话：010-59787234　E-mail：zhiliang @ pmph.com
数字融合服务电话：4001118166　　E-mail：zengzhi @ pmph.com

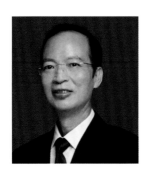

刘安重，1962 年 10 月出生，医学博士，主任医师，硕士研究生导师。曾任广州医科大学附属第一医院微创外科中心肝胆外科主任；第四军医大学第二附属医院（空军军医大学唐都医院）普通外科住院医师；广州军区武汉总医院（中国人民解放军中部战区总医院）普通外科主治医师、副主任医师、科室副主任；扬州大学附属苏北人民医院外科副主任。

　　曾两次荣立个人三等功，多次被评为优秀党员、优秀教师。社会兼职：国际肝胆胰协会中国分会委员、广东省中西医结合学会普通外科专业委员会副主任委员。大学本科、硕士研究生毕业于中国人民解放军第四军医大学（现空军军医大学），博士研究生毕业于华中科技大学。以第一作者发表有关磁性颗粒药物、腹腔镜手术、肝外伤肝癌手术、肝肾联合移植、门静脉高压症、腹主动脉瘤、经皮经肝硬质胆道镜等各类基础和临床学术文章 50 余篇。其中多篇论文是在陈孝平院士亲自指导下完成的，并作为陈孝平院士团队研究成果的重要组成部分，获得了国家科学技术进步奖二等奖和中华医学科技奖一等奖。

　　近几年来，作者总结出硬质胆道镜肝内胆管入路选择方法、取石方法、切开成形术、各种并发症的防治措施等硬质胆道镜关键技术。以此为基础，成功举办了 14 期全国硬质胆道镜临床应用高级培训班，并在全国各地进行学术交流，促进了胆道镜技术的进步和推广。

| 序 言

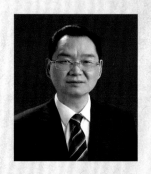

    肝胆管结石外科治疗原则是取净结石、消除狭窄、解除梗阻和通畅引流。胆道狭窄是肝胆管结石的主要病理改变之一，一直是肝胆外科疾病治疗中的重点和难点。随着腹腔镜技术和胆道镜技术的应用推广，该类疾病的治疗效果有所改善。对于复杂的胆管结石，取净结石、解除胆道狭窄引起的梗阻仍然非常困难，患者经历多次手术的情况在临床上仍不少见，甚至会遇到患者很难再做传统的手术而必须做肝移植的棘手情况。

    近些年来，硬质胆道镜微创技术所取得的一系列重要技术进步正在发生深刻改变，影响着肝胆管结石、胆道狭窄、胆肠吻合口狭窄的治疗方式和策略。

    刘安重教授编著的《硬质胆道镜微创技术》一书，以作者多年的临床经验为基础，并结合了肝胆解剖、影像技术、腔镜和开腹手术的特点，以及硬质胆道镜的技术特点，系统总结了硬质胆道镜在治疗肝胆管结石、胆管狭窄、胆肠吻合口狭窄等胆道良性疾病中的诸多技术方法和优势，较好实现了"取净胆管结石，解除胆道狭窄"的主要手术目的，使该类疾病的治疗更加合理、更加安全，明显增强可操作性。该书结合肝内外胆管的解剖、形态特点，以及与并发症的关系，明确了硬质胆道镜肝内胆管入路的选择方法；并且图文并茂介绍了各种硬质胆道镜手术。难能可贵的是，作者详实介绍了硬质胆道镜诊疗过程中的各种并发症及其预防处理方法，使读者能够较快地从理论上正确理解硬质胆道镜的优点、缺点和难点，便于今后恰到好处地选择使用。

    最后希望该书的出版能够开阔广大外科医师的视野，有利于广大外科医师系统学习好硬质胆道镜技术，以提高肝胆管结石、胆管狭窄和胆肠吻合口狭窄的治疗效果。

中国科学院院士

陈孝平

2021 年 1 月 28 日

前　言 |

医用内镜是在光学和工业制造技术相当发达和精密以后，为满足医学工作的需要而逐渐发展和成熟起来的。从早期的金属管状内镜，到纤维内镜和电子内镜，内镜技术在医学各个专业领域得到了广泛的应用，尤其在胃肠领域，各种电子胃肠镜将内镜技术的诊断和治疗发挥到了极致。

近几十年来，内镜电子化、精细化、多功能化，使其诊疗范围不断扩大。但面对人体肝胆系统内大量的铸型结石，电子胆道镜的表现不能令人满意，其易损、购买维修费用高、治疗操作困难、操作孔少、碎石工具少、稳定性及准确性差、取石效率低等诸多缺点，明显制约了电子内镜在胆道疾病中的使用。随着工业精密设备制造技术、电子影像技术的不断进步，以及内镜下碎石技术和设备的进步，过去金属管状内镜结实耐用、稳定性及准确性高的优势得到进一步加强，如经皮硬质胆道镜、经皮肾镜、关节镜等，具有结实耐用、不易损坏、维修费用低、消毒方便、鞘管辅助、操作孔多、治疗手段多、取石碎石效率高等多种功能特性，在处理铸型结石、隐蔽结石、胆道狭窄上具有"克星"的治疗作用。这些优势是纤维、电子内镜不具有的和无法替代的。

由于胆管系统呈树枝状，只有通过有创手术，建立胆总管和/或经皮经肝瘘管通道，纤维胆道镜、电子胆道镜和硬质胆道镜才能进入更加广泛的肝内胆管，进行进一步的诊疗。然而，到目前为止，世界范围内具有指导意义的胆道镜理论性、临床经验性的书籍很少，明显限制了胆道镜技术的推广应用。

本书以笔者所在医院近二十年硬质胆道镜临床应用经验为背景，特别是在2015年4月首次开展经皮经肝硬质胆道镜切开成形术，成功治疗胆肠吻合口狭窄以后，我们不断实践和创新，取得了解除胆道狭窄梗阻、取尽胆管结石这两项关键技术上的重要突破，为系统地总结硬质胆道镜临床应用的基本理论奠定了重要基础。我们在成功举办多期全国硬质胆道镜临床应用高级培训班的基础上，不断进行实践，不断在理论上进行总结交流，并在老师们、同道们的鼓励下，经过三年多的努力，编写出这本专业技术理论书籍，供同行参考。

本书从回顾内镜和胆道镜的发展历史开始，讲述了硬质胆道镜的前世今生；介绍了各种影像学设备在肝脏胆道系统的应用特点；从胆道系统解剖形态、毗邻关系特点和可能的并发症入手，论述了硬质胆道镜肝内胆管入路的选择方法，并对各入路的优劣进行了详细的比较和分析。本书还紧密联系临床实际，强调了命名扩大的经皮经肝胆管引流术的重要性；分别详尽介绍了硬质胆道镜经胆总管手术、经皮经肝手术的具体操作方法和注意事项，并阐述了肝胆管结石和胆肠吻合口狭窄的治疗新策略；最后分析总结了硬质胆道镜诊疗过程中各种并发症的防治，做到了客观真实地反映问题、解决问题。

本书图文并茂，实用性强，通俗易懂，以系统理论为基础，结合硬质胆道镜技术治疗的成功案例，将取尽胆管结石、解除胆道狭窄梗阻、有效保留肝组织、保护肝功能的主导思想贯穿于始终，形成了有中国特色的肝胆管结石和胆道狭窄治疗策略和系统理论。

本书所阐述的系统理论和展示的成功临床案例，较好实现并完善了已故黄志强院士最早提出，中华医学会外科学分会胆道外科学组修订的"去除病灶、取尽结石、矫正狭窄、通畅引流、防治复发"这一外科治疗肝内胆管结石病 20 字方针，最终有效保留了肝组织，保护了肝功能，使肝内胆管结石、胆管狭窄、胆肠吻合口狭窄患者的治疗实现了微创化。

诚然，硬质胆道镜微创技术同任何一项新技术一样，依然存在自身难以克服的缺点，比如出血、感染、胆心反射、肝组织萎缩等。希望同行在实际应用过程中，依据医学和外科原则灵活使用硬质胆道镜；同时，还要注意掌握由易到难、循序渐进的学习和工作方法以避免出现大的原则性错误，按程序设计治疗方案，安全操作，只有这样才能克服缺点，将硬质胆道镜技术的优点发挥到最佳。

2021 年 4 月 18 日

目　录

视频目录 ▶

1

第一章

总　论

第一节

内镜和胆道镜发展史

内镜（endoscope）已经有近两百年的发展历史，并且仍然在不断发展中。它的出现，促进了医学的进步和发展，造福了广大患者。回顾这一历史，有助于我们认识、理解这样一个事实，即内镜技术的发生发展，是近现代工业技术在医学事业中的应用，是医学工作者、科学家和工程师们辛勤工作创造的成果；未来的医学事业必然需要借助新的科学技术才能够继续发展。任何医学研究，特别是外科技术设备器械的研发也不例外，不仅要顺应和服务于外科医师的工作要求，同时也有赖于工程师的精心设计和精密制造。只有这样，才能进一步完善、促进外科技术的发展。

一、内镜发展史

内镜的出现以及内镜技术的成熟，被誉为是医学史上的一次革命，具有划时代的意义。但是，内镜也经历了两百多年的漫长发展历程，并随着工业技术进步和工业产品不断精密化，经过一次次的改造、实用化才逐渐成熟的，而且每一次的技术进步都离不开临床医师的技术要求。

内镜最早出现在欧洲工业革命初期，早期以法国、德国的硬质管状内镜为代表，主要用于膀胱和直肠，而且使用起来非常不方便。经过近两百年的发展，内镜已经被广泛应用在泌尿道、胃肠道、呼吸道等人体各种自然腔道和体内封闭腔道内。其诊断和治疗作用是影像学、检验学及传统外科手术难以替代的。

内镜的发展历史可分为硬管内镜阶段、半可屈内镜阶段、纤维内镜阶段、电子内镜阶段[1]。每个阶段的出现都和工业技术的进步密不可分。

（一）硬管内镜阶段

硬管内镜阶段是内镜技术发展的第一阶段，是最早期的原始阶段。1804 年，随着凸透镜、凹透镜等光学设备的完善，德国法兰克福 Philip Bozzini 首先大胆提出了人体内镜的构思和设想，并在 1806 年设计制造了一种以蜡烛为光源的器具。该组器具由一花瓶状光源、蜡烛和一系列镜片组成，成功观察到动物的膀胱和直肠内部结构，被称为明光器，取名叫 Lichtleiter 或 Light Conductor。该器具虽然没有用于人体，但 Philip Bozzini 仍然被普遍誉为是内镜的第一个发明人。

世界上第一次将Lichtleiter或Light Conductor用于人体内部观察的是法国外科医师Desormeaux,他因此被许多人誉为"内镜之父"。而此时(1865年)电和电灯这样的光源还没有出现,他的Lichtleiter所使用的光源是靠燃烧煤油或松节油发光,这样的情形是我们现代人难以想象的。煤油灯的上方带有烟囱,并用一组透镜将光线聚集,以增加光线的亮度。显然,这样的灯具燃烧物可能造成患者身体内外的烧灼伤,这也是这种内镜检查可能产生的主要并发症。虽然这种设备可以到达胃内,但由于煤油灯产生的光线太暗,距离又远,光线衰减太多,难以看清楚胃内的形态,因此,这种设备主要用于检查膀胱和尿道。可见,膀胱镜是最早用于人体的具有实用价值的内镜。

受马戏团演艺者"吞剑"这一人类古老技巧的启发,1870年德国内科医师Kussmaul将一直形的管状金属管放入胃腔,清楚观察到胃腔内部的情况。但该内镜的操作十分烦琐,视野有限,距离实际应用还相去甚远。

世界上第一台含光学系统的内镜是由德国柏林的泌尿外科医师Nitze在1879年发明制造成功的。该内镜是管状直镜,经尿道外口进入膀胱内部进行检查。这是人类历史上第一次能够清楚看到人体内部的活组织图像,其衍生出的设备就是现在的膀胱镜。这个时期电学以及光学、电光学等基础技术已经成熟,为膀胱镜的产生奠定了基础。这个膀胱镜镜头前端包含一个棱镜和一个铂丝环,通过电流加热发光。

同Lichtleiter一样,该膀胱镜仅被用于膀胱和尿道检查,但第一次有了光学照相系统获取膀胱内的照片,是非常大的进步。为减少热灼伤的危险,Nitze在膀胱内使用了循环冰水,以降低温度。后来,为了执行一些例如活检等技术操作,Nitze在他的膀胱镜上设计出操作管道,利用探针进行一些简单操作,使该膀胱镜最终成为具有实用价值的医学内镜。

膀胱镜的成功,极大推动了人们在其他领域应用内镜的探索。1881年奥地利医师Mikulicz和Leiter应用硬管光学系统,成功制造出第一个适用于临床的管状胃镜,1898年德国医师Killian成功制造出应用于临床的支气管镜。

(二)半可屈内镜阶段

半可屈内镜阶段是内镜发展的第二阶段。世界上第一个半可屈胃镜是由德国医师Shindler从1928年起与器械制作师Wolf合作制作,并最终在1932年获得成功,定名为Wolf-Shindler式胃镜。其特点是前端可屈,即在胃内有一定程度的弯曲,扩大了内镜视野,使术者能够清晰地观察到胃黏膜的形态。该胃镜前端有一光滑金属球,插入较方便,灯的光线亮度较强,有空气通道用以进出气体,近端为硬管状,装配有可以调节焦距的接目镜。

(三)纤维内镜阶段

纤维内镜(fibroendoscope)阶段是内镜发展的第三阶段。20世纪50年代以前,内镜照明采用的是镜头内光源,照明效果比较差,无论是光的传导,还是图像的传导都不理想,肉眼所见和传出的图像可能扭曲;同时,又因为镜头使用的是热光源,温度比较高,有导致组织灼伤的可能。

在此期间,科学家们对于各种光源的研究取得了很大的进展。如1954年英国的Hopkings与Kapany发现纤维的精密排列能有效解决纤维束的图像弯曲传递问题,该理论和技术为光导纤维在工业制造领域的实际应用和推广奠定了基础。1957年Hirschowitz和他的研究组研制成功了世界上第一个用于检查胃十二指肠的可弯曲的光导纤维内镜——纤维胃镜(fibrogastroscope)。从此,发达国家迅速展开对各部位可弯曲纤维内镜的研发,并很快应用于临床。

1960年10月美国膀胱镜制造者公司为Hirschowitz提供了第一个商业用纤维内镜——纤维胃镜,完全取代了上一代半可屈式硬质胃镜。随后,日本Olympus公司在此基础上加装了活检装置和照相机,更加清晰地显示了胃内场景,极大方便了操作者进行镜下活检,这标志着内镜照相技术的成熟。1966年Olympus公司首创了前端弯角结构技术,明显扩大了纤维胃镜的视野。

1967年Machida公司首次采用外部冷光源技术,使光亮度大增,一些小病灶被发现,使内镜视野和应用范围进一步扩大。随着内镜附属装置的不断改进,如手术器械、摄影系统的不断更新,纤维内镜不仅能用于诊断,还可用于有限的手术操作和其他一些治疗。

但在这一时期,硬质管状内镜并没有因为纤维内镜的出现而退出临床,而是进一步完善摄像操作系统和诊疗操作系统,取长补短,其典型代表就是经皮肾镜。随着精密仪器技术的进步,硬质内镜的摄像和操作系统不断完善,使得经皮肾镜的管径更细、视野更大、图像更清晰、镜身更结实,再加上气压弹道碎石机、液电碎石机、超声碎石机、钬激光碎石机等碎石机的出现,取石碎石效率有了极大的提高,使肾铸型结石这类顽固性结石患者得以获得及时有效的微创手术治疗,而且手术时间、治疗周期明显缩短。硬质经皮肾镜结实耐用、取石效率高的特性,以及纤维内镜易损、取石效率低的特性显露无遗。

(四)电子内镜阶段

电子内镜(electronic endoscope)阶段是内镜发展的第四阶段。随着电子信息技术的进步,1983年美国Welch Allyn公司研制出微型图像传感器,代替了光导纤维的图像传输,宣告了电子内镜时代的诞生,实现了内镜史上另一次历史性突破。电子内镜主要由内镜、冷光源、电子信息系统和电视监视器四部分组成。另外还配备了一些辅助装置,如录像机、照相机、吸引器、活检操作孔、用于输入各种信息的操作键盘,以及用于各种诊断和治疗的操作器械。

电子内镜清晰显示了人体腔道内的结构,并提供了可能的操作孔,使具有百余年发展历史的内镜可以提供更加真实的诊断图像,增加了一些更加有效的治疗方法,开创了内镜发展历史的新篇章。因此,电子内镜在临床、教学、科研中发挥着巨大作用。尽管如此,内镜仍然没有停止大发展的脚步,派生出了附加超声诊断的超声内镜,配套胆道子镜的胃十二指肠镜,以及腹腔镜、胸腔镜、关节镜、胆道镜,甚至脑室镜等各种新型专科内镜。

随着电子技术进步和内镜小型化,甚至还涌现出了能够吞服进入胃肠道流动检查的胶囊胃肠内镜。不仅为内科系统,同时为外科系统微创手术的发展提供了全新的小型化设备,大大提高了疾病诊断效率,极大地减轻了患者检查和治疗的痛苦。比如腹腔镜、胸腔镜下完成各种传统手术,使传统手术小型化、微创化。随着电子信息技术、冷光源技术和精密设备制造技术的不断发展,内镜和影像学设备还在不断更新和发展,很多都与大型手术设备如达芬奇机器人手术设备配套,明显扩大了手术范围,提高了手术精度和手术安全性。

经过近两百年的发展,内镜由硬质管状内镜,发展到纤维软质内镜,最后到电子内镜,硬质内镜和软质内镜的各自优缺点都充分地显露了出来。特别是在内镜治疗过程中,需要碎石和冲洗功能时,纤维软质内镜在传递能量和操作器械的使用上就不如硬质内镜好用。硬质管状内镜附带有精细且传统的操作器材,操作方便,取石、碎石效率高,是促使泌尿外科医师仍然大量使用硬质经皮肾镜碎石取石的主要原因。而纤维软质内镜在碎石过程中容易损坏,成本高,碎石效率又低,常被迫搁置少用。比如硬质胆道镜、经皮肾镜、关节镜等,都比其相应的纤维内镜结实耐用得多。

二、胆道镜发展史

由于胆管深藏于人体肝脏内部,完全不同于其他自然腔道,胆道镜的研发、使用和成熟时期都比其他内镜晚很多。

肝内胆管通往体外的正常路径复杂而遥远,只有经过十二指肠才能经胃、口腔,或经小肠、大肠与体外连通,完全不同于胃肠道、呼吸道和泌尿道。因此,任何类型的内镜要想通过自然腔道进入肝内胆管将十分困难。尽管十二指肠子母镜,其子镜能够到达肝外的胆总管和肝门部胆管,但目前尚缺乏稳定可靠的可操作性工具。

直到 1923 年,Bakes 发明了类似于喉镜样"胆道镜",术中观察胆总管下端获得成功,并在柏林外科学会上作了报告,因此,该型内镜被公认为是胆道镜的最早形式。1930 年,Barlet 经胆囊瘘管插入膀胱镜,检查胆囊内部结构获得成功。但这些还不能称其为真正意义上的专业胆道镜[2]。

1941 年,McLver 展示了与 WappLer 共同设计的胆道镜(choledochoscope)。该胆道镜的形状呈 L 形,长臂为 45cm,短臂为 7cm,直径为 0.5cm,并附有灌注系统及照相系统,是一种半可屈式硬质管状内镜。虽然此镜只能观察不能治疗,未能被后人重视,但应该是真正意义上的胆道专用内镜。

随着纤维内镜技术和产品的迅速扩大,1965年,美国医师Shore与ACMI公司专门为观察胆管而研制成功了纤维胆道镜(choledochofiberscope),即软质胆道镜。该内镜的镜身长50cm,末端可以像其他纤维内镜一样弯曲使用,焦距也可自由调节,成像清晰,使用起来较先前的硬质胆道镜灵活很多,但早期仅限于检查。此镜不仅术中可以使用,而且还可以经术后形成的T形管瘘管进行胆道镜检查和治疗,无疑扩大了胆道镜的应用范围,故Shore纤维胆道镜是胆道镜发展史上的一个重要里程碑。

1971年,日本医科大学教授常冈健二组成了一个开发纤维胆道镜的委员会,町田制作所率先参加试制,Olympus等制造厂商继续跟进,十年后日本成为主要的,甚至是唯一的纤维胆道镜输出国,研制成了各种型号纤维胆道镜。日本的胆道镜技术在相当长的时期内处于世界领先水平。

中国纤维胆道镜技术始于1983年,由北京医科大学第一医院(北京大学第一医院)的张宝善教授首先应用于临床。张宝善教授同时学习并引进日本高田忠敬教授首创的经皮经肝胆道镜取石术(percutaneous transhepatic choledochoscopic lithotomy,PTCSL),并在国内首先报道和推广[3]。中国胆道镜技术虽然起步较晚,但后来者居上,在临床应用上发现了著名的"彗星征",在病例数量和技术水平方面都达到了世界先进水平。

广州医科大学附属第一医院刘衍民教授等于2003年在国内首次报道了在胆总管探查术中部分采用输尿管镜(硬质胆道镜)取胆总管结石[4],并在2004年部分采用硬质胆道镜行经皮经肝胆管取石[5]。此后还有经皮经肝瘘管对肝外胆管术后狭窄进行球囊扩张的报道[6],以及经皮经肝对肝内胆管狭窄进行带刀球囊切割的报道[7]。

尤其在2015年4月,我们首次成功开展了经皮经肝硬质胆道镜切开成形术(percutaneous transhepatic rigid choledochoscopic-incision plasty,PTRC-IP)治疗胆肠吻合口狭窄,为采用硬质胆道镜取石和治疗胆管狭窄、胆肠吻合口狭窄提供了很好的临床经验,并在2016年进行了公开报道[8]。这一胆道镜技术的突破性进展,为扩大硬质胆道镜和纤维胆道镜的应用范围提供了很好的经验,并在开腹、腹腔镜手术中和手术后也进行了广泛的应用[9]。

尽管电子胆道镜(electronic choledochoscope)在信号传输上更加先进,但在机械操作部分的改进甚少,在处理较大的胆管结石过程中易损、取石效率低下、精细操作稳定性差,对铸型结石的处理更是非常困难;而硬质胆道镜经久耐用、取石方法多,取石效率高、稳定性高。

经过十几年的临床实践,以及制造业对硬质胆道镜的改进,目前的硬质胆道镜(与纤维胆道镜比较)具有明显的优点:具有多种碎石、取石方法,以及电切、扩张等功能;操作鞘管还具有排水、碎石、排石、引导胆道镜的功能;总体上操作方便、准确性高、稳定性好、效率高、结实耐用。对处理复杂多发结石,特别是铸型肝内胆管结石和胆管狭窄十分有效。

由以上回顾性分析中可以看出,硬质胆道镜不是现阶段才有的,而是已经使用很多年了。随着科学技术的进步,特别是科学仪器小型化和信息技术的不断进步,无论是硬质胆道镜,还是电子(纤维)胆道镜都更加适应于临床需求,让临床医师得心应手,有利于解除患者的疾苦。同时硬质胆道镜和电子(纤维)胆道镜各自的优缺点也充分地暴露出来。临床医师可以根据实际需要,最终决定使用何种胆道镜,或同时交替使用。

目前,胆道镜书籍很少,仅有韩国出版的《胆管镜诊疗彩色图谱》(由徐东完、李星九、金明焕、闵荣日编著;秦成勇、卢俊、韩国庆翻译;山东科学技术出版社,2006年3月出版第1版)[10]。而胆道镜临床应用的理论性书籍更加缺乏,因此,非常需要出版与硬质胆道镜技术相关的理论及诊疗书籍。

硬质胆道镜微创技术相关解剖

人体肝脏的外形相对固定,差异变化小,但肝内外胆管的形态差异相对变化大,特别是肝内胆管,其走行对胆道镜的影响非常大。由于硬质胆道镜的操作与纤维胆道镜有很大不同,所产生的并发症也不同,必须结合肝脏和胆道解剖特点,顺应胆管实际情况,才能将硬质胆道镜的作用发挥出来。

关于胆管和胆道的概念,各类技术书籍中并没有严格的区别和限制,二者在多数情况下都有应用。

胆管(bile duct)是指输送胆汁的管道,有指胆管局部的意思,尤其指肝内胆管。胆管分为肝内胆管和肝外胆管两部分。肝内胆管起自毛细胆管,逐渐汇合成较大的胆管,最后汇合成肝左、右管,从肝门出肝,肝左、右管汇合成肝总管;肝总管和胆囊管汇合成胆总管,胆总管在十二指肠降部左后壁再与胰管汇合,共同开口于十二指肠乳头。

胆道(biliary passage)是指从肝内胆管向十二指肠运送消化用的胆汁的管道或通道的总称,多指胆管通道全貌的意思,尤其指肝外胆管或肝外胆道。比如胆道外科。

可见胆管和胆道略微有所区别,但大体意思相同,经常互用。胆道镜和胆管镜也是完全相同的仪器设备。由于胆道的范围相对大些,使用胆道镜这一名称相对多些。即使是英文在描述胆管、胆道时,也有一些名称不同,但含义大体相同的名称。比如 choledochoscope(胆道镜)、bile speculum(胆管镜),biliary ducts(胆管)、bile duct(胆管),biliary tract(胆道)、biliary passage(胆道)。

本书按照中国传统习惯,以胆道镜为主要名称,以胆管描述胆汁通路局部,以胆道描述大范围的胆汁通路。

一、肝脏

(一)肝脏在人体的位置和形态结构

肝脏(liver)位于腹腔内的右上部分,隐藏在左右横膈肌下方,被肋骨、肋弓保护,大部分位于肋弓深面;仅在剑突下的上腹区、左右肋弓间露出,并直接触及前腹壁。肝上面即肝脏膈面,与膈肌和前腹壁相接。位于肋骨椎骨形成的胸廓的右下方部分,和左下方的脾脏一起明显受胸廓的保护。

正常情况下，从体表投影看，肝上界在右锁骨中线第5肋间，右腋中线平第6肋间处；肝下界与肝前缘一致，起自肋弓最低点，沿右肋弓下缘向左上方上行，至第8、9肋软骨结合处脱离肋弓，再继续斜向左上方，经过前正中线，到达左侧肋弓与第7、8肋软骨结合处后进入左膈下。但很多慢性肝脏疾病可能导致肝脏局部或整体萎缩，肝脏的大体形态，以及肝内外胆管、血管的位置可能发生移位，会严重影响手术的入路和手术方式，需要特别重视。

肝脏的位置常随膈肌的呼吸运动上下浮动，通常平静呼吸时升降可达2~3cm，站立及吸气时稍下降，仰卧和呼气时则稍上升，这也是医师在给患者进行肝脏触诊检查时，常要求患者作呼气吸气运动配合检查肝脏边缘的原因。平时这种肝脏位置的变化似乎并不重要，但在进行经皮经肝胆管引流术（percutaneous transhepatic choledochal drainage，PTCD）和扩大的经皮经肝胆管引流术（expanded percutaneous transhepatic choledochal drainage，E-PTCD）时，这2~3cm的移位将严重影响胆管穿刺置管、扩张瘘管的操作准确性，导致穿刺路径偏离方向，甚至穿刺失败。

肝脏随呼吸不停地运动，会影响胆管瘘管的形成。因此，在胆管瘘管没有完全形成以前，一定要保护固定好引流管，操作前先放置导丝，以保证瘘管的完整性和连续性，有利于胆道镜诊疗通道的建立。

（二）肝脏的供血

肝脏主要通过肝动脉和门静脉进行供血，并且胆管壁内以及胆管周围均有细小的动脉供血、胆管周围还有肝动脉和门静脉伴行、肝脏近下腔静脉侧有肝静脉汇入。因此，在进行胆管穿刺置管过程中，需要尽量避开这些血管，以免造成大出血；同时还要在使用扩张器、操作鞘管，甚至扩张球囊引流管等操作过程中，尽量避免靠近静脉，以免静脉受到挤压，造成静脉血栓形成，导致同侧肝叶血液循环障碍，肝叶萎缩，甚至产生胆管结石。肝右叶胆管穿刺置管引流术造成的血管损伤和肝萎缩更加明显；肝左管相对表浅，穿刺置管对肝组织和血管的损伤相对较小，肝组织萎缩没有右叶明显，且影响肝组织的体积有限。

（三）肝脏与周围器官组织的毗邻关系

当人体处于站立位时，肝是悬挂在横膈肌和下腔静脉之上的，其外侧向前方伸展，呈裸露游离于腹腔的状态。也就是说肝与周围的大部分器官组织都是一种相邻却不相连、相对独立的毗邻关系。理解这种解剖关系就能够有助于深刻理解硬质胆道镜技术并发症产生的原因。肝右叶上方的肝膈面紧贴膈肌，与右侧胸膜腔和右侧肺底相邻，甚至挤压胸腔，将右侧胸腔边缘挤压成肋膈角。肝左叶上方与心脏相邻，但被左侧的横膈肌分隔开，左叶前缘小部分位于剑突下方，与腹前壁紧贴。该部位非常重要，是肝脏唯一没有受到胸廓保护的区域，但就是这样一个区域，正是进行经皮经肝胆管穿刺置管的最好区域。因为穿刺进入该区域肝内胆管的路径最短,同时还不需要经过胸腔,不需要担心经过胸腔而引发的相关并发症。肝右叶脏面与结肠、十二指肠相邻,右后叶与右肾上腺和右肾相邻;肝左叶下方与胃十二指肠相邻。

　　肝脏绝大部分都裸露于腹腔内(图1-1),仅肝脏膈面与横膈相连处的裸区与腹腔隔离。也就是说肝脏与周围器官组织间存在有潜在的、空旷的、负压的间隙(图1-2)。在进行硬质胆道镜诊疗时,大量的冲洗水和结石残渣容易进入这个潜在间隙,处理不当则会引起腹腔感染,因此,必须引起高度重视。这也是作者十分强调一期建立封闭的瘘管通路,二期再进行硬质胆道镜诊疗的重要理论依据。

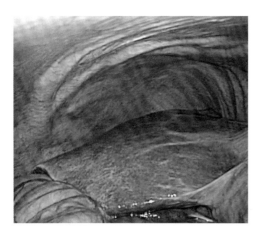

图1-1　肝右侧巨大的膈下间隙

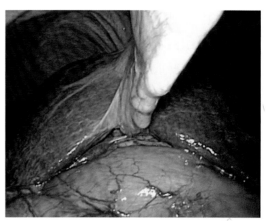

图1-2　肝圆韧带两侧的膈下间隙

　　肝圆韧带(round ligaments of liver)将肝脏膈面的膈下腹腔间隙分割为左右两半,肝圆韧带在肝脏前缘常变粗大(图1-3),如经此区域穿刺置管,肝圆韧带的阻隔将有助于瘘管的形成,有助于减少胆漏(图1-4)。

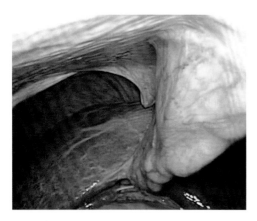

图1-3　肝圆韧带向肝脏边缘前方延伸

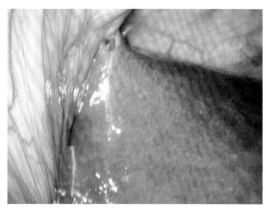

图1-4　穿过肝圆韧带的肝左管瘘管

（四）肝膈面与胸腔胸壁的关系

肝右叶膈面的大部分都紧贴膈肌与胸膜腔相邻,胸腔肋膈角处的膈肌几乎紧贴胸壁。从CT片上可以看出,肝脏上半部分与胸壁的垂直距离较大(图1-5),肝脏下半部分与胸壁的垂直距离很小,甚至在肋膈角处将胸腔压闭(图1-6)。

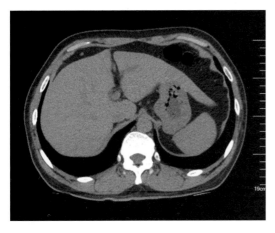
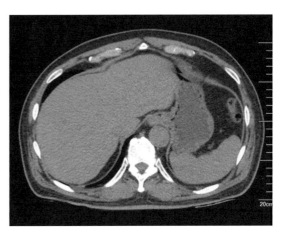

图1-5　肝脏上半部分与胸壁之间的肺间隙　　　　图1-6　肝脏下半部分紧贴胸腔肋膈角间隙

这些解剖学特点提示我们,在进行经皮经肝胆管穿刺置管时,应尽量在肝脏的下半部分操作,以免进入胸腔造成气胸和胆管胸膜腔漏。

二、胆道系统

胆道系统存在于肝脏内外,与肝动脉、门静脉伴行,组成格林森系统(Glisson系统)。但肝内外胆管的形态有很大区别,在确定需要进行硬质胆道镜检查和治疗之前,非常需要通过B超、CT、磁共振胰胆管成像(magnetic resonance cholangiopancreatography,MRCP)、数字化三维成像、胆道造影等影像学技术对主要胆管的走行进行分析,并明确判断,做到心中有数。

（一）胆道系统主要结构和名称

胆道系统(biliary system)主要包括胆囊、肝总管、胆总管、肝内胆管。胆囊呈梨形,位于肝下面右侧纵沟的前部,借胆囊管与胆总管相连相通,胆囊露出肝前缘的部分叫胆囊底,其体表投影是在右侧腹直肌外缘与肋弓交界处,即墨菲征的体表投影部位。肝左、右管出肝门后汇合成肝总管,肝总管与胆囊管汇合成胆总管。胆总管长6~8cm,在肝十二指肠韧带右侧下行至十二指肠球部后方和胰头的后方,末端与胰管汇合,扩大形成法特壶腹(Vater's ampulla,肝胰壶腹),开口于十二指肠降部,在开口处有奥迪括约肌环绕。肝内胆管最为复杂,呈树枝状,变化也最多。

与手术有关的异常胆道形态主要包括:肝脏局部和整体形状的变化,各种肝叶切除、胆道手术后遗留的各种胆肠吻合,以及异常的胆管和瘘管。值得庆幸的是,现代影像学技术已经能够在手术前提供比较满意的胆道系统图像了。

一般情况下,只要是明显扩张的胆管都可以做穿刺置管引流。但是,鉴于扩大的经皮经肝胆管引流术并发症仍然较多这个现实,我们不能任意进行胆管穿刺,而应该选择一个或者二个相对安全的胆管穿刺点,以提高手术的安全性和效率。一个理想的胆管穿刺点或者称为入路,必须同时满足两个条件:一是并发症少,二是能够方便进入更多胆管。

(二) 胆管运动功能调节

平滑肌在胆管内的分布并不均匀。肝内胆管是没有平滑肌细胞的,肝外胆管存在有平滑肌细胞,但存在率却不均匀。具体情况是:肝总管约 24% 存在有平滑肌,胆总管十二指肠段约 53%,胰腺段约 87%,胆总管上段仅存在有少量环行或纵行的平滑肌束,而在壶腹部才形成胆总管括约肌,即奥迪括约肌。胆管壁内神经细胞较多,以迷走神经细胞为主,但未形成明显的壁内神经丛,此特点为迷走神经反射引发的胆心综合征、胆心反射等提供了依据。胆总管会有主动的伸长和缩短运动,这种运动在胆汁的转送中起着重要作用。自主神经使胆管张力维持正常状态,胆汁的流动性主要依靠胆道内压力梯度差。当胆总管压力超过 2.94kPa 时,就会触发外周和中枢神经反应;胆总管直径可间接反映胆总管压力,正常胆总管直径为 6~8mm,大于 9mm 则被认为胆总管扩张。

(三) 胆管穿刺置管的最佳穿刺点

目前,扩大的经皮经肝胆管引流术和随后建立的足够大的胆管瘘管,是执行胆道镜检查、治疗的先决条件。能够满足这个条件的胆管应比较粗大,比如肝总管,肝左、右管会合部,肝左、右管,至少也应该是右前叶或右后叶胆管的主干,或者左外叶上下段胆管的主干。其他区域的胆管过于细小,距离胆道系统中心较远,不适合进行胆管穿刺置管。

实际上由于不同的病因,胆管结石、胆道狭窄与扩张经常发生在胆管系统的某个区域,需要根据患者的具体情况决定胆管穿刺的部位。

由于经皮经肝硬质胆道镜诊疗的并发症较多,为保证手术安全,减少手术次数和手术风险,应尽量通过一个通道解决尽可能多的问题。经过多年经验总结,以及理论分析,好的胆管穿刺部位入选条件,应该是能够进入相对多的肝内胆管、穿刺路径最短、不经过胸腔,这样并发症最少,也最安全。

因此,作者认为肝左管及其附近胆管是最佳穿刺点(图 1-7)。主要的依据将在后面的章节中进行详细论述。

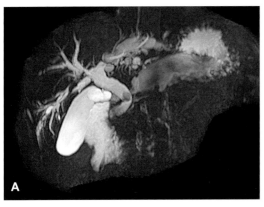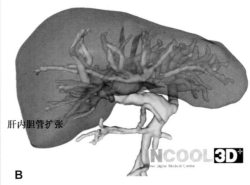

肝内胆管扩张

图 1-7　MR 及三维重建胆道形态

A. 肝内外胆管结石；B. 胆肠吻合口狭窄

（四）硬质胆道镜经肝左管可以抵达的区域

依据肝内外胆管形态学特征，以及硬质胆道镜的特点，在肝左管及其附近胆管建立瘘管通道后，硬质胆道镜可以进入的胆管区域主要有：

1. 经肝左管向肝门部推进，观察肝门部胆管。

2. 向左外侧推进即可以进入左外叶胆管的矢状部，再进入左外叶上下段的胆管和左内叶的胆管。肝左管的上下段一般比较明显，而矢状部则不明显。

3. 通过挤压肝左管和肝总管夹角，可以进入胆总管和胆总管下端，甚至可抵达十二指肠乳头部位。

4. 在肝门部识别肝右管开口后，就可以分清肝脏右前叶和右后叶胆管。硬质胆道镜可以经肝左管、肝右管直接顺利进入右后叶胆管；经挤压肝右管与右前叶胆管夹角的胆管壁，还可以进入右前叶胆管大部，或通过弯曲取石网篮，将取石网篮送入右前叶胆管取石。

（五）最安全最有效的肝内胆管入路——胆总管

肝外胆管（extrahepatic bile ducts）包括肝总管和胆总管，位于肝十二指肠韧带的右前方。正常情况下胆总管是人体最粗大的胆管，而且是在不损伤肝组织的情况下最容易被找到、最容易进入的胆管。即使有过开腹手术史，现在采用腹腔镜技术能够找到胆总管的机会仍然很大。经胆总管进入肝内胆管后，硬质胆道镜通过挤压胆管夹角的胆管壁，可以顺利进入大部分肝内胆管，进行取石和切开狭窄的硬质胆道镜手术。进入左内叶和右前叶胆管相对比较困难，但可以通过纤维胆道镜进行有目的有选择的探查，常可以成功；或在肝左管重新进行穿刺置管，建立新的瘘管通路，硬质胆道镜仍然可以进入右前叶和左内叶胆管。因此，胆总管入路是最安全、最有效、视野范围最大的肝内胆管入路。

（六）覆盖面最大的肝内胆管入路：胆总管 - 肝左管双通路

从肝左管入路和胆总管入路的分析就可以清楚地发现，一旦建立胆总管入路和肝左管入路，硬质胆道镜就可以进入绝大部分肝内胆管进行取石、切开成形、扩张狭窄胆管的治疗。这样的入路选择，既可以规避肝右管穿刺置管带来的各种短期和长期并发症，也可以避免重复穿刺、任意选择穿刺点可能造成的更多更大范围的肝脏损伤，从而规范了硬质胆道镜手术入路的选择方法。从保护肝脏，特别是保护占全肝70%的右侧肝组织和功能这个重要意义上看，左侧胆管入路也就成为了保护右侧肝脏非常重要的手术入路。只要存在比较多的肝组织，就不要轻易切除肝左叶，而应当积极保留肝左叶及其胆管，最终的目的就是为了保留进入右侧肝脏胆管的入路，保护肝右叶的形态和功能。

（七）术中寻找判断胆总管位置的方法

术中寻找胆总管的方法主要有：①肝左内叶（方叶）下缘的肝门部。②肝圆韧带根部右侧1~2cm。③肝十二指肠韧带右侧。④沿胆囊管向胆总管方向寻找胆囊管与胆总管会合部。⑤肝固有动脉右侧1cm左右。⑥十二指肠上缘、胃十二指肠动脉外上方。⑦触摸到明显的胆管结石、胆囊管残端夹子、鼻胆管、引流管。⑧细针直接穿刺出胆汁。⑨在经内镜逆行胆胰管成像（endoscopic retrograde cholangiopancreatography，ERCP）、经皮穿刺肝胆道成像（percutaneous transhepatic cholangiography，PTC）引流管内注水、美兰荧光胆道染色，甚至术中B超引导下细针穿刺出胆汁。⑩如肝脏已经萎缩，或肝叶已被切除，将对肝脏的形态和胆管的走行造成很大影响，需要在术前做B超、增强CT、MRCP检查，详细了解肝内外胆管的形态、毗邻关系，做到心中有数。

硬质胆道镜附属器械和设备

由于胆道系统深藏在肝脏内部,只能通过胃肠道与外界相通,进出十分不便。通过十二指肠镜可以将导管和网篮送入胆总管,但是纤维胆道镜或者硬质胆道镜都不可能直接进入肝内胆管,只能通过一定程度的损伤、人为地制造胆道造口和瘘管才能够进入肝内外胆管系统。这也是胆道镜与自然腔道内镜的最主要区别,也是胆道镜的应用受到明显限制的主要原因。胆道镜主要分为纤维胆道镜、电子胆道镜和硬质胆道镜。普通纤维胆道镜和电子胆道镜使用较多,本书就不再赘述。本节主要介绍硬质胆道镜及其附件。

一、硬质胆道镜

硬质胆道镜(rigid choledochoscope)的基本形状和功能大致相同,主要包括光源接口、目镜接口、操作孔、1~2 个脉冲灌注泵接口,泵接口也可以作为吸引器接口。特别是目镜接口和光源接口均按照国际标准设计,与一般内镜接口大小完全相同,可以通用。

现在使用的硬质胆道镜直径为 3~5mm,可以适应不同管径的胆道。其外周采用高强度的不锈钢管,非常精致和结实耐用。操作通道都是直管、位于镜身的一侧,入口有防止气体和水进出的橡皮垫子,允许长钳子、气压弹道碎石机撞击杆、针形电刀、液电导线、钬激光光纤、取石网篮等工具进出。两侧或某一侧有连接冲洗液的开关和卡扣,可以通过此开关控制冲洗水的流量和压力。

硬质胆道镜是一体式整体结构,容易进行灭菌消毒处理;所配置的冷光源、接目镜镜头和各种操作器械都是国际标准构件,与其他内镜设备大多可以通用,非常方便,只是有长短粗细的差别。由于中国人的体形较欧美人偏小,经过中国设计师专业设计的硬质胆道镜(图 1-8)比较短小、精细、强度高,更适合中国人。细小的镜身容易直接进入孔洞小的瘘管和胆管,但也容易形成假道;为了安全操作,必须在各种导丝和取石网篮的引导下进行操作和前行,以减少假道、血管损伤和其他危险的发生。一般不用吸引管作为冲洗管,以防其堵塞。

由于早期硬质胆道镜技术和设备不成熟,几乎被纤维胆道镜取代,目前临床上可供选择和使用的专业硬质胆道镜较少,需要加大硬质胆道镜的推广应用。同时我们也不能回避这样一个客观现实——目前国内外使用纤维胆道镜的医院仍然占多数,而使用硬质胆道镜者仍然是少数。随着专业设计的硬质胆道镜及其技术的进步和推广,希望这一局面会得到明显改观。

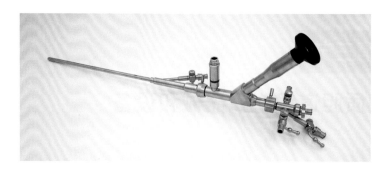

图 1-8　硬质胆道镜

据文献记载,cholangioscopy[11-12]和 choledochoscopy[13-14]一词都出现在 20 世纪 50 年代,前者略早,且使用频率略高于后者。

由于肝内外胆管直径差别很大,肝内胆管较细,肝门部胆管较粗,在肝门部胆管、胆总管进行硬质胆道镜手术时,使用相对粗的硬质胆道镜和鞘管,可以获得更大的视野和清晰度,提高手术效率。而在经皮经肝路径下,则使用较细的硬质胆道镜,以减少肝组织的损伤,但清晰度会降低,操作难度会明显增加。

二、各型碎石机

根据碎石机理不同,碎石机有以下几个种类。

(一) 气压弹道碎石机

1. **气压弹道碎石机的工作原理**　将压缩机产生的高压空气压入弹道内,而压缩空气是高压脉冲气体,冲击弹头高速运动,反复撞击碎石装置手柄内的撞击碎石杆(治疗探针),使碎石杆纵向振动,脉冲式击打、破坏结石。其频率为 12~16Hz,较超声波低得多,但能量却很大。碎石杆前后振动不超过 1.0~2.0mm。碎石杆直径有 0.8mm、1.0mm、1.6mm 等几种。

2. **优点**　碎石杆是高强度金属撞击杆,较超声波探针细,碎石效率较高。气压弹道碎石的机械能量主要集中在结石上,无热效应,对组织几乎无损害。气压弹道碎石机与液电、超声、激光碎石术相比,具有设备技术简单、效果好、损伤小的优点;碎石杆具有结实耐用、价格便宜、消毒灭菌容易、可重复使用等特点。气压弹道碎石机适合于绝大部分胆管结石,且只需要将结石打碎到几毫米,无须将结石粉碎,就能将结石随冲洗液冲出体外,特别是对于铸型结石,碎石效率最高。

3. **缺点**　只能在硬质胆道镜下使用,探头振幅大,对于移动性结石,需要使用操作鞘管固定。以往的经验认为,破碎的结石片,无法像超声波碎石术那样,被抽吸出体外,要用负压泵、取石器械取出或等待其自然排出。但经过我们的实践经验证明,采用鞘管技术后能够很好地将结石固定,并用气压弹道碎石机碎石,将结石破碎到小于鞘管口径后,就能够比较轻松地将结石经鞘管冲出体外。

(二)气压弹道超声碎石一体机

该机是将气压弹道和超声碎石合并为一体的碎石设备(图1-9)。

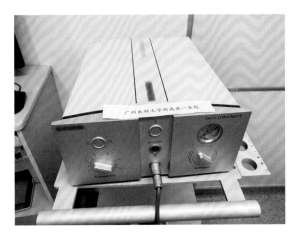

图1-9　气压弹道超声碎石一体机

1. 超声波碎石原理　利用电能转变成声波,声波在超声转换器内产生机械振动能,通过超声电极传递到超声探杆上,使其顶端发生纵向振动,当与坚硬的结石接触时产生碎石效应,但对柔软的组织并不造成损伤。超声波传递进结石,在结石的表面产生反射波,结石表面会受压而破裂;当超声波完全穿过结石时,在界面被再次反射,这一反射产生张力波,当张力波的强度大于结石的扩张强度时,结石破裂。超声探杆为中空探杆,灌洗液和结石屑可通过中空的探杆吸出,因此视野清晰,不易残留结石屑。超声碎石所用的频率为23~27kHz,探杆尖端的振幅为30~100μm。

2. 超声波碎石优缺点　优点是安全性大,结石常被超声波打碎至毫米以下,这样小的结石碎片,很容易被吸引孔吸出。缺点是要求使用较粗的硬质胆道镜,碎石力较小,对草酸钙结石效果略差,对胆道色素结石效果好。

3. 气压弹道超声碎石一体机　将气压弹道碎石机和超声碎石机组合设计,装入一个机体内,皆可以形成一体机。

(三)液电碎石机

液电碎石机是利用了水中正负电极放电的原理,即当正负电极在水中非常接近时,通过瞬间释放毫微秒级的强脉冲高压电,产生液电效应冲击波。冲击波再以半椭圆形球状反射聚焦后,经由水传递给结石,结石在冲击波的拉应力和压应力的多次作用下被粉碎,从而达到碎石的目的。这种类型碎石机的优点是能量大,碎石效果好,缺点是噪声大(图1-10)。

胆道内液电碎石术(electrohydraulic lithotripsy,EHL)是一种安全、快速有效的碎石方法,特别适用于超声碎石难以击碎的结石,或超声机械发生故障,以及只能用纤维胆道镜才能看到的结石。

（四）钬激光

1. 工作原理　钬激光（holmium laser）碎石与一般激光通过冲击波碎石不同,钬激光通过热效应来碎石,这由其极强的水吸收特性决定,激光产生的残余热能还具有明显的止血效果。由于其对周围组织造成热损伤的风险很小,有望成为腔内碎石治疗的主力设备,但钬激光碎石机的价格是最贵的(图1-11)。

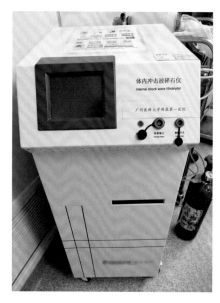
图1-10　液电碎石机

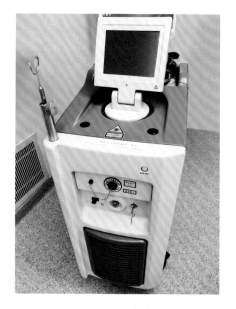
图1-11　钬激光碎石机

2. 操作方法　钬激光具有非常优秀的碎石能力,可以高效粉碎各种成分的泌尿系结石和胆管结石。钬激光碎石技术操作简单,当膀胱镜、输尿管镜或经皮肾镜、硬质胆道镜、纤维胆道镜在胆管内寻找到结石后,只需将光导纤维直接接触结石表面,激发激光即可。通过一种"钻孔效应",结石被气化,形成细小的碎石颗粒排出体外。另外,对于不易排出的炎性息肉,可以在碎石的时候一并用钬激光予以切除,大大提高了结石治疗的一次成功率。钬激光在碎石过程中对结石没有明显推动力,可以击碎在水中漂浮度较大的结石,穿透深度不超过0.5mm,对组织无明显副损伤,是目前效率最高的体内碎石器。

3. 注意事项　钬激光具有金属切割能力,在治疗中光纤应伸出镜头5mm以上以免损伤镜头。但是由于钬激光局部力量强大,钻机钻孔作用明显,破碎作用弱,并不能快速将铸型结石击碎。

术者首先需戴防护镜以防激光损伤视网膜。在硬质胆道镜或纤维电子胆道镜下找到结石后,自工作通道插入250μm石英光导纤维至结石处,并与结石直接接触,开始以小能量级(30mJ)碎石,效果差时可增至60mJ,发射效率以每秒5~50次脉冲为宜。结石粉碎后可应用取石钳或超声波碎石吸引器将结石取出,或经鞘管冲出体外。光导纤维上无明显刻度,操作时一定注意深度,防止穿透结石。

三、取石钳和碎石杆

(一)取石钳

该钳子有大小、粗细不同的各种型号,随不同类型的硬质胆道镜而不同,是最常用最廉价的碎石设备,也是最具特色的取石碎石工具。不过,因为该种类型的钳子十分精细,特别是前端工作部的拉力连接部比较脆弱,容易被残渣腐蚀缠绕不动,也容易在暴力拉扯下将连接杆与钳子工作部拉脱,造成钳子的损坏,难以修复。使用时,需注意只允许钳夹质地软的结石和组织,不要去钳夹硬质的结石和组织,以免损坏这些精细的钳子。对于比较坚硬的结石,用气压弹道碎石杆、液电碎石、或者钬激光适当处理后,再使用钳子钳夹取出。

(二)碎石杆

气压弹道碎石杆在硬质胆道镜内所传递的机械能量还是很大的,一般较大的铸型胆管结石都可以在该撞击杆的连续撞击下裂开为若干小的石块。因此,气压弹道碎石设备是处理胆管内大的铸型结石的最佳工具,大的铸型结石被撞击杆破碎成小块结石后,仍然可以继续采用撞击杆碎石,或改用液电碎石、钬激光碎石。细小的结石碎渣可以经鞘管,随冲洗液排出体外,略大的结石可以用网篮或钳子取出。硬质胆道镜专用取石碎石钳和气压弹道碎石杆的全貌和头部细节见图1-12、图1-13。

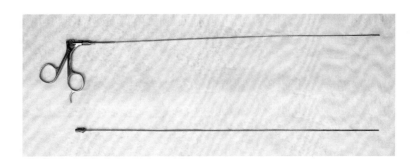

图 1-12 硬质胆道镜取石钳和气压弹道碎石杆全貌

不过,中等大小的结石容易移动,常需要在鞘管控制住以后,再使用撞击杆破碎结石,并破碎至小于鞘管直径,然后用水冲出体外。

气压弹道碎石的缺点是需要准确撞击结石,如果没能撞击上结石而撞击杆顶压胆管过度时,可能击穿薄弱的胆管,甚至击穿肝内肝外的血管和组织。通过操作鞘管固定结石,就可以很好地解决这个问题。

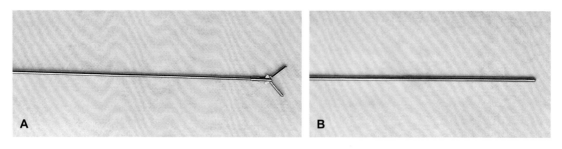

图 1-13　硬质胆道镜取石钳和气压弹道碎石杆头部

A. 取石钳头部；B. 碎石杆头部

因此，为了操作安全，气压弹道碎石主要针对大于 5mm 的结石，5mm 以下的结石应该交给液电碎石、钬激光、取石网篮、取石钳或者鞘管处理。

四、切割碎石配件

组织切割设备主要用于切割组织，尤其是切开胆道、胆管狭窄段的瘢痕。所有切割设备都具有不同程度的止血功能。

（一）针形电刀

针形电刀（needle electric knife）为针形高频电刀（图 1-14），经各种胆道镜尾部操作孔进入镜子头部。由于绝缘电线非常细，而操作通道相对较大，电线的活动度变大，导致电刀头不稳定，可以在电线外套入一根套管，增加针形电刀的稳定性和可操作性。

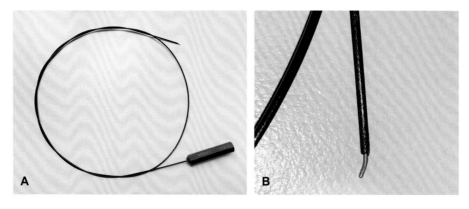

图 1-14　针形高频电刀

A. 全貌；B. 头部放大图

针形电刀的主要功能是电切病变组织和瘢痕狭窄。使用针形电刀时，应改用不导电的甘露醇或高渗葡萄糖液体作为镜头的媒介。

其优点是硬质胆道镜和纤维胆道镜都可以使用,但纤维胆道镜的镜头端的活动度大,操作者难以控制;如果使用脉冲水泵,镜头晃动更加厉害,严重影响针形电刀的操作。反而硬质胆道镜的镜头十分稳定,不会受脉冲水的影响。可以想象,在这么小的空间进行电刀切割是非常精细的,也是非常危险的,必须十分强调镜头的稳定性,才能较好地完成以毫米为计量单位的精细操作。

(二)液电碎石电极

以碎石为主的液电碎石电极(图1-15),其切割组织的功能稍差。优点也是纤维胆道镜和硬质胆道镜都可以使用。该方法主要针对小结石,能将小结石打碎,缺点是对大的铸型结石则比较困难。

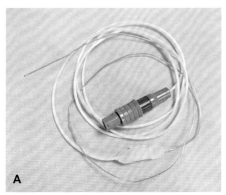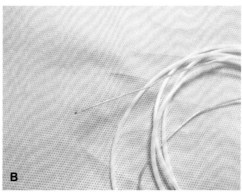

图 1-15　液电碎石机电极
A. 全貌;B. 电极头部

(三)钬激光光纤

该设备最初主要是为破碎肾结石和切除前列腺而设计,工作部分是一根细长的光导纤维(图1-16),既能切割组织、粉碎结石,又能较好地对切割后的组织创面进行烧灼止血。钬激光的碎石功能很强大,可以将很坚硬的结石粉碎,但对于大的和铸型结石,钬激光则像个钻机一样,可以迅速钻孔,但不能将大的结石破碎成小结石,碎石速度比较慢,并不能方便后续的处理。

胆管结石多为色素混合结石,多是中等硬度,坚硬的胆管结石非常少见,一般的碎石工具就可以将其破碎,使用钬激光碎石的机会不多,这是胆管结石与泌尿系结石的区别。虽然钬激光碎石是各种碎石工具中功能最强大的,能将胆管结石粉碎到粉末状,但对医源性异物如夹子、止血胶凝固物的破碎不够理想,主要是切割作用。

以上这些切割设备,在硬质胆道镜下进行切开胆管瘢痕狭窄、胆肠吻合口狭窄都是非常有效、非常精准的。不过需要注意的是,切割手术非常精准,多控制在毫米以内,这就要求胆

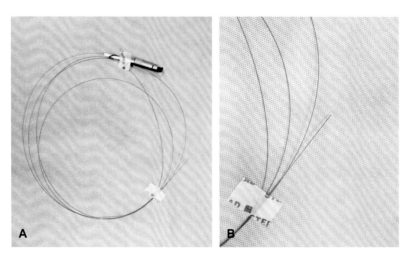

图 1-16　钬激光碎石机光纤
A. 全貌；B. 头部

道镜能够持续保持一个非常稳定的状态,而硬质胆道镜就能够提供所需要的稳定状态,纤维胆道镜则非常困难。

由于钬激光和液电碎石局部所产生的碎石反弹力度很大,部分反弹的碎石会击打硬质胆道镜镜头,损伤镜头的光洁度,长时间以后会严重影响镜头的透光率和图像的传输,最终损坏镜头。因此,操作时激光光纤要适当伸出镜头外,镜头与打击目标要保持一定距离,以免造成镜头损坏。或者减少钬激光使用,使用气压弹道碎石和机械碎石,这样可以延长硬质胆道镜的使用寿命。

钬激光光纤上没有刻度,深浅不好掌握,只能在可见激光的范围内进行操作,否则可能击穿胆管、血管、肠管,出现危险,需要特别注意。

五、取石网篮

取石网篮(basket net of lithotomy)是一种非常常用的工具(图1-17),也是一种多用途的工具。取石网篮的主要功能有以下几点:

1. 对 3~5mm 的圆形结石,可以完整取出,这是取石网篮的优势。特别是在各种胆囊切开取石的手术操作中使用,可以较好避免碎石进入胆囊管、胆总管。在胆囊内进行取石操作,应尽量少碎石、少冲洗,主要通过取石网篮取石。当然,通过腔镜下在胆囊管处放置小型血管钳,可以有效阻止胆囊结石残渣和胆囊结石进入胆总管。

2. 对于开口很小的隐形胆管内的隐蔽结石,纤维胆道镜是没有办法取出的。现在以硬质胆道镜为依托,建立取石网篮操作的力量支点,就可以将取石网篮弯曲后,插入隐形胆管内,将隐蔽结石取出。

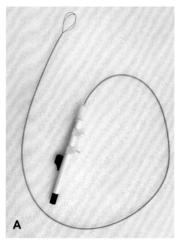
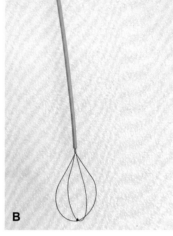

图 1-17 取石网篮

A. 全貌；B. 头部

3. 取石网篮通过反复扩张肝内胆管的狭窄处，不仅可以扩张，还可以利用网篮钢丝的切割作用，实现切开成形和扩张成形术的目的。因为肝内胆管狭窄处的组织比较薄弱，特别是在肝内组织深部，瘢痕组织少，容易切割和扩张。

4. 取石网篮可以作为硬质胆道镜的导丝，引导硬质胆道镜前行，实现硬质胆道镜第二次"转弯"。

六、灌注泵

灌注泵应列为常规辅助设备（图 1-18）。但在各种内镜取石的早期，是没有固定的冲洗设备的，多通过悬挂输液瓶、输液袋来增加冲洗胆道的压力，增加胆道镜视野的能见度。早期的冲洗增压设备极其简陋，由医护人员手工挤压。为了减轻医护人员长时间频繁挤压冲洗液而产生的体力劳动，广州医科大学附属第一医院泌尿外科专家吴开俊教授首先提出建议并设计了灌注泵。后经过多家公司改进，灌注泵现在已经是非常成熟、常备、经久耐用的设备了。

由于胆管结石多，胆管范围大，压力缓冲区大，冲洗设备和冲洗用水量大，冲洗压力大，持续时间长，容易引起胆道感染、胆心综合征、胆心反射等医源性并发

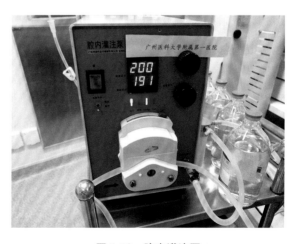

图 1-18 腔内灌注泵

症。因此,冲洗液的压力和使用量需要严格控制。当然,冲洗设备需要与鞘管,以及阻断进入胃肠道的球囊配合使用,以免腹腔和胃肠道蓄积大量的水,引起水中毒和胆道感染、腹腔感染,甚至呕吐、误吸等严重并发症。

七、穿刺针及其鞘管

穿刺针(puncture needle)及其鞘管(图 1-19),是经皮经肝胆管穿刺操作中必须使用的器械,穿刺针外套有鞘管,便于穿刺成功后将穿刺针拔出,再将导丝经此鞘管插入胆管内。穿刺时注意检查针头的穿刺针斜面与外鞘管斜面一致,以免组织进入鞘管内,影响操作。

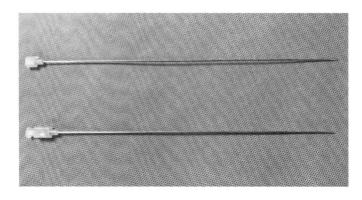

图 1-19　穿刺针及其鞘管

八、扩张器及其鞘管

1. 扩张器(dilator)主要用于胆管穿刺成功后扩张新的胆管瘘管,或扩张已有的任何部位的相对狭小的胆管瘘管。目的是让直径较大的纤维胆道镜或硬质胆道镜通过瘘管进入肝内胆管或胆总管,进行检查或治疗。

扩张胆管瘘管完成后,需要在最大直径扩张管外放置鞘管,起引导硬质胆道镜和保护瘘管、保护胆管黏膜的作用(图 1-20)。为了手术顺利进行,鞘管的直径应该明显大于硬质胆道镜,以利于结石碎渣和杂物经鞘管排出体外,从而减少冲洗液进入胃肠道,减轻术后腹胀。

2. 鞘管(sheathing canal)作为硬质胆道镜主要的附属配件,操作鞘管有以下主要的作用:①引导硬质胆道镜。②保护胆管、瘘管管壁。③硬质胆道镜术中排泄冲洗液和取石碎石的主要通道。④控制胆管结石,便于碎石取石。⑤挤压切割胆管结石。⑥引导胆道引流管的放置。⑦刮铲除胆管壁上的结石杂物残渣,铲除胆管壁上的绒毛样增生组织。⑧压迫瘘管通道,控制止血。

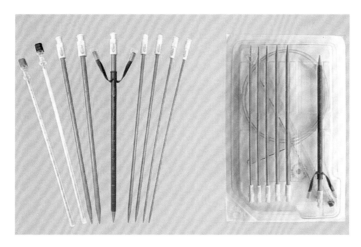

图 1-20　扩张器及其鞘管

　　扩张器及其鞘管最早主要用于泌尿外科,现在用于肝胆外科胆道系统,辅助硬质胆道镜诊疗,并行之有效,是最具特色的器械之一。

　　对于纤维胆道镜来讲,使用鞘管非常不恰当,容易损伤胆道镜外的绝缘和隔离保护胶皮,造成损失,应尽量少使用。

　　3. 球囊扩张器(ballon dilator)实际上为气囊导管,以往主要用于血管扩张和取血栓手术,后又被用于胆管狭窄扩张手术。由于胆道狭窄切开成形术的推广,建议仅在膜性狭窄的肝内胆管中使用。另外,将球囊扩张器用于胆管漏口的初期扩张,可以提高胆管穿刺置管的成功率和操作的安全性。

九、引流管

　　为建立牢固可靠的胆管瘘管,以及经瘘管诊疗,都需要短期或长时间放置各种引流管(drainage tube),以支撑狭窄的胆管和瘘管,防止闭塞。我们常用的是16~20F 的直形引流管(图 1-21),主要用于引流和支撑瘘管,该引流管的前端和侧面有引流孔。猪尾巴引流管口径比较细,容易堵塞,但不容易滑脱(图 1-22),主要在紧急情况下使用,放置在尚未明显扩张的胆管瘘管中。

　　球囊扩张引流管主要用于长期持续扩张已经切开的胆道狭窄处,同时保持引流管通畅,是具有扩张、引流双重功能的引流管(图 1-23)。

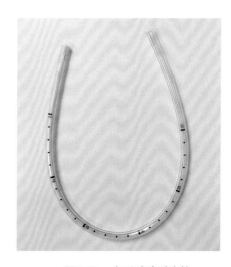

图 1-21　直形硅胶引流管

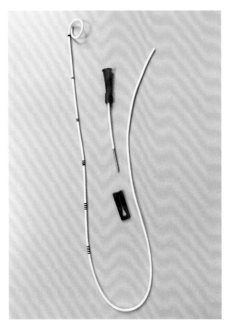

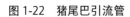

图 1-22　猪尾巴引流管

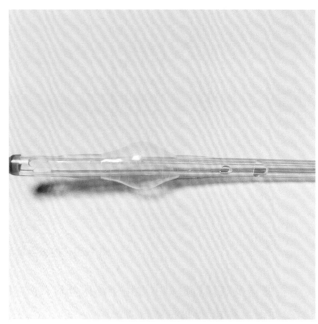

图 1-23　球囊扩张引流管

硬质胆道镜手术麻醉方式

从硬质胆道镜和纤维胆道镜的发展历程上看,硬质胆道镜在先,纤维胆道镜后来居上;但随着胆道疾病治疗的要求越来越高,特别是在治疗肝内胆管铸型结石方面,硬质胆道镜具有"硬碰硬"的真功夫,既能够破碎、取净胆管铸型结石;同时还能够很好解除胆道狭窄梗阻,最终解决这两个胆道镜的关键技术问题。因此,硬质胆道镜的适应证和纤维胆道镜的适应证是一样的(具体内容详见相关章节),只是硬质胆道镜的工具和操作方法多样化、精准化,对胆管和周围环境乃至全身都将产生很大的影响。为保证手术和麻醉安全,麻醉方式也将有较大改变。

一、硬质胆道镜手术操作内外环境特点

1. 为维持胆管内视野清晰和冲洗胆管结石,需要用灌注泵向胆管内脉冲式灌注大量的生理盐水,这可能导致末梢胆管与末梢血管交通支开放,造成菌血症和毒血症。更重要的是,较高压力冲洗胆管,以及硬质胆道镜的挤压,都可以造成局部胆管压力增高,可能导致胆管壁上的迷走神经兴奋,产生胆心反射,造成心率、血压降低,甚至心搏骤停。

2. 由于手术时间长,尽管有出水口,大量的冲洗液中仍然可能有一定比例的液体通过胆总管下端的十二指肠乳头进入胃肠道,导致严重的腹胀、恶心呕吐、水中毒,甚至呕吐物进入口腔呼吸道,导致误吸和窒息。

3. 大幅度的呼吸动度和膈肌运动会造成肝脏的明显移动,可能严重影响硬质胆道镜的操作,特别是影响胆管穿刺和胆道狭窄切开的精细操作。

4. 经右侧胸壁肋间隙和肋膈角进行的经皮经肝胆管穿刺置管操作和硬质胆道镜诊疗操作,可能将大量污浊的胆汁和冲洗液带入腹腔和胸腔,造成大量胸腔积液和胸腔感染甚至脓胸。

5. 硬质胆道镜诊疗过程中,常常需要以腹壁或胸壁为支点,在胆管里移动和进出,会刺激肋间神经和腹壁神经,引起患者强烈的疼痛反应,甚至腹壁肌肉和肢体的剧烈活动。这些活动会严重影响胆管穿刺置管和硬质胆道镜的精细操作,甚至可能撕裂肝组织和血管,引起肝脏内胆管血管出血和肋间动脉、腹壁动脉出血,个别情况还可能发生硬质胆道镜弯曲。

从以上几个方面的特点可以看出,硬质胆道镜技术不仅涉及肝脏和胆道系统,还涉及腹腔、胸腔、呼吸道、胃肠道,以及心血管的问题。

为确保手术安全,在硬质胆道镜手术操作过程中,必须选择安全可靠的麻醉方式,既要保证肌肉完全松弛和心血管系统的稳定,同时还要对并发症采取相应的预防和治疗措施。

二、硬质胆道镜手术麻醉方式

1. 以气管内全身麻醉为主 通过使用足量麻醉药和肌松药,确保硬质胆道镜手术操作过程中患者处于完全麻醉和肌肉完全松弛状态,尽快恢复胆心反射引起的心率、血压降低,避免可能的肌肉痉挛,为硬质胆道镜手术操作提供安全稳定的环境。

2. 硬膜外麻醉和静脉全身麻醉 因麻醉和肌松不完全,多用于纤维胆道镜检查,以及少数简单的、时间很短的硬质胆道镜手术。

三、硬质胆道镜手术麻醉过程中的注意事项

1. 保证气管插管气道通畅,气囊扩张完全。这样的操作完成以后,即使有胃液呕吐到口腔,也能保证液体无法进入呼吸道。

2. 随时监测手术侧胸腔和呼吸动度,将呼吸动度减少到最小,甚至在胆管穿刺置管和狭窄切开手术时,密切配合手术医师,暂停呼吸机几分钟。

3. 由于大量冲洗液的使用,硬质胆道镜手术时间应控制在 2 小时以内,冲洗液小于 20 000ml,检测患者术中体温变化,术中需要有保暖措施,并确保术中使用温盐水冲洗。严密观察口腔和气管插管的状态,防止胃液误吸进入气管内。在腹胀明显、有可能严重影响到呼吸和术后拔管的情况下,为保证手术安全,应强烈建议手术医师终止手术。

4. 肝内胆管结石的患者长期处于应激状态,应激反应能力降低,是发生胆心反射的重要基础原因。术前、术中和术后 1~2 天内应静脉使用类固醇皮质激素,术中、术后临时使用抗胆碱药,以提高机体的应激反应能力,提高心率,这是预防胆心综合征和胆心反射的重要措施。同时为预防腹腔以及胸腔感染,应在术中使用适当有效的抗生素。

5. 因肝胆管结石患者肝功能受到长期损害,肝功能储备可能不足,麻醉药物代谢半衰期延长,患者麻醉恢复时间可能延长,术中、术后尽可能减少使用有损肝功能的药物,术后需要酌情使用镇静止痛药。

硬质胆道镜临床应用基本理论概述

广州医科大学附属第一医院自 2003 年起开始使用硬质胆道镜及其鞘管,应用于胆总管结石和肝内胆管结石,特别是经皮经肝硬质胆道镜取石,取得了初步的经验,并发表了相关论文,至今已经有 15 年超过 1 000 例次的硬质胆道镜实际应用经验。但早期技术和理论都不成熟,病例数较少,主要是多次腹部手术以后,患者和手术医师都难以再承受传统外科手术打击的复杂患者;大部分病例集中在近 5 年时间里,即逐步掌握了硬质胆道镜切开成形术、二期手术理念,改进取石方法,实现取净结石这些关键技术和理论之后。

作者从硬质胆道镜的历史和特点入手,从硬质胆道镜在胆道外科中应用的实际经验出发,系统地总结出了硬质胆道镜临床应用的理论基础和技术优势。为方便读者更好理解和记忆,突出重点内容,作者从以下十个方面重点强调了硬质胆道镜技术的重要理论、理念和技术。

这些基本理论都将会在后续的章节中深入探讨,以便读者对这些基本理论有一个加深印象和逐步理解的过程。

一、硬质胆道镜具有明显的优势

与纤维胆道镜比较,硬质胆道镜及其附属的各种操作器械具有碎石、取石、电切、扩张、操作鞘管排水、排石功能,同时还具有操作方便、定位准确、操作稳定、效率高、结实耐用、成本低廉、经济实惠等特点。关键的是,硬质胆道镜在处理复杂多发的铸型肝内胆管结石和胆管狭窄、胆肠吻合口狭窄以及隐蔽结石方面十分有效,而这些方面都是纤维胆道镜难以完成的技术操作。但这些优势与纤维胆道镜是优势互补的。

二、进入肝内胆管的入路首选胆总管

从并发症和操作难易程度上看,胆总管 T 形管瘘管入路仍然是硬质胆道镜进入肝内胆管最安全、最常用的路径,大部分肝内胆管结石都可以经该入路取净。首次经皮经肝穿刺置管的最佳穿刺点是肝左管及其附近胆管,并且肝左管优于肝总管,肝总管优于肝右管,肝右管并发症最多。从胆道立体形态上看,经胆总管瘘管入路联合经皮经肝左管瘘管入路可以覆盖几乎全部肝内胆管,是治疗原发性肝内胆管结石最常用、最基本、最有效的入路。

三、一期建立瘘管通道、二期再进行主要手术

无论经皮经肝,还是经胆总管建立肝内胆管通路以后,应减少一期手术操作(first-stage operation),等瘘管形成好以后再进行硬质胆道镜下取石碎石、狭窄切开等二期手术(secondary-stage operation),这是硬质胆道镜技术操作的最重要原则之一,对预防出血、胆道感染、腹腔感染、胸腔感染以及心血管疾病等早期严重并发症有重要意义。优点是安全微创,缺点是延长治疗周期。但这一主动延长治疗周期的措施,是预防各种并发症的客观需要。

四、树立扩大的经皮经肝胆管引流术(E-PTCD)新理念防范手术风险

自2017年11月在全国第三期硬质胆道镜临床应用高级培训班上,我们就开始强调了E-PTCD是一种独立的技术,是一个由量变到质变的过程,与PTCD有本质的不同(瘘管直径大小不同;瘘管周围血管损伤程度不同;渗入腹腔的液体量不同;穿刺点的部位要求不同;瘘管的使用目的不同、效果不同;扩张瘘管的时机不同)。成功实施E-PTCD是有条件限制的,胆管直径不宜太小,长度不宜过短,一般直径大于7mm。

五、硬质胆道镜切开成形术(RC-IP)有助于扩大手术范围提高手术效果

2015年4月我科室首次开展经皮经肝硬质胆道镜切开成形术,成功治疗胆肠吻合口狭窄。随后我们又经胆总管入路、经空肠入路,采用电切、钬激光对肝内外各主要胆管狭窄进行了切开成形术,对肝内末段胆管的狭窄采用取石网篮扩张成形术,明显扩大了手术范围,极大提高了治疗效率。

六、胆道镜和B超双重引导胆管引流术更准确、更安全

硬质胆道镜和B超双重引导下的经皮经肝胆管引流术更加安全,对扩大硬质胆道镜诊疗范围、取净肝内胆管结石有重要意义。也就是说只要建立和保留好一处胆管瘘管,就可以通过该瘘管实施二次胆管穿刺置管术,将硬质胆道镜的操作范围扩大到全肝范围。我科室2015年11月首先开展了此项手术。

七、球囊持续扩张成形术更微创、更持久

2018年3月，我们成功开展经皮经肝硬质胆道镜切开成形术加球囊持续扩张成形治疗胆肠吻合口狭窄、胆管狭窄，取得了与传统开腹手术一样的治疗效果。以往的球囊扩张治疗胆管狭窄都是临时性扩张，不能够将球囊一直放在胆管狭窄部位，否则将发生胆道梗阻的严重后果。而可以持续扩张的引流管，既可以持续扩张狭窄的胆管，还能够持续引流胆管，能够发挥和传统手术胆道支撑管一样的持久扩张作用。

八、程序性安排硬质胆道镜治疗

肝内胆管结石、胆管狭窄、胆肠吻合口狭窄的治疗难以通过一次手术完成，需要一个完整的系统的程序性治疗安排，逐步分期完成。CT、MR、B超、胆道造影所呈现出来的胆道立体形态是设计手术方式的重要依据；这些必要的影像学检查和胆道镜检查是取净肝内胆管结石的保证，而胆道镜检查，特别是硬质胆道镜检查，是确认有无胆管结石、确定胆管通畅与否的金标准。

九、必须将保护肝组织、肝功能贯穿于整个诊疗过程中

现有硬质胆道镜技术结合纤维胆道镜技术，已经能够取出肝脏任何部位的胆管结石，解除任何部位的胆管狭窄。这两项关键技术，是治疗肝内胆管结石、减少和延缓手术切除肝组织的重要理论基础和技术保障，为治疗肝内胆管结石和胆道狭窄提供了新的治疗思路和治疗方法。我们呼吁学习泌尿外科新技术新理念，特别是处理肾结石的理念，不要轻易切除肾，更不要轻易切除肝。

十、高度重视并发症的预防和处理

硬质胆道镜诊疗过程中发生的各种并发症是制约其技术推广应用的最重要因素。只有高度重视并认真学习人体器官的结构特点，认真学习硬质胆道镜诊疗并发症的预防和处理，才能够慎重稳妥地开展硬质胆道镜手术，才能少走弯路、降低治疗风险，使患者得到最好的治疗效果。

由此可见，硬质胆道镜技术不是一个简单的手术方法或术式，而是一个与腔镜手术、开腹手术，甚至肝移植手术密切相关的完整的理论体系。任何割裂或单独使用硬质胆道镜的诊疗行为，都可能是片面的，甚至是错误的。

第六节

需要研究解决的问题

目前国内外开展硬质胆道镜手术的单位不多,仍需要不断推广和发展。由于作者思维学识所限,只能在此书中将其中重点关心和必须面对的主要问题加以探讨,很多问题还有待今后更多医师继续探索和总结。况且任何有创的手术方法都有其两面性,有利有弊,不可能周全,甚至存在较大的争论。相信这种争论或许还会持续相当长的时间,但硬质胆道镜的技术优势是显而易见的。

一、目前胆道镜所处地位

长期以来,纤维胆道镜一直作为开放手术和腹腔镜手术的补充治疗手段,手术的种类也非常少。除了纤维胆道镜检查、取胆道残留的结石、活检外,几乎没有太多手术种类;胆道镜的胆道入路选择也没有形成自己的特色和要求,一直跟着传统手术走,并且是以胆总管结石为主。至于肝内胆管结石,因其分布于肝脏部位不同,结石的大小不同,手术难易程度也非常不同,特别是铸型胆管结石,还没有具体的手术方法分类和收费标准,甚至连胆道狭窄切开手术名称都没有,这些情况导致胆道镜的地位、处境非常难堪。

二、硬质胆道镜手术范围和命名

由于硬质胆道镜取石、碎石的效率高,特别是能够成功清除铸型胆管结石(cast choledocholithiasis),以及切开胆管狭窄,给肝内胆管结石、胆管狭窄、胆肠吻合口狭窄的治疗带来了光明的前景。因此,给硬质胆道镜手术分类、命名,为政府物价部门提供收费依据已经是迫在眉睫的事情了。

本书中使用的很多手术名称还需要业内同行的讨论、修改、使用和认可。

以结石的大小、多少和硬质胆道镜取石手术难易程度进行分类比较合理、比较客观,因而可以产生不同的硬质胆道镜取石手术分类,供政府设定相应的收费标准。具体的分类方法见后续章节。

另外,硬质胆道镜切开成形术、球囊扩张成形术以及球囊持续扩张成形术是三种性质和方法不同的手术,他们的名称和收费标准需要分开。

这些都需要各地同仁与当地政府主管部门协商解决。

三、硬质胆道镜通路的建立仍然面临很多挑战

建立硬质胆道镜肝内胆管通路是能否进行硬质胆道镜诊疗的首要问题。由于经皮经肝通路的建立比较复杂,特别是对于有肝硬化、胆管直径又比较小的患者,会面临很多困难,仍然需要对手术操作方法、胆管大小、适应证,以及手术时机等因素进行研究和探寻。比如采用有摄像的穿刺置管设备,可能会有更直接的视野,而不是现在通行的B超引导下的胆管穿刺操作。又比如气囊导管在扩张胆管穿刺破口中的应用,及相关的并发症控制等,需要进一步研究。

四、仍然面临传统治疗方法的质疑和挑战

硬质胆道镜微创技术治疗肝胆管结石、胆管狭窄、胆肠吻合口狭窄仍然会面临以肝切除术为主的传统治疗方法的质疑和挑战,新方法与老方法发生冲突是不可避免的。但只要在临床工作实践中以患者的长期治疗效果为中心,利用已经掌握的技术和理论,给患者选择最适合的治疗方法,就一定会以一种踏实的心态去研究和工作,就可以处理好新旧技术交替过程中的矛盾和冲突。

在腹腔镜胆囊切除术风靡全球的时期,也发生过类似的新旧治疗方法的冲突。作者相信,随着硬质胆道镜技术的推广和普及,以腹腔镜硬质胆道镜技术治疗肝内胆管结石、胆管狭窄、胆肠吻合口狭窄的新方法,一定会被广大患者和医师所接受,从而明显减少传统切肝手术治疗肝内胆管结石、胆道狭窄的范围。

五、术后溶石药物的使用仍然需要规范化

虽然通过硬质胆道镜和纤维胆道镜技术可以做很多取石和解除胆管狭窄的工作,但生长胆管结石的环境没有改变,胆管结石的复发只是时间问题。我们力图通过取净胆管结石、解除胆道狭窄、术后服用溶石药物这三项基本治疗方法,实现延缓胆管结石复发的治疗目标。

由于肝胆管结石患者胆管损伤的程度、结石多少、肝脏体积、肝功能以及胆汁分泌量等存在很大差异,结石复发、治疗效果以及预后也存在很大差异。而服用溶石药物和辅助消化的胰酶类药物的时间和效果也会不同,导致现阶段还没有一个详实的数据和依据供有关人员参考使用,尚需要针对不同的病情类型进行临床研究,制定相应的指南和用药规则。

六、各种并发症仍然需要重视和研究

硬质胆道镜诊疗过程中发生各种并发症的概率还是很高的,需要术者在治疗过程中高度警惕,积极预防。特别是胆心综合征、胆心反射、严重胆道感染和菌血症这些并发症比较严重,明显与硬质胆道镜诊疗过程中的胆道冲洗、挤压以及胆管炎有紧密关系,需要加强胆道冲洗压力与这两种并发症关系的研究,这对今后临床工作具有很大的指导意义。

七、影响肝胆管结石患者预后的因素亟待研究

肝胆管结石产生与肝功能和胆管壁的结构有非常明显的关系,对该疾病的预后也有非常明显的影响。我们现有的技术,只能做到取净结石、解除胆道狭窄梗阻;但对于胆管壁本身的功能、胆管形态、奥迪括约肌功能等因素可能对胆管结石产生的影响研究甚少,需要认真对待。实践证明,结石的复发、乳头形态变化以及括约肌功能变化、残留肝脏体积、肝功能状态、胆管损伤原因和严重程度、胆汁分泌量、胆汁性肝硬化、脾大、脾亢等肝胆客观指标以及相应生化指标的变化,将会对该类患者的预后产生直接和长期的影响。显而易见,需要研究的相关问题十分繁多而复杂,任务长期而艰巨。

第二章

影像技术在硬质胆道镜中的应用

随着近现代工业技术,特别是光电子技术的飞速发展,医用影像诊断设备有了突飞猛进的发展,为肿瘤、结石和其他占位性病变的诊断、手术前定位、手术路径的选择等奠定了坚实的基础。本章以硬质胆道镜临床实践经验为基础,简要回顾普通 X 线、B 超、CT、MR 等常用影像技术在胆道疾病诊断治疗过程中的应用,特别是对硬质胆道镜微创技术的影响。

普通 X 线检查

普通 X 线机设备成本低,操作简单,现在通过数字技术更容易保存和传输图像。该设备属常规检查,不仅可以检查肝胆局部,还可以检查整个腹部。通过胃肠道造影、胆道造影、瘘管造影等对胃肠道梗阻、胆道梗阻、瘘管通道的走向都可以取得很好的直观印象和确定性诊断,对大部分肾结石和部分胆管结石也可以明确诊断,应作为术前的常规检查。

通过拍摄腹部 X 线片,个别胆管、胆囊阳性结石因含有高草酸钙沉积、密度高,可以在 X 线片中被发现。由于普通 X 线机产出的 X 射线辐射不均匀,分辨率很低,一般胆管结石,特别是阴性胆管结石,在普通 X 线片上难以观察到,故不能作为主要的检查方法。

本节主要介绍胆道造影的方法以及在硬质胆道镜诊疗中的阅片内容。

一、胆道造影的方法

胆道造影(cholangiography)是胆道疾病最常用的检查方法之一,能够提供胆道的走行和异常内容物等有价值的信息。目前最常用的造影剂(对比剂)是较低浓度的泛影葡胺注射剂,并且都是由高浓度的泛影葡胺稀释而成;通过向胆道引流管内缓慢注入较低浓度的泛影葡胺,观察造影剂流经的区域并适时拍片记录。

胆道造影操作时还需要注意以下几个细节:

1. 造影前应先放开引流管几小时,排除滞留在引流管内的污浊液体和气体,然后夹闭引流管,以维持引流管中的液体,防止空气进入引流管。

2. 注射器内应保留足够多的液体,先缓慢注射,如胆道压力低,则可以增加压力和注射速度,以达到有较多胆管显影。

3. 推注造影剂不能急,以免造影剂从引流管旁边溢出,影响造影效果。

4. 造影结束后应立即开放引流管,减少胆道内的造影剂和胆道压力,以减少过敏反应和胆道感染的发生。

5. 如发生寒战发热,应立即静脉注射类固醇皮质激素,减轻过敏反应,防止过敏性休克,同时静脉注射有效抗生素,预防和治疗胆道感染。

二、胆道造影的时机

胆道造影应列为胆道疾病治疗前后例行的常规检查。如果显示的造影图片不佳,或者有特定的要求,还需要重复做、多次做。比如,胆管结石可能已经移位至高位胆管,或落入十二指肠。因此,胆道造影是胆道外科最基本、最常用、最有效、最廉价的检查方法。但是,因为体位和压力梯度的原因,造影剂是难以送达高位胆管的,这对于确定高位胆管内是否存在胆管结石帮助有限。必须使用硬质胆道镜或者纤维胆道镜逐一观察每支胆管加以确认。

三、胆道造影的诊断内容

1. 胆管整体结构

在相对正常的情况下,胆道的典型树枝状形态常常难以显现,因为胆道下端比较通畅,造影剂停留时间短。反而是胆道梗阻的情况下,造影剂容易在胆管内聚集,形成的胆管树枝状就比较典型。

影响胆管整体图像有以下因素:

(1) 由于不同的胆道疾病可能引起胆管结石、胆道梗阻、胆管扩张。

(2) 胆道和肝脏手术后,以及各种疾病引起的肝脏形态变化,都可能造成胆道不完整,部分胆管残缺,或因结石、肿瘤阻塞胆管不能全面显示。

(3) 胆道造影时,造影剂不能进入高位胆管;胆漏、造影剂外泄;胆管畸形等因素都可能导致毗邻关系变化,胆管影像随之改变。

这一系列因素都可能导致胆道局部或整体变化,使分析、辨认胆道造影,确定诊断变得十分困难,只有结合上述情况和其他影像技术认真分析,才能得出正确的诊断。

2. 胆管与肠道间是否通畅

肝外胆管末端与胰管会合后经十二指肠壁进入十二指肠;也可能因手术改道,直接进入小肠。胆管内胆汁能够顺利进入肠道,对维持人体正常消化生理功能具有重要作用。正常情况下,胆道造影剂能够顺利进入小肠(图 2-1),如果胆道部分或者完全梗阻,胆管远端部分或完全不通,则可以诊断为胆道狭窄、胆道梗阻。以病理学为基础,

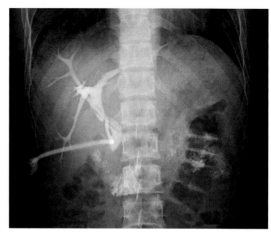

图 2-1 经胆总管 T 形管造影

可以将胆道狭窄分为良性狭窄和恶性狭窄。究竟属于哪种狭窄,则需要通过胆道镜活检,经病理诊断后才能得出结论。

3. 胆管扩张、狭窄梗阻的具体部位

B 超、CT、MR 诊断胆道狭窄部位的能力明显受限,而 MRCP 通过电子计算机模拟胆管立体图像,可以显示胆道梗阻狭窄的具体部位和状态。但如果胆管内有结石充填,则 MRCP 也会明显失真,造成胆管成像失败和误诊。胆道造影能够更好地反映胆管扩张或狭窄的真实情况,诊断符合率明显提高。如造影剂进入狭窄胆管近端仍然十分困难,可能造成部分漏诊,这需要有经验的医师结合 MR 的图片认真排查。

4. 评估胆管结石的分布

大的胆管结石残留因造影剂缺损而比较容易显示出来(图 2-2),小的结石则难以显示。一些胆管内残留的气体也可能被误诊为结石,反复造影、移动体位有助于确定是否为气体干扰。因为密集的泥沙结石常阻塞肝内胆管,如造影剂不能进入,就不能很好显示近端胆管,只有结合 CT、B 超等检查才能作出正确的诊断。当然,根据我们的经验,影像学资料的准确度常打折扣,诊断胆管内有无结石和狭窄的金标准是:用胆道镜逐一对每一支胆管进行检查,以便作出更加

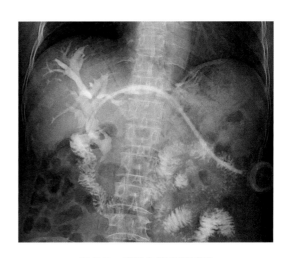

图 2-2 经肝左管瘘管造影

准确的判断。由于一些末端胆管狭窄的开口十分隐蔽,胆道镜检查也难以看清楚,需要结合 CT、B 超重新定位,才能确定其开口位置。

5. 评估引流管放置的位置

由于胆道疾病的复杂性远远大于肾结石等泌尿系疾病,几乎很难一次性完成经皮经肝硬质胆道镜手术。为维持胆道的体外通路,方便下一次胆道镜手术,术后必须放置胆道引流管支撑瘘管,但需要考虑引流管放置的位置和深度。一是要保证引流通畅;二是要保证引流管足够深,避免过早滑脱;三是要观察调整气囊引流管的大小和位置,以保证气囊引流管的持续扩张作用。这些要求只有通过透视或拍片才能够确定和实现。

6. 预设经皮经肝胆管穿刺置管的部位

很多肝内胆管结石患者在其他医院经过手术治疗后,胆道问题并没有彻底解决,甚至是仅仅放置了一根引流管,并没有处理肝内任何情况。当通过一个瘘管胆道镜取石仍然困难时,就需要在肝左叶或肝右叶的胆管进行扩大的胆管穿刺置管引流术,建立新的通道。只有通过术前胆道造影,了解穿刺部位的胆管大小、形态,才能为新的胆管穿刺置管,提供非常有价值

的胆道形态图片。

胆道造影与CT、MR、B超不同,是直接反映胆道内实际情况的检查方法,是硬质胆道镜技术中最基本的辅助技术之一,必须充分理解和认识其重要性。由于进入肝内胆管系统的路径可能需要好几种,通过不同部位、不同方向进行的多次胆道造影,可以获得不同部位、不同时期的胆道信息,可以全方位了解胆道系统的真实情况,了解肝内胆管结石治疗的进展和预后,为进一步的硬质胆道镜诊疗提供非常有价值的信息。

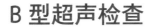

第二节

B 型超声检查

一、普通超声诊断

B 型超声检查,简称 B 超,是最常用的非创伤检查方法。正常情况下胆管中仅仅只含有胆汁,病理情况下可能会有结石、肿瘤、寄生虫。超声成像机理是检测超声波反射和衰减,比机体组织密度高或低的组织和异物就能很容易被检测出来。例如比一般组织密度低的水样物质,比胆汁密度高得多的结石,他们与机体组织的密度反差很大,容易被超声波检测出来,并形成一定的图像。

因此,胆管内的水和结石就容易被 B 型超声检测出来,并且准确率很高(图 2-3),特别是在肝内胆管结石治疗后期,B 超常能及时发现 CT 不能显示的阴性结石(透 X 射线结石,radiolucent calculus),对指导治疗有很大帮助。对于肝内外胆管壁、胆囊壁的厚度以及与血管的关系(图 2-4),B 超均可以十分准确地检测和标记。

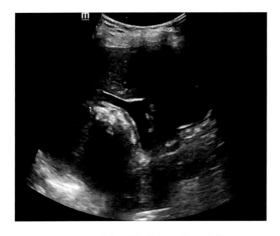

图 2-3　肝门部胆管结石和门静脉

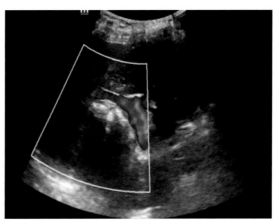

图 2-4　肝门部胆管结石和门静脉左支(多普勒)

由于一般彩色 B 超检查的使用率非常高,且价格低廉,可重复性高,无损伤,诊断符合率高,优势突出,已经担负起初查胆道疾病的任务。但 B 超的诊断符合率与个人的技术水平和动态观察图像有很大关系,而且因采集的图片少,描述多,不方便交流和保留资料。

建议多使用高分辨率的彩色超声设备诊断胆管结石。

二、超声造影

部分孤立的胆管泥沙结石可呈圆形或不规则形态,CT、MR 诊断困难,常与良性结节样增生病灶难以区分。对于这样的情况,可采用超声造影的方法进行鉴别。向患者静脉注入含有微气泡的造影剂,当气泡进入肝脏时,进入肿瘤的血液和气体会增加,即可见肿瘤内气体增加,超声对气体十分敏感,这样就可以确定肿瘤的存在。而孤立的胆管内泥沙样结石,即使有结节样形态,超声造影也完全不显影。

另外,穿刺胆管时将超声造影剂注入胆管,如显示胆管形态,可确认胆管穿刺成功,这也是非常有用的方法。

三、超声引导下的经皮经肝胆管引流术

经皮经肝胆管引流术(PTCD)已经应用于临床很多年了,起初是在 X 线透视下的盲穿刺置管引流,操作盲目性大,困难多,开展较少,只是在胆管扩张非常明显时才容易成功。随着 B 超、CT、数字减影等影像技术的发展,目前已经广泛开展,尤其以 B 超引导下的 PTCD 效率最高,成功率高,开展应用最广,B 超在该技术操作中的重要作用显而易见。

但是,胆管结石引起的胆管扩张与恶性肿瘤导致的胆管扩张有很大区别,因为二者胆管内含水量有很大区别。肝内胆管结石的胆管常被胆管结石充填,呈节段分布,含水量少,B 超显示扩张的胆管相对困难。而胆管肿瘤梗阻引起的胆管扩张范围大,胆管内很少异物,且含水量很高,B 超显示扩张的胆管非常清晰。

四、超声引导下的扩大的经皮经肝胆管引流术

大部分扩大的经皮经肝胆管引流术(E-PTCD)都是在 B 超引导下完成的。B 型超声检查有助于选择穿刺路径,引导和监视整个穿刺置管过程。具体过程在后续的内容中再详细讲解。胆道镜要进入肝内胆管进行检查,前提是必须将已经成功的 PTCD 通道扩张,并明显超过胆道镜的口径,以便让胆道镜能够自由进出这一瘘管通道。而这一扩张瘘管的过程也应该在 B 超的引导监视下进行,以便掌握穿刺扩张器械的位置、进度、界限,以及周围血管有无损伤等情况,从而控制操作进程和操作风险。

在超声和胆道镜双重引导下的 E-PTCD 是指在已有胆管瘘管基础上,在胆道镜监视下和 B 超引导下进行扩大的经皮经肝胆管引流术。此次胆管穿刺可能是第一次,也可能是第二次。

这样的双重引导下的胆管穿刺置管技术更加安全可靠。

五、结合 CT 和 MR、MRCP 影像图片设计经皮经肝胆管穿刺途径

彩色 B 超在经皮经肝胆管引流术中的作用和地位是非常明显和重要的。在进行实际操作之前,术者和超声科医师应该密切协作,结合 CT、MR、MRCP、胆道造影等影像学检查,选择最恰当、最安全、最捷径的穿刺置管路径。

第三节

计算机断层扫描

计算机断层扫描（computed tomography，CT）利用精准、直线的 X 线束、γ 射线、超声波等，与灵敏度极高的探测器一同围绕人体的某一部位作一个接一个的断面扫描，具有扫描速度快，图像清晰等特点，可用于多种疾病的检查和诊断。

根据所采用的射线不同可分为：X 线 CT（X-CT）以及 γ 射线 CT（γ-CT）等。X 线 CT 一般医院都有装备，γ 射线 CT 在大型医院才有装备。本节主要讲 X 线 CT 对硬质胆道镜技术的作用。

一、平扫

CT 的普通扫描即平扫，对一般胆管阳性结石比较准确，对肝胆管结石在肝内的分布也会有一个比较全面的显示（图 2-5），对肝内外胆管扩张的显示也比较明显和直观（图 2-6）。特别是对于胆囊颈管、胆总管下端较小的阳性结石，CT 都能够作出明确的诊断。尤其是肝内胆管结石治疗后期，肝内细小的结石碎渣容易掉入胆总管下端，形成较小的阳性结石，后者也能够被 CT 平扫发现（图 2-7）。但对阴性的泥沙结石容易漏诊，误判结石的范围。

CT 是最常用于肝内胆管结石术后评估的检查，对了解结石的治疗进展，判断结石取净与否，常起到关键作用。虽然 CT 诊断肝内胆管阳性结石的符合率很高，但肝内胆管阳性结石常常与阴性结石混合，结石的实际分布范围可能更大。

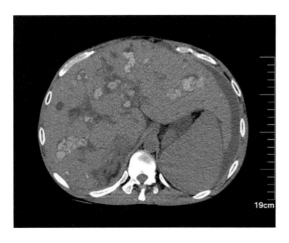

图 2-5　弥漫性肝内胆管结石伴腹水

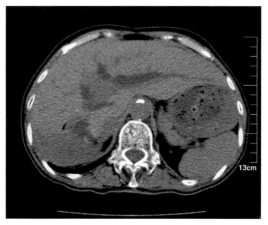

图 2-6　胆肠吻合口狭窄导致的胆管扩张

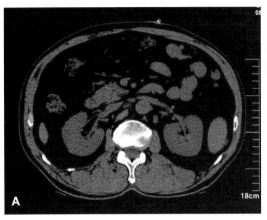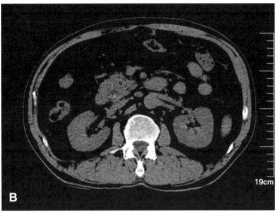

图 2-7　肝内胆管结石治疗前后胆总管下端及胰头对比图

A. 术前；B. 术后

胆囊结石脱落，继发胆总管结石，二者的结石性状在 CT 片上非常相似（图 2-8）。CT 对胆囊阳性结石的显示则更加清晰（图 2-9）。

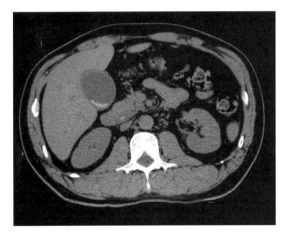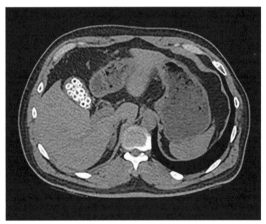

图 2-8　胆囊结石继发胆总管结石　　　　　图 2-9　充满型胆囊结石

二、CT 增强

CT 增强片对鉴别肝内胆管阴性结石和血管瘤或肿瘤有重要意义。胆管结石在增强片中 CT 值没有改变，且胆管扩张的影像更加清晰，周边的静脉血管影像对比也更加清晰，有助于胆管扩张的诊断。如果有一些阳性的混合结石夹杂其中，诊断就更加准确。可见 CT 诊断肝内胆管结石有其独到的优势，特别是对胆管充满型结石的诊断符合率，要比 MR 或 MRCP 高很多。

这些显像特点和优势迫使我们在胆道镜取石手术后,常规使用 CT 检查患者的治疗进展情况,而不是使用 MR 或 MRCP。当然,使用彩色 B 超也能很好地检查肝内胆管结石残留,但欠缺定位的直观性、准确性,多只作为术前术后的初步检查,或者术中指导。

三、胆道造影对 CT 诊断的影响

胆道造影是胆道镜手术后最常用的检查方法,但造影剂(泛影葡胺)从肝内胆管排泄进入胃肠道,再排出体外需要一天以上,尽管造影剂从胆道排泄进入肠道的时间仅需要 4~6 小时。因为造影剂在消化道回肠、结肠内滞留的时间比较长,甚至可能聚集,特别是停留在横结肠肝曲时,可能严重影响肝外胆管的成像。所以,需要将胆道造影和 CT 检查间隔一段时间,最好先行 CT 检查,再行胆道造影。

四、CT 对设定穿刺路径的指导意义

CT 平扫加增强,特别是薄层扫描后对肝脏内的门静脉、肝静脉、肝动脉的走行,以及与胆管的关系都有比较清晰的显示。这对于我们设计穿刺路径,以及测量距离深浅、避免损伤血管胆管非常直观、非常重要。同时还可以在穿刺置管后再次进行 CT 检查,确定引流管的位置,分析瘘管与周围血管的关系,避免胆道镜诊疗过程中损伤血管。

经皮经肝胆管穿刺置管过程中,偏离预定的穿刺途径十分常见,因此术中必须严密使用CT、彩超监视穿刺途径,设定界限,以避免损伤血管、胆管。术后也可以应用 CT 增强重新分析判断穿刺瘘管周围的血管,避免过度挤压、损伤血管和胆管,甚至重新穿刺胆管。

CT 引导下进行胆管穿刺引流术的成功率比较高,但耗时长、占用设备时间比较长、成本略高。

第四节

磁共振成像

人们日常生活中常说的磁共振(magnetic resonance,MR),是指磁共振成像(magnetic resonance imaging,MRI),是利用核磁共振技术和计算机断层扫描技术制成的一类用于医学检查的成像设备。

一、平扫

MR 平扫,能够显示肝脏整体轮廓,大体上可以分辨不同的组织结构,特别是门静脉、肝静脉和胆管系统,但清楚区分各种管道系统比较困难。特别是肝组织因炎症、胆管结石发生肝组织局部或大部分萎缩的时候,就更加难以辨认清楚。因此,磁共振平扫的成像与 CT 区别很大,诊断可能不准确,常需要结合增强片分析,才能得出正确诊断。

二、增强

磁共振增强扫描可以明显增强富含水的组织显像,例如胆管和血管,特别是流动性差的胆管内水物质的成像。胆管正常时,显示扩张的门静脉和肝静脉也比较清晰。胆管异常扩张后,其内富含水物质,磁共振显示胆管的能力就更强,显像更加清晰。

由于肝内胆管结石可能充满整条胆管,呈条索样串珠样分布,胆管内水和胆汁量明显减少,致使增强扫描也无法较好显示胆管和结石。需结合 CT、B 超的图像一起进行分析,才能够得出正确的结论。

三、磁共振胰胆管成像

磁共振胰胆管成像(MRCP)是利用重 T_2 加权脉冲序列来显示具有非常长 T_2 弛豫时间组织结构的技术。实质性器官如肝脏、脾脏和胰腺的 T_2 弛豫时间短,在重 T_2 加权序列上表现为低信号。脂肪组织具有中等长度的 T_2 弛豫时间,可运用各种脂肪抑制技术(如频率选择或反转抑制)对脂肪信号进行抑制。

快速流动的液体如门静脉或肝静脉内的血流,在流空影像上表现为信号缺失,只有静止或相对静止的液体表现为高信号,而胆管系统内的胆汁属于相对静止的液体,因此 MRCP 可清晰显示胆管系统的形态结构(图 2-10)。MRCP 最重要的诊断优势在于能够确定胆道梗阻的部位和程度,为设计手术方案提供可靠依据(图 2-11)。同时,通过显示整个胆管系统,为选择胆管穿刺的部位、穿刺点提供更加直观可靠的图像。

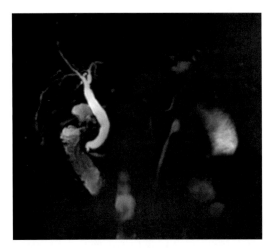
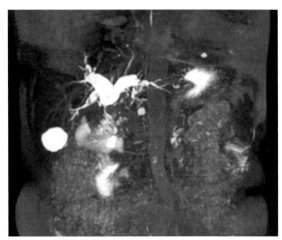

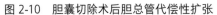

图 2-10　胆囊切除术后胆总管代偿性扩张　　　　图 2-11　胆肠吻合口狭窄肝内胆管扩张

需要注意的是,肝内胆管结石占据了胆管空间,可能影响胆管系统整体显像,特别是肝左管内和左外叶胆管内常常存在有较多的气体和结石,甚至充满结石,MRCP 未必能够显示清楚。但只要结合 B 超、CT,证明肝左管是足够扩张的,那么,肝左管仍然可以选择为硬质胆道镜手术入路。

磁共振尤其是 MRCP 对于胆管扩张和胆管的完整性有确定性诊断,但对于术后放置了胆道引流管的患者,其胆管充盈明显降低,做胆道造影即可,一般不需要做 MRCP。因此,MRCP 的应用价值多在术前,而术后较少使用。

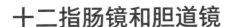

十二指肠镜和胆道镜

十二指肠镜(duodenoscope)和胆道镜,都是胆道微创技术不可缺少的内镜,是微创外科技术得以发展进步的基石。

作者之所以将内镜作为影像学设备在此讲述,主要是因为十二指肠镜和胆道镜可以为下一步的诊疗提供胆道造影和注水引导作用。

一、十二指肠镜

十二指肠镜是由胃镜发展而来,是为了十二指肠和部分胰胆管疾病专门设计的具有侧向视野和操作的内镜,可用于诊断十二指肠、肝、胆或胰腺疾病,也可以用于消化系统疾病的辅助治疗。十二指肠镜采用侧视镜的方式,可清楚观察十二指肠乳头结构及表面黏膜情况;配合使用抬钳器,还可以顺利完成乳头病变的活检、胰胆管插管造影诊断及其他治疗。

(一) 经内镜逆行胆胰管成像

经内镜逆行胆胰管成像(ERCP)是指十二指肠镜在十二指肠降部,找到十二指肠乳头,经活检管道内插入造影导管至乳头开口部,进入胆总管或胰管,注入造影剂后 X 线摄片,以显示胰胆管的技术。由于 ERCP 创伤小、手术时间短、并发症较少、住院时间短,深受患者欢迎。短短几十年中 ERCP 在临床上取得了巨大的成绩,已经成为当今胰胆疾病重要的诊治手段。

(二) 内镜下括约肌切开术

内镜下括约肌切开术(endoscopic sphincterotomy, EST)是在 ERCP 的基础上发展起来的,是电子十二指肠镜经口到达十二指肠乳头后,用特制的电刀将乳头括约肌切开,扩大胆道末端开口,以实现取出胆管结石或蛔虫、引流胆管为目的的一种微创手术。

ERCP 和 EST 是采用十二指肠镜进行胆总管下段取石和放置胆道支架的前提条件。主要用于取出胆总管下段较小的结石(图 2-12),对于胆总管较大的结石和胆总管上段结石,以及肝内胆管结石,该方法十分有限,难以完成取石任务。

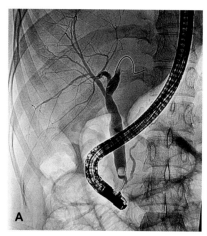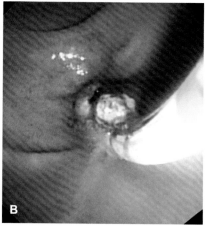

图 2-12　ERCP+EST 取石术
A. 胆总管下端结石；B. 网篮取出胆总管下端结石

对于 EST 手术损伤十二指肠乳头绒毛功能、损伤括约肌功能，以及造成十二指肠乳头狭窄、胆汁反流、胆道狭窄的问题，一直受到外科领域部分专家的关注和质疑。同时，由此产生的并发症如急性胰腺炎、出血、急性胆管炎，结石残留、复发等因素，也一直困扰着该技术的进一步发展。

（三）鼻胆管有助于经皮经肝胆管引流术定位

通过十二指肠镜将鼻胆管放入胆总管甚至肝内胆管，除可以引流胆总管外，还可以向胆管内注水，让较小的胆管充盈扩张，便于 B 超引导下的经皮经肝胆管引流术的准确操作，以提高手术的安全性。这个技术主要针对穿刺胆管比较小，或者胆管内有气体妨碍 B 超显像、普通穿刺有困难者。并且该技术在增加手术可靠性的同时，也明显增加了患者的手术费用和治疗时间，并有诱发急性胰腺炎的可能性。所以，并不作为常规选择。

二、胆道镜

胆道镜现在分为纤维（电子）胆道镜和硬质胆道镜。临床上常用的仍然是纤维胆道镜，硬质胆道镜技术虽然有明显优势，却仍在推广中。需要强调的是，即使有以上诸多检查方法，胆道镜检查才是最终确定、判断胆管内有无结石的金标准。特别是细小的胆管结石和组织坏死残渣，只有胆道镜才可以发现并冲洗取出，其他影像学设备是难以发现的。

在此，仅简要介绍胆道镜监视引导下实施的二次胆管穿刺技术的优势。

在进行胆道镜手术时，由于 T 形管放置位置不当，或者第一个经皮经肝胆管穿刺口的角度问题，以及结石病变部位等诸多因素，无论纤维胆道镜还是硬质胆道镜，并不能完全从一个胆道入口进入全部主要胆管。尽管两种胆道镜在应用时可以互补,并且我们一直主张硬质胆道镜可以完成大部分胆道镜操作,但有时我们还是需要再从病灶的对侧重新建立一个新的胆管瘘管通道才能取出结石或切开狭窄。这样的话,在执行胆管穿刺置管时,就可以利用胆道镜的引导和监视作用,更加安全地进行二次胆管穿刺置管操作。

该技术操作的详细内容,将在后续有关章节中阐述。

第六节

胆道数字化三维成像

胆道数字化三维成像(biliary digital three-dimensional imaging)是采用磁共振或 CT 三维成像技术,将胆管系统及其管内的结石、异物、肿瘤等用不同颜色显示出来。

该系统除了可以显示胆管内径和通畅性外,还可以显示胆管内大小不一的结石以及形态,特别是对铸型结石的显示非常直观。同时将胆管周围的门静脉、肝动脉、肝静脉,及其相互之间的毗邻关系显示出来,外观看起来非常形象,胆道梗阻的部位也十分明确(图 2-13)。甚至连胆管内结石的大小和范围都能够显示得十分清楚(图 2-14)。

对于肝脏内肿瘤大小及其与周围血管脏器的毗邻关系,三维成像都能够显示出其立体构造;这样的图像可以为术者设计手术路径,避免血管、邻近器官损伤,提供非常有价值的信息(图 2-15)。

不过,该影像软件发现和诊断细小结石的灵敏度不够高,容易出现漏诊,需要结合其他影像学设备进行鉴别和诊断。毕竟在肝内胆管结石治疗后期,残留在肝内的细小结石仍然较多,可能造成胆管局部,甚至全部梗阻,给临床医疗带来一定风险和麻烦,需要经治医师结合 B 超、CT、胆道造影提供的线索,最后使用胆道镜确认并加以清除。

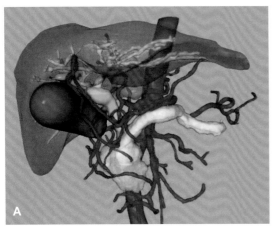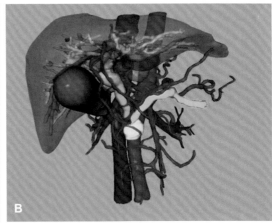

图 2-13　三维可视化成像显示胰头部肿瘤
A. 胰头肿瘤;B. 肿瘤界限

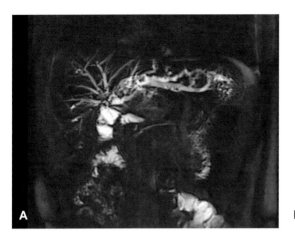
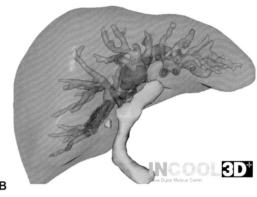

图 2-14　胆肠吻合口三维可视化成像与 MR 对比
A. 磁共振增强成像;B. 三维可视化成像

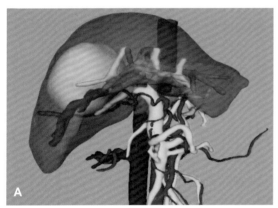
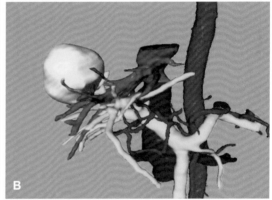

图 2-15　肝脏肿瘤的三维可视化成像
A. 肝脏肿瘤位置;B. 肝脏肿瘤与血管的毗邻关系

　　磁共振三维成像是一个虚拟成像,对直径比较粗的血管和铸型结石成像比较满意,对比较细小的血管和管道相对不够准确,仅供参考,需要结合高分辨率 CT、MR、B 超,甚至胆道造影才能加以区别和确认。

　　综合分析以上各种影像学技术和设备在诊断肝内外胆管结石和胆道梗阻性疾病方面的应用,需要注意这些设备和技术各有所长和所短,需要结合患者的实际情况甄别使用,不可偏废。

第三章

硬质胆道镜肝内胆管入路选择

建立肝内胆管与体外的瘘管通道，或利用已经存在的胆管瘘管，将纤维胆道镜和硬质胆道镜送入肝内胆管，是进行胆道镜诊疗操作的前提条件。既往，无论是纤维胆道镜还是硬质胆道镜，进入肝内胆管的路径都非常被动地跟随于、服务于各类型外科手术，随意性比较强，部位变化很大，没有统一的认识，这是造成胆道镜技术停滞不前的重要原因之一。

　　经过多年开腹手术、腹腔镜手术中使用硬质胆道镜，以及经胆管瘘管使用硬质胆道镜的临床实践，我们发现经各种胆管瘘管进行的硬质胆道镜诊疗更加安全和更加有效。由于硬质胆道镜和操作鞘管直径的限制，无论利用已有胆管瘘管通道，还是重新建立新的瘘管通道，都需要将通道扩大到16F以上直径，这样才能保证硬质胆道镜的各种诊断、治疗操作顺利进行。

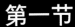
选择肝内胆管入路的原则和顺序

一、原则

选择路径最短、肝损伤最小、胸腹腔损伤最小、直径较大的肝内外胆管作为入路,并取得最大范围的肝内胆管视野,最大限度保留肝组织、保护肝功能,是选择硬质胆道镜肝内胆管入路的最重要原则。

(一)路径最短原则

胆总管出体外的路径比较短,途中也没有太多障碍物,在胆总管内放置 T 形管,就可以建立瘘管通道。肝左管距离体表也比较近,只是需要经皮经肝穿刺置管,或切除部分肝组织后才能显露建立胆管瘘管通道,但有一定手术风险。肝右管隐藏在肝右叶深部,距离体表最远,需要切除部分或者整个肝右叶,才能显露肝蒂及其胆管,或经皮经肝穿刺置管才能建立胆管瘘管通道。

(二)肝损伤最小原则

建立胆总管瘘管几乎不会有肝损伤。切除肝左叶或左外叶,都会明显损伤和减少肝组织;经皮经肝左管损伤较小,但如果有血管损伤,则会明显增加肝损伤范围。经皮经肝右叶内胆管穿刺置管,对肝脏的损伤也非常明显;即使切除部分肝右叶,都是对肝组织很大的损伤。如果经皮经肝胆管穿刺置管引流术术中、术后发生较大血管损伤或血栓形成,由此引起的肝损伤也是不容忽视的。

(三)不经胸腔原则

建立胆总管瘘管通道需要经过腹腔,可能造成腹腔污染和感染,但不经过胸腔;经皮经肝左管穿刺置管建立瘘管,仅仅需要经过腹腔和腹壁,也不经过胸腔。而经皮经肝右管穿刺置管建立瘘管,不仅需要经过右膈下腹腔,还要经过右侧膈肌、胸腔肋膈角、胸壁,可能引起右侧胸腔积液和胆漏。

（四）胆管直径较大原则

选择直径较大的胆管作为进入肝内胆管的入路,主要是为了安全建立胆管瘘管,同时方便进入其他胆管。胆管较小时,建立和使用瘘管通道都比较困难,可能是疾病呈现肝硬化的晚期表现,需要非常慎重对待,甚至下决心放弃。

（五）视野最大原则

恰当选择进入肝内胆管的部位,可以获得更大的硬质胆道镜视野和操作范围,有助于减少建立新的进入肝内胆管的通道,实现以最少的通道、最小的损伤取得最大的效果。经胆总管入路获得的视野最大,肝左管次之,肝右管再次之。

（六）进入胆总管原则

进入肝内胆管的通道,应尽可能具有进入肝门部和胆总管的条件,因为任何肝内胆管结石的治疗,以及胆肠吻合口狭窄的治疗,最后阶段一般都会集中到胆总管和肝门部。不能进入肝门部和胆总管,就很难最终完成治疗收尾工作。

二、入路选择的顺序

基于以上分析和临床实践,肝内胆管入路的选择顺序应该是首选胆总管,其次是肝左管,再次是肝右管。

（一）胆总管

经胆总管入路的路径较短、无肝损伤、不经胸腔、胆管直径较大、视野最大、操作最容易、最安全、可以经腹腔镜手术操作多次建立。因此,该入路也是进入肝内胆管的首选入路。经空肠和胆肠吻合口进入肝内胆管,类似于胆总管入路,是保护肝脏、保护肝功能的较好入路。

（二）肝左管

经肝左管入路比较接近腹壁,损伤肝组织较少、不经过胸腔;胆管直径较大、相对容易进入左外叶上下段、胆总管、肝右管;手术操作相对安全,是进入肝内胆管的次选入路。

（三）肝右管

经肝右管入路路径最长、损伤肝组织最多、还须经过胸腔,虽直径较大,但仅仅可以进入胆总管和肝左管,难以进入同侧肝右管分支,视野最小。该路径容易损伤肝内血管、膈肌,从而引起出血和胸腔积液,甚至脓胸,并发症最多且严重,是不得已才选择的入路。我们不能为了取石而无限制地多处、多次经肝右管取石,破坏承担主要肝功能的肝右叶肝组织;这样做,即使取净了结石,却严重损害了肝组织和肝功能,最终将得不偿失。

硬质胆道镜肝内胆管的入路选择,关系到能否顺利完成后续治疗,需要认真研究,区别对待。建议将经胆总管入路和经肝左管入路作为硬质胆道镜诊疗肝内胆管结石和胆肠吻合口狭窄的基本入路。

第二节

经胆管裂口及其瘘管进入肝内胆管

在无损伤情况下,内镜只有通过两个途径才能进入肝内胆管,一是通过十二指肠子母镜将胆道镜送入胆总管下端,但进入深度很有限;二是用小肠镜经胆肠吻合口进入肝内胆管,但胃肠道弯曲太多,送达的机会很少。

因此,我们现阶段只能采用有创的或者微创的手术方法,经胆总管、经肝断面胆管、经皮经肝、经空肠这四个途径建立胆管瘘管通道,进入肝内胆管,使用硬质胆道镜和纤维胆道镜对胆管疾病进行诊治。

一、开腹或腹腔镜下进入肝内胆管

(一) 进入肝内胆管路径

开腹或腹腔镜下进行胆道手术或肝脏手术时,主要有以下四种途径进入肝内胆管:①经胆总管裂口;②经肝断面胆管裂口;③经皮经肝胆管穿刺置管;④经空肠经胆肠吻合口。

(二) 引流管的处理

引流管及其瘘管是进行胆道镜检查和治疗的通道,建立以后应注意小心细致维护,特别是早期,应当注意以下几个方面的问题。

1. 除胆总管 T 形管缝合固定比较牢固外,腹腔镜下缝合固定肝脏断面的胆管引流管都比较困难,不容易固定妥当,可能因为患者术后早期下床活动而滑脱,造成术后胆漏。如果是 2~3 周滑脱,因胆管开口周围组织少,瘘管形成不牢固,引流管脱落后再插管时容易进入假道,还容易形成胆漏。

2. 在肝切除肝脏断面放置胆管引流管需要特别小心维护,不适合长期使用。确实需要在肝断面放置引流管时,最好同时放置胆总管 T 形管。放置的深度要深,还需要反复叮嘱患者加强保护,医护每日观察引流管缝线有无移位。

3. 我们发明了倒刺型引流管,将引流管壁边缘切有倒刺,将缝合线缝合到皮肤上,然后捆绑固定在引流管的倒刺处,这样就可以长期保管,一般固定 3~4 周没有问题。但仍然不能保证防止皮肤固定缝线脱落,需要叮嘱患者注意缝线,在皮肤缝线脱落前重新缝合固定好,或覆盖卷折好。

4. 待 2 周后,胆管瘘管基本形成,可以夹闭引流管,并用贴膜覆盖卷折的引流管,加以固定,以方便患者活动,可明显减少脱落机会。

5. 引流管引出体外的位置要非常讲究,需结合胆管走行方向和肝脏形态进行恰当合理的设计,以利于硬质胆道镜的操作。

二、经胆管瘘管进入肝内胆管

(一)胆管瘘管的概念

胆管瘘管(biliary fistula)是指胆管内胆汁经非正常通道流向体外、长期不愈合而形成的纤维组织瘢痕瘘管。其中包括手术并发症导致的胆漏,是被动形成的瘘管;还包括因医疗需要人为建立的胆管瘘管,是主动形成的。本节主要介绍因医疗需要而人为建立的治疗用胆管瘘管。

(二)常用的胆管瘘管

最常见的是胆总管瘘管、肝断面胆管瘘管、经皮经肝胆管瘘管。

然而,现在的很多实际情况是,在基层医院采用腹腔镜手术或者开腹手术为患者放置了T形管,但因技术和设备原因无法处理肝内胆管的结石或胆道狭窄,便将带有引流管的患者转诊到上级医院,要求用胆道镜处理。并且,有些医师所放置的 T 形管或肝断面胆道引流管的位置多种多样,会明显增加后续胆道镜诊疗的难度。

(三)胆管引流管的正确摆放位置

正常情况下,胆管引流管摆放的位置需要考虑硬质胆道镜能最终进入胆总管或肝门部。因此,胆管引流管的正确摆放位置主要有:肝左管的引流管从剑突下左侧或右侧引出体外;胆总管 T 形管应该经胆总管前方的肋缘下垂直引出体外(图 3-1);肝右管因为位置较深,一般很

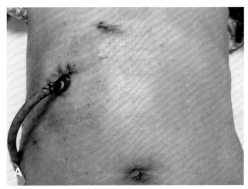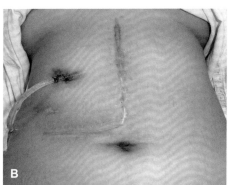

图 3-1　建立胆总管瘘管
A. 经腹腔镜建立;B. 开腹建立

少放置引流管,即使需要,也可以用胆总管 T 形管替代。胆管引流管摆放位置和出体表位置的要求比较严格,目的是尽可能缩短瘘管和路径,方便术后胆道镜的操作,特别是要适应硬质胆道镜的操作角度要求。

不正确的胆管引流管摆放将会给硬质胆道镜的操作带来很大的麻烦。

三、经肝下空肠进入肝内胆管

该方法是在近肝门的空肠实施经皮穿刺肠管,或在腹腔镜下,或者开腹进入空肠,寻找胆肠吻合口开口;然后用硬质胆道镜进行胆肠吻合口和肝内胆管的诊断和治疗。该方法最大的优点是避免了肝组织的损伤。

(一)经腹腔镜或开腹手术经空肠进入肝内胆管
通过腹腔镜或者开腹手术寻找胆肠吻合口空肠祥,在肠壁上截孔,进入空肠寻找胆肠吻合口,然后使用硬质胆道镜切开和扩大胆肠吻合口,进入肝内胆管。

(二)B 超引导下直接穿刺空肠
在 B 超引导下,紧贴肝脏下缘,或经皮经肝在胆肠吻合口之上的胆管进行穿刺扩张置管,或在胆肠吻合口之下的空肠进行穿刺扩张置管。

(三)十二指肠镜引导穿刺空肠
十二指肠镜经胃、小肠寻找到胆肠吻合口以后,再以十二指肠镜扩张小肠,进行小肠穿刺置管。或直接用十二指肠镜向胆肠吻合口肝内一侧放入导丝或鼻胆管,从肝内胆管一侧就能观察到导管,并最终找到胆肠吻合口狭窄开口。

(四)胆道镜间接引导
用胆道镜从肝内胆管向空肠注水和亚甲蓝染料染色,或用胆道镜镜头轻轻顶撞胆肠吻合口,空肠内的硬质胆道镜或者十二指肠镜就可以看到已经染色的胆肠吻合口,或者看见肝内硬质胆道镜的影子,就能向胆肠吻合口肝脏一侧插入导丝或导管,实现吻合口两侧的会师,或在最薄弱处缓慢切开闭合的胆肠吻合口。

四、胆道镜在胆管内转弯方式

（一）纤维胆道镜

纤维胆道镜主要是依靠镜头的人为操作在胆管内进行转弯，再加上镜身的推动，可将纤维胆道镜向前方转弯移动；但在推进过程中容易弯曲，进而影响镜头的方向，所以基本只能进行一次胆道转弯的操作，想进行第二次转弯就非常困难。

（二）硬质胆道镜

1. 挤压胆管壁夹角　硬质胆道镜通过镜头部分挤压成角的内外胆管连接部的胆管壁，使胆管的弯曲部分和角度变小，来实现第一次转弯。胆管是软的，受硬质胆道镜挤压后可相对变直。常可以通过多次挤压胆管拐角完成多次转弯的操作，但必须是同一个方向上的小转弯，大的转弯则是不可能完成的。

2. 取石网篮　硬质胆道镜可通过镜头稳定的强有力的支撑，将取石网篮送入纤维胆道镜或硬质胆道镜难以进入的末梢隐形胆管内或者角度较大的胆管，实现小角度的"转弯"，即第二次转弯，以进行掏取隐形胆管内结石的精巧操作（图 3-2A），以及掏取弯度较大胆管内的结石（图 3-2B）。然而，纤维胆道镜难以实现这一操作，可见硬质胆道镜在此方面优势明显。

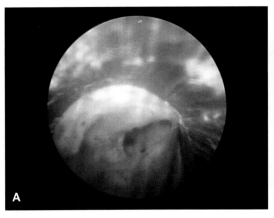 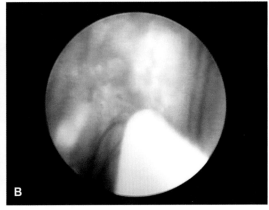

图 3-2　取石网篮实现二次转弯
A. 进入隐形胆管取石；B. 进入角度大的胆管取石

经扩大的胆管瘘管进入肝内胆管

在没有较好肝外胆管瘘管的情况下,通过实施扩大的经皮经肝胆管引流术(E-PTCD),就可以重新建立一个可以进行胆道镜诊疗的瘘管通道。关于 PTCD 和 E-PTCD 以及二者之间的联系和区别,将在后续相关章节里加以介绍和阐述。

经皮经肝胆管引流术因引导方法的不同有以下几个方案。

一、B 超引导下的经皮经肝胆管引流术

该法是各种肝胆管穿刺置管技术中最常用、成功率最高的。具体的穿刺胆管路径有:经肝左管穿刺置管(图 3-3A、B),经右后叶胆管穿刺置管(图 3-3C),经右前叶胆管穿刺置管(图 3-3D),经肝总管穿刺置管。

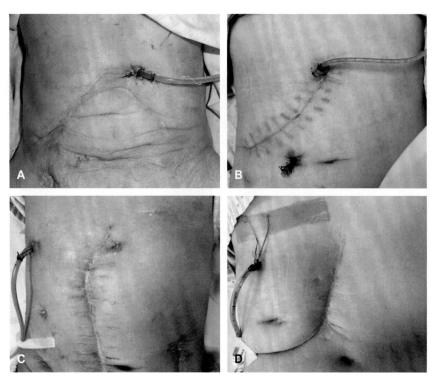

图 3-3　扩大的经皮经肝胆管引流术
A、B. 经肝左管;C、D. 经肝右管

特别需要注意的是：如果肝脏已经变形、已经明显硬化以后，胆管扩张不明显，胆管的走行会有明显的变化。例如左外叶切除或萎缩、右叶萎缩，都会影响胆管的穿刺的成功率。

对于多次手术后腹腔粘连严重和拒绝大手术的患者，经皮经肝路径确实是一个比较好的路径。但临床上采用经皮经肝路径的大部分患者都是经历过多次大手术、肝功能和形态已经遭到严重破坏的患者，实际上经皮经肝手术已经沦为该类患者晚期阶段的一种姑息治疗，术者必须高度警惕。

二、CT 或 DSA 引导下的经皮经肝胆管引流术

借用 CT 或数字减影血管造影（digital subtraction angiography，DSA），一边穿刺一边造影，证实穿刺针进入胆管后即可以置管。由于该操作是根据脊椎骨形标志和肝内扩张胆管位置设计，"盲目"向肝脏的内部进行穿刺，对肝脏形态正常、明显扩张的胆管穿刺的成功率较高，胆管不扩张者成功率较低。该法因不能够进行实时标记引导穿刺操作，故要求胆管直径较大。因此，除 CT 引导的胆管穿刺和置管仍在应用外，DSA 已较少单独使用，仅作为确定穿刺成功后胆道造影的工具。

三、鼻胆管和 B 超引导下的经皮经肝胆管引流术

主要是针对肝内胆管比较细（<5mm）、穿刺有困难的患者，借用鼻胆管的引导以及经鼻胆管注水，使比较细的胆管明显扩张，再在 B 超的引导下实施胆管穿刺，以达到在比较细小的胆管进行穿刺置管的目的。

具体的操作是：先通过十二指肠镜，将鼻胆管放入胆总管，最好能放进准备穿刺置管的肝左、右管，引流 1~2 天后，如果患者没有明显不适，再安排做经皮经肝胆管穿刺置管手术。因为一部分患者会发生胰腺炎，放置鼻胆管引流足够长的时间，对预防减轻胆道感染和胰腺炎都会有很多好处。

四、胆道镜和 B 超双重引导下的扩大的经皮经肝胆管引流术

2015 年 11 月，我科首次施行了该手术，是在病灶对侧胆管进行的，并且是在胆道镜监视下施行的扩大的经皮经肝胆管引流术。目的是建立新的瘘管通道，以便进入那些难以进入的肝内胆管。

例如，经胆总管肝左管监视，进行肝左管穿刺置管，建立瘘管，治疗右前叶胆管结石；经肝右管进入肝左管，进行肝左管监视下穿刺置管，治疗右侧肝胆管结石。

具体操作方法是：

1. 确认最佳胆管穿刺点后，经原肝胆管瘘管或胆总管 T 形管瘘管，使用硬质胆道镜或纤维胆道镜探查进入最佳穿刺点胆管，用取石网篮清除结石，扩张胆管，在胆道镜冲水和取石网篮扩张的情况下，大部分胆管可以扩张到 1cm 以上，然后在胆道镜和 B 超双重引导下进行胆管穿刺置管。

2. 在 B 超监视下看清血管走行，避免损伤，确定穿刺点。术中均可见穿刺针、导丝、扩张器、鞘管分别平稳安全进入胆管（图 3-4），出血量非常少，仅穿刺 1 次就可成功置管。

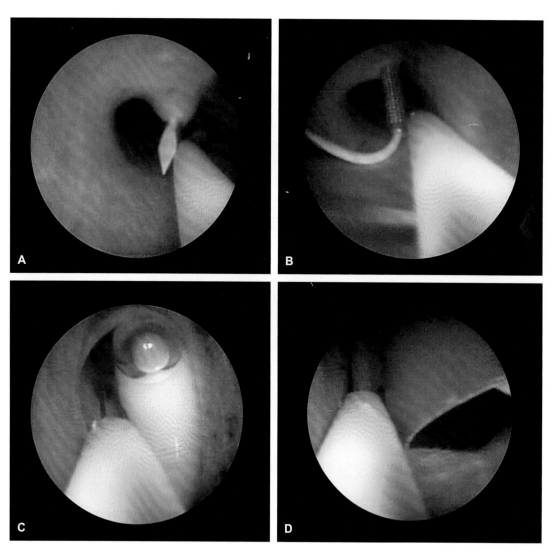

图 3-4　硬质胆道镜和 B 超双重引导下的扩大的经皮经肝胆管引流术
A. 穿刺针进入胆管；B. 导丝导入胆管；C. 扩张器进入胆管；D. 鞘管进入胆管

3. 当时或经数日后,均可进行诊疗操作,但最好还是等待瘘管完全形成后再使用硬质胆道镜。

经皮经肝或经皮经肠的胆道瘘管通道,都可以依据不同的情况通过开腹、腹腔镜或经皮经肝穿刺等不同方式建立起来。并且都可以在通道建立初期对肝内胆管进行探查和取石、切开胆道狭窄等治疗。但从医疗安全角度出发,通道建立初期治疗宜简单,以通畅引流为主,主要的治疗最好在瘘管形成比较牢靠,以及瘘管与腹腔胸腔相对隔离以后再进行。

第四节

联合两种胆管瘘管入路

一、重视已有胆管瘘管的价值

只要存在主动的或者被动的胆管瘘管引流通道,就可以经该瘘管造影,了解肝内胆管的形态和分布情况,分析判断该瘘管可能达到的部位,依据瘘管的行径和弯曲度决定是否经原瘘管扩大瘘管或重新建立通道? 是使用纤维胆道镜还是硬质胆道镜? 是否需要再进行经皮经肝胆管穿刺置管引流? 总而言之,对已有的胆管瘘管要充分利用,千万不能轻言废弃。

二、胆管瘘管的形成时间

无论是经皮经肝胆管引流术后形成的胆管瘘管,还是腹腔镜或开腹手术后形成的胆管瘘管,都要充分利用。因为肝内胆道镜技术已经成熟,特别是硬质胆道镜的价值被充分发挥和实际有效使用以后,理论上完全可以在肝脏的绝大部分胆管中开展胆道镜下的胆管取石、胆道狭窄切开成形、活检诊断等大部分治疗性的手术。因此,胆管瘘管一旦形成就需要好好保留,不可以轻易拔除。

一般瘘管形成的时间约 2 周,但这主要指的是乳胶管,因为其刺激组织瘢痕生长比较明显。而硅胶材料做成的引流管对组织的刺激性要弱一些,同时大多数术者为了减少手术粘连,会使用防止粘连的物质,甚至大多忘记了在引流管附近添加促进瘘管形成的网膜组织等,这必然延长瘘管形成的时间。

所以,现在常用的软质硅胶引流管瘘管需要延长时间 1 周左右,到 4~5 周时才可以生长牢固(图 3-5)。同时还要视患者的营养情况和局部情况才能判断瘘管形成的时间。时间越长,瘘管形成越可靠,操作越安全。

三、胆管瘘管早期的风险

为建立纤维胆道镜或者硬质胆道镜进出肝内胆管的通道,无论是一期还是二期扩张经皮经肝胆管瘘管,其手术难度和风险均明显增大,已经完全不同于简单的经皮经肝胆管引流术,

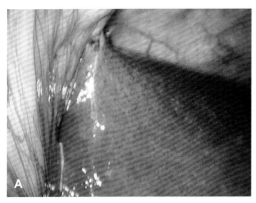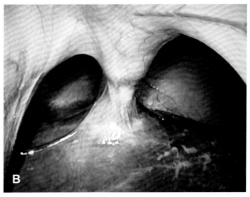

图 3-5　经肝左管穿刺置管形成的瘘管

A. 经镰状韧带附近的瘘管；B. 经肝左叶表面的瘘管

而是一种全新的、扩大的、复杂的经皮经肝胆管引流术。扩大瘘管通路是进行经皮经肝胆道

镜检查、取石、扩张、切开胆管狭窄、活检等手术操作的前提条件；腹壁与脏器之间的瘘管一般需要 4 周以上的时间才能形成。短时间大量取石碎石，会产生大量的碎石泥沙（图 3-6），可堵塞引流管，还可随冲洗液和胆管渗漏出来的胆汁进入腹腔胸腔，造成腹腔、胸腔严重感染，是很大的安全隐患。因此，为了患者的安全，大部分一期手术只能以建立足够大的胆管外引流通道和通畅引流为主要目的，不允许做过多的操作，只有等待比较结实牢固的瘘管形成以后再行二期手术，这样才比较安全。

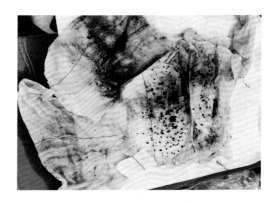

图 3-6　取石碎石术产生的大量碎石泥沙

四、引流管瘘管的调整

任何一个胆管引流管都不要轻易拔出，以备造影和为重新建立入路做准备。可以经胆总管瘘管，为左、右肝管重新穿刺置管，提供胆道镜监视；可以经左肝管瘘管，为右肝管穿刺置管，提供胆道镜监视。错误低位放置的胆总管 T 形管瘘管，经胆道镜、B 超双引导，重新置管，可以变成正常的肋缘下引流管（图 3-7），为

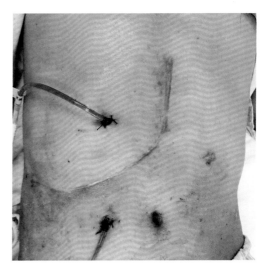

图 3-7　低位引流管改为肋缘下

更好执行硬质胆道镜取胆总管结石,甚至肝内结石提供路径上的方便。

五、建立胆管瘘管的目的

建立胆管瘘管主要有以下目的:①为经瘘管操作提供安全通道;②经瘘管充分引流肝内胆管,减少出血和感染;③经瘘管造影;④经瘘管放置胆道支架;⑤经瘘管应用纤维胆道镜和硬质胆道镜;⑥经瘘管活检;⑦经瘘管取石排石;⑧经瘘管行胆管狭窄切开和扩张成形术;⑨预防、减少腹腔和胸腔感染。

六、胆管瘘管引流管拔除的条件

瘘管形成时间足够长,大于3周;B超(对阴性结石敏感度最高)、胆道造影、CT、MR、胆道镜确认主要胆管无结石、无病灶、胆道通畅、没有明显胆道梗阻,常被作为引流管拔除的条件。但根据我们的经验,耐心使用硬质胆道镜检查所有胆管,确认无异常发现,才是拔除胆道造瘘管的最佳标准,应当推广。

两个以上的胆管瘘管引流管的拔除,需要根据治疗的先后和方便,以能够最后处理肝门部胆管病灶和结石为条件。

可见此标准非常严格,如果技术上达不到,起码主要的胆管中不能存在明显结石和狭窄,以保证拔管后患者的安全。

七、联合经胆总管瘘管和经皮经肝胆管瘘管入路

经胆总管瘘管入路是最基本的肝内胆管入路,70%以上的肝内胆管结石和胆管狭窄都可以采用硬质胆道镜经胆总管瘘管入路进行有效治疗。但仍然会有一部分胆管结石不能够经胆总管入路取出,需要另外寻找入路,或直接对胆管结石进行穿刺取石。比如,左内叶胆管的结石和右前叶胆管的结石就很难通过胆总管路径取石,需要经肝左管重新穿刺置管,建立新的入路,才能够将左内叶和右前叶胆管的结石取净。一些孤立的胆管结石与主要的胆管没有明显的通路,难以从胆管内发现,只能对结石直接穿刺取石,再与主要胆管连通。

因此,联合两种甚至两种以上的胆管瘘管进入肝内胆管,能够覆盖全部肝内胆管,才能最终解决全肝的胆管结石和胆管狭窄问题。

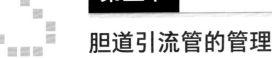

第五节

胆道引流管的管理

胆道引流管是胆管与体外之间的通道支撑管,除了起引流胆管的作用外,也是应用胆道镜的通道;如果没有引流管的支撑,瘘管将很快闭塞。由于采用胆道镜技术治疗胆道疾病需要一段时间,少则几周,多则几个月,保护好、维护好引流管,防止引流管脱落就显得非常重要。一旦引流管脱落,又没有及时将引流管插入瘘管,就会导致瘘管闭塞,将可能使前期的胆管造瘘工作完全作废,又不得不重新建立胆管瘘管通道,造成不必要的操作和浪费。

一、胆管造瘘引流管的种类

使用较多的是硅胶材质的 14~18F 的软质引流管,其中 16F 最常用。临时采用其他类型的引流管也是可以的,但材质一定是软的。由于乳胶引流管对组织的刺激大于硅胶引流管,在选择引流管时应尽量选择硅胶引流管,以减轻引流管对组织的刺激,特别是对皮肤和狭窄胆管的刺激,进而减少局部瘢痕的发展。

第一次放置引流管完全不同于瘘管形成以后更换引流管的操作。因为刚形成的瘘管非常不光滑,界限不清晰,不可以轻易将鞘管退出;即使退出,也需要将导丝放进新鲜瘘管和胆管内,以免迷失进入胆管瘘管的方向。一旦引流管放好以后,就不要轻易拔出或更换;否则,再次放置的导丝可能进入假道,迷失瘘管方向,导致穿刺置管失败。

二、引流管放置的位置

任何引流管都必须放置到比较深的胆管内,以肝门部胆管会合的中央区域为好。一是为了引流通畅、引流尽量多的区域;二是为了固定好,防止脱落;三是当周围胆管的结石脱落进入胆管中央区域时,便于今后取石。

用硬质胆道镜切开成形术治疗胆管狭窄和胆肠吻合口狭窄后,应在主要的狭窄部位放置球囊扩张引流管,或者较粗大有侧孔的引流管,以保持对狭窄部位的支撑和扩张。经胆总管瘘管放置引流管的时候,多数应该顺着鞘管将引流管放在胆总管下端,便于今后低位引流和冲洗结石残渣。

由于一般的操作鞘管是塑料的,便于在引流管放置妥当以后撕开取出鞘管,不影响引流管的位置。但有些时候胆管弯度大,需要硬质胆道镜的挤压才能够通过角度很大的胆管转弯处以进入下一级胆管;待硬质胆道镜退出后,塑料鞘管则容易受压弯曲,影响引流管放置到位。此时,应该转为使用直形的金属鞘管,才能够将引流管送至指定位置。

三、引流管放置的时间

引流管放置的时间没有限定,在没有达到治疗目的之前是不能拔管的。

1. 确定已经完成胆道镜诊疗后2~3天即可拔管　经影像学检查证实,胆道镜手术已经完成取净结石、解除胆道狭窄梗阻等主要任务后,经胆道镜检查确认胆道内无结石残渣,安全引流2~3天,胆汁颜色正常,即可拔管。

2. 胆管狭窄切开成形术后引流管放置时间的限制　如果是因肝左、右管狭窄、胆肠吻合口狭窄而放置的胆道狭窄扩张球囊引流管,则应该继续放置3~6个月,以保证胆道狭窄处瘢痕组织的软化。

3. 长时间放置引流管有利于长期受压迫的肝细胞恢复性生长　由于胆管结石清除以后,胆管周围受挤压萎缩的肝细胞需要一定时间缓慢恢复性生长,保持胆管的低压状态,有利于肝细胞的恢复性生长。从理论上讲和实际上看,也有利于扩张胆管的缩小,最终有利于减少胆管结石的复发。

4. 引流管的其他作用　肝内胆管结石常见有隐蔽结石,需要较长时间引流才能显露出来,或因为"垮塌效应"进入主要胆管;同时较长时间的术后引流也有利于泥沙结石从远处胆管进入胆总管和十二指肠。

以上这些都是鼓励治疗结束后放置引流管和夹管时间相对延长的原因。

四、引流管固定方法

1. 固定于皮肤　为保证引流管不脱落,并能长期使用,引流管应固定在身体的皮肤上。当皮肤被缝线割裂后,引流管就容易脱落,应再行皮肤缝合再次固定。我们发明了引流管上切割出倒刺的方法,用缝线固定于引流管和皮肤之间。

2. 覆盖固定法　需要长期带管休养的患者,除采用皮肤固定引流管外,还应当将引流管卷曲成团,头部折叠关闭,再采用透明膜将其覆盖。半个月冲洗一次引流管,同时更换伤口敷料,或更换透明膜。固定引流管的缝线还可以用胶布覆盖固定于皮肤上,可以减少皮肤缝线。

3. 左侧肝胆管引流管固定特点　因为左侧肝脏与腹壁的运动较少、膈肌运动的幅度较少,左侧肝胆管引流管瘘管相对稳定。随着患者康复后运动量的加大,瘘管的位置也不会发生太大的变化,即使引流管不慎脱落,瘘管也不会很快闭塞,尽快放置一根相同的引流管进入瘘管即可保证瘘管的支撑和引流;如果因为瘘管变小,难以插入相同规格的引流管,就换成小一个规格的引流管,同样可以保证瘘管的引流和支撑作用。

4. 右侧肝胆管引流管固定特点　右侧的肝胆管引流管的管理则困难一些,主要是随着患者康复运动量的增加,膈肌活动幅度明显增加,很可能造成肝脏瘘管开口与胸部开口的移位,导致瘘管形成变慢。引流管一旦脱落,则再经瘘管插入引流管的可能性很小,除非瘘管已经形成1个月以上,瘘管壁已经形成比较坚实的瘢痕。因此,保管维护好右侧肝胆管瘘管引流管是非常重要的,最好采用有固定装置的引流管,并用透明膜覆盖。

5. 更换引流管　引流管因泥沙结石堵塞无法引流时,需要考虑更换相同的引流管。无论经胆总管瘘管、肝左管瘘管、肝右管瘘管进行胆道镜诊疗,或更换引流管,一定要在引流管中放置导丝,才能将引流管拔出,以便导丝将胆道镜导入胆管内。并且引流管放置的时间越长,瘘管形成越好,胆道镜进出瘘管就会越顺利、越成功。但更换引流管时,需要扩张瘘管,需要局部浸润麻醉,甚至全身麻醉才能够放置妥当,最好与相关的治疗结合起来。

五、引流管的定期维护

1. 皮肤固定缝线　医护和患者需要每日观察缝线的位置有无移动,一般3~4周左右需要重新缝合固定引流管,或改为胶布固定引流管上的缝线。

2. 夹闭引流管　一般2周以后,瘘管形成可靠后就可以夹管,避免胆汁过多丢失。但需要告知患者,不舒服或有发热、腹痛等胆道症状时要打开。

3. 定期冲管　一般2周一次,主要是为了预防引流管被泥沙堵塞,或者对已经堵塞的引流管冲洗,使之再通。一般堵塞的引流管冲洗后都能够再通。

4. 引流管移位脱落的处理　一定告知患者,引流管脱落时,应立即将引流管插入瘘管,并尽快到医院固定缝线。如果瘘管形成时间大于6周,即使引流管脱落2~3日,甚至更长时间,多数仍然可以经瘘管缓慢插入略细的引流管。

六、引流管的拔除

胆道引流管是支撑胆道瘘管和引流胆管最直接、最重要的器械,其重要性不言而喻。对于肝内胆管结石的患者而言,在没有完成胆道镜诊疗以前是绝对不可以拔出引流管的。

只有经过胆道镜确认胆管内无结石,CT、B超、MR等影像学检查证明胆管内无结石,胆道狭窄已经解除,夹管后患者无不适、胆道造影显示胆道出口通畅,满足这一系列条件后才能拔管。

只有通过反复多次取石,才能够确定肝内胆管结石已经取净,否则,可能导致结石没有取净、提早复发的难堪处境。相对来说,对肝内胆管结石胆管瘘管的管理,要比单纯胆总管结石瘘管复杂很多,时间也更长,必须仔细斟酌。

第四章

经皮经肝胆管引流术

据文献记载，自 20 世纪 50 年代以后，世界各地逐步开展在 X 线下行 PTC[15-18]，该技术在较长时间内一直停留在术前诊断上，目的是提高手术的准确性和安全性。由于该胆管穿刺造影技术存在很大的盲目性，实际应用不多。

较多开展 PTCD 出现于 20 世纪 60 年代[19-21]，主要是为了缓解恶性梗阻性黄疸、提高手术安全性，并一直沿用至今。Percutaneous transhepatic biliary drainage（PTBD）一词，出现在 20 世纪 70 年代[22]，使用频率略大于 PTCD。二者是同一个技术，不同的叫法。

经过近 40 年的发展，PTCD 在临床上逐渐得到广泛应用，同时 PTCD 结合胆管内支架植入术、球囊扩张术等技术，已成为缓解恶性胆道梗阻的重要手段。即使出现了经皮经肝胆管瘘管，以及经此瘘管使用纤维胆道镜、硬质胆道镜取石等技术后，这一局面并没有实质性改变。为引流胆管而进行的胆管穿刺，基本上都是选择在明显增粗的肝内胆管进行，同时放置一根比较细的 8F 引流管。但该管直径比较细，引流缓慢，如果被泥沙结石堵塞，胆汁容易沿管外侧进入腹腔甚至胸腔，造成严重感染。

而 E-PTCD 则已经将瘘管直径扩大到了 14~20F，比经皮经肝胆管引流管的直径大很多。很明显，二者已经完全不是一个数量级了，在有助于胆管引流通畅的情况下，其危险性和操作难度也明显增加。

此前，大部分经皮经肝穿刺胆管引流术都是在局部麻醉下进行的，所使用的穿刺针和引流管都比较细，患者疼痛不适的感觉一般不明显。但 E-PTCD 所使用的扩张管比较粗大，疼痛反应比较大，并发症多，该手术的麻醉方式主要是以气管插管下静脉全身麻醉为主，对麻醉和肌松的要求都很高，这样才能保证手术期间患者的安静和生命体征的稳定。术前或麻醉开始后应静脉注射类固醇皮质激素、抗胆碱药和抗生素，以预防过敏反应、术中术后胆道感染、顽固性低血压，以及胆心综合征、胆心反射等严重并发症的发生。

第一节

胆管穿刺点的选择

既往胆管穿刺的目的大部分是为了引流,对于 PTCD 而言,只要寻找一支比较粗的胆管穿刺置管引流,就可以实现引流胆管和减轻黄疸的目的。而如今,随着胆道镜技术,特别是硬质胆道镜技术的进步,胆管穿刺置管主要是为胆道疾病的诊疗建立一个瘘管通道。特别是硬质胆道镜,具有明显的方向性,必须为其选择一个合适的胆管穿刺点。

一、胆管穿刺部位选择

选择路径最短、肝损伤最小、胸腹腔损伤最小、直径较大的肝内外胆管作为入路,并取得最大范围的肝内胆管视野,最大限度保留肝组织、保护肝功能,是选择硬质胆道镜肝内胆管入路的最重要原则。

由于硬质胆道镜是硬质的直镜,不能弯曲,必须结合胆管病变部位、扩张程度、肝脏有无硬化、肝内结石的分布、有无做肝叶切除,以及皮肤和肝脏间的腹腔有无肠管、肝脏内血管走向等情况综合考虑。特别是有肝切除手术史、肝硬化、胆管无明显扩张的患者,更加需要充分研究决定其手术方式,甚至放弃手术。

一部分肝左叶胆管位于剑突下,穿刺肝左管就不需要经过胸腔,仅仅需要穿越腹腔,是比较理想的穿刺部位。而穿刺肝右管则需要经过右胸腔肋膈角,还要穿过腹腔才能进入肝脏和胆管,是次要的或者候选的穿刺部位。经肝方叶穿刺肝左、右管和肝总管汇合处,也是可以考虑的穿刺部位。

二、胆管穿刺点的选择方法

确定穿刺部位和胆管后,就需要依据穿刺部位胆管的形态、长度、胆管病灶的位置以及血管的走行选择胆管穿刺点。

肝脏左侧膈面距离体表最近,且该表面一般没有胃肠等脏器附着;有一部分肝脏膈面位于肋弓下缘,直接与腹壁肌肉贴附,易于 B 超显示肝左叶胆管、血管结构和毗邻关系,这些都有利于胆管穿刺点的选择。

穿刺置管的途径上不允许有明显的血管,以免造成血管损伤。穿刺置管过程中,由于扩张管的不断增大,从10~16F,甚至18F,瘘管管径不断增大,可能使肝组织内的血管撕裂损伤、出血,因而不可使用暴力。而需要逐渐缓慢扩张肝脏新瘘管,目的是增加穿刺瘘管内的压力,促进管壁内血凝块的形成,以减少大血管的损伤、减少出血。

三、最佳穿刺点的确定

肝左管及其附近胆管被我们认为是最佳胆管穿刺点。

为保证胆管穿刺置管的安全性,穿刺胆管需要达到足够宽(>7mm),穿刺途径中绝不允许存在大血管,这是胆管穿刺置管必须坚持的最重要原则。根据这一原则产生的胆管穿刺置管部位主要局限于:①肝左管及其附近的胆管;②右前叶胆管;③右后叶胆管;④肝右管以及肝门部胆管。

这些部位的胆管直径比较粗,位于该部位格利森鞘一侧,容易避开相应的血管。同时,以一个穿刺点所能达到尽可能广泛的肝内胆管这一重要指标来看,硬质胆道镜经肝左管比较容易进入右后叶胆管、胆总管、肝左管及其所属胆管,只是进入右前叶胆管相对困难。可见,肝左管及其附近胆管视野最大,又能够进入肝右叶胆管,因此,被我们认为是最佳穿刺点(图4-1A)。但大多数肝胆管结石患者应首选胆总管入路,必要时再穿刺置管建立肝左管入路(图4-1B)。

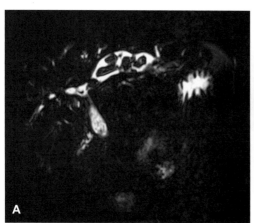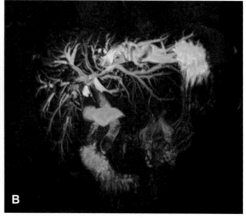

图 4-1　经皮经肝胆管穿刺点
A.肝左管结石;B.胆总管和肝左管结石

四、穿刺角度

皮肤穿刺点的选择:确定胆管穿刺点后,还需要依据胆管内病灶的部位和性质,以及穿刺途径上血管的分布等情况综合分析,才能决定皮肤的穿刺点。

穿刺针与胆管垂直:适合于穿刺肝左管和肝总管,有助于在胆管穿刺置管后,硬质胆道镜可以进入肝左管、胆总管,还可以进入左外叶胆管的上下段。

穿刺针与胆管呈45°斜角:适合于大部分胆管穿刺置管术。穿刺所形成的瘘管与胆管保持45°斜角,既可以保证穿刺过程中不损伤大血管,又能保证硬质胆道镜向肝门部的方向。

五、腹壁瘢痕对穿刺点的影响

手术切口皮肤瘢痕一般很硬,包括切口下方的手术瘢痕也常常很硬,会给胆管穿刺和瘘管扩张带来明显困难,甚至严重影响进针的方向。穿刺的时候,应有意避开腹壁瘢痕,以免在使用扩张器扩张时偏离原设计路线。因为胆管穿刺置管大多数只能一次性完成,一旦胆管内的液体减少,或者胆管附近出血,B超显示胆管将十分困难。

六、胆管穿刺部位与并发症的关系

胆管穿刺部位不同,其瘘管窦道经过的组织和器官必然不同,可能造成的负面影响或并发症也就不同。比如左外叶已经切除的肝脏,穿刺肝左管时就可能损伤附着在肝脏表面的胃肠,需要结合CT、B超排除穿刺途径中可能存在的胃肠。又如经肝右叶穿刺肝右管,路径最长,挤压损伤肝组织多,出血多,且必须经过胸腔肋膈角(也就是穿刺途径经过了胸腔),因此,必须保持引流管的通畅,以免胆汁进入胸腔造成感染。再者,从肝组织损伤和萎缩的情况看,经肝右叶穿刺置管对肝组织造成的损伤要比经肝左叶大得多。

可见,经肝右叶进行胆管穿刺置管比经肝左叶进行胆管穿刺置管的过程明显复杂,并发症明显增多而且严重,术者在进行胆管穿刺置管术前必须清楚明白这些危险因素。

经皮经肝胆管引流术

经皮经肝胆管造影(PTC)最早出现于20世纪50年代,最初主要用于胆道梗阻部位的诊断,而有胆管引流的经皮经肝胆管引流术(PTCD)则主要出现在20世纪60年代。较多开展PTC和PTCD(或PTBD)则出现在20世纪60年代以后。

无论PTC还是PTCD都需要行细针穿刺胆管和置管引流才能完成。

一、普通X线下经皮经肝胆管引流术

最早期的PTCD就是在普通X线机透视下进行的。和现在的习惯一样,绝大部分是从肝右叶进行穿刺置管的,具体的位置大约在腋中线第七或第八肋间。将穿刺针依据椎骨和肋骨作为基准线进行盲目穿刺胆道,一边穿刺推进,一边抽吸可能存在的胆管内胆汁或液体。一旦抽出胆汁样液体,即停止推进,并向胆管里注入对比剂,显示胆管系统,然后将穿刺针芯拔出来,将导丝放进穿刺针管里向胆管内推进,深度超过针管10cm左右为宜。然后抓住导丝不动,轻轻退出鞘管,再将准备好的引流导管顺导丝向肝内逐步推进。但需要注意的是穿刺针进入体内的长度,即为进入胆管的深度,也是引流导管置入体内的最小长度。在穿刺推进的时候,很可能穿刺到血管,多为门静脉,此时应调整穿刺方向,偏离门静脉支,再进行试验性穿刺。

可见,该穿刺操作带有很大的盲目性,即使是在DSA的X线机上显示胆管造影,也存在明显的困难和风险,现在已经较少使用,仅适合明显扩张的胆管。

二、CT引导下经皮经肝胆管引流术

经皮经肝胆管引流术能够在术前、术中获得CT的引导,校正穿刺的方向。具体的方法是在术前根据CT影像中扩张胆管的位置和肋骨脊椎的位置设计出穿刺进针点和穿刺的方向,以及进针的长度。在胆管穿刺置管术中,还可以临时拍片,观察进针的位置是否偏离原设计的进针方向,如发现明显偏离,可将穿刺针退出一定距离,再瞄准设计的线路重新穿刺推进。穿刺点多位于肝右叶,腋中线第七或第八肋间,向肝右管方向穿刺。而肝左叶位于脊柱前方,对比剂和骨骼的影像会重叠,影响造影图像和操作,因此现在较少穿刺肝左管。

这种穿刺方法耗时相对较长,费用高,但比较准确,且直观、全面。缺点是需要穿过胸腔肋膈角、腹腔和肝右叶,且需要防护。如引流管细小,则容易被胆管内的絮状物和结石残渣堵塞,可能引起胆管胸膜漏,甚至引起可能致命的胸膜炎、腹膜炎。因而该法以往主要用于恶性肿瘤引起的胆道梗阻部位诊断和引流。

三、B 超引导下经皮经肝胆管引流术

由于 B 超技术的进步和完善,在 DSA、CT 等条件下进行的经皮经肝胆管穿刺置管引流术已经显得效率低下,而灵活机动且成本低廉的 B 超(彩超)的优势就显得越发明显。

B 超引导下经皮经肝胆管(穿刺置管)引流术主要步骤和注意事项有:

1. 选择好穿刺点和进针方向。患者取平卧位,在 B 超(彩超)实时监控下确定穿刺的路径,特别是针道与血管、胆管的关系和距离;尽量将穿刺部位选择在肝左叶,因为不需要经过肋膈角和胸腔,路径短,比肝右叶胆管穿刺要安全得多,B 超引导下经皮经肝胆管引流术是目前最常用的胆管穿刺置管引流方法。现在还有装在探头上的穿刺针固定装置,可显示穿刺线路前方,更加方便。

肝左叶是肝内胆管结石最好发的部位,也是最常见的手术切除部位,一旦切除,经肝左叶施行胆管穿刺置管引流将变得比较困难,将不得不改在肝右叶进行胆管穿刺置管。如果残留的肝左叶足够大,仍然可以尝试做二次胆管穿刺置管术。即第一步,先将穿刺针、鞘管、引流管放置到准备穿刺的胆管外,等待引流管周围形成完整的瘘管。第二步,2 周以后,再进行胆管穿刺扩张置管,目的是等待肝表面瘘管组织形成,预防胆漏。

2. 准备好 B 超探头和穿刺架。使用 B 超穿刺架将会使胆管穿刺更精准和安全。穿刺架有金属类和塑料类之分。金属类结实不变形,可重复使用(图 4-2)。塑料类为一次性用品,受挤压后可能变形,影响穿刺的准确性。

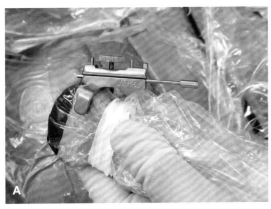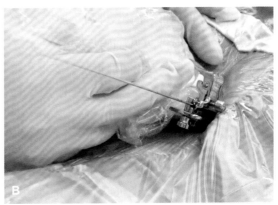

图 4-2 穿刺架固定装置
A. 将穿刺架固定到超声探头上;B. 穿刺进行中

3. B超引导下穿刺胆管。穿刺针连同鞘管一起穿刺胆管,将穿刺侧的胆管壁挤压至胆管对侧壁后,应维持几秒钟,以保证鞘管已经完全进入胆管壁破口内,以保证后续扩张的顺利完成。穿刺成功时大部分都有"突破感",但一些胆管壁薄弱,不一定有突破感(图4-3)。

4. 用注射器缓慢抽取胆汁,确认穿刺针进入胆管。如穿刺针被细小结石堵塞,可以轻微来回抽推,以排除结石。

5. 严格按照B超标记的方向进针,以胆管最宽处进针为好,并随时可以重新修订前进方向,甚至停止呼吸,尽快完成穿刺胆管动作(图4-3)。

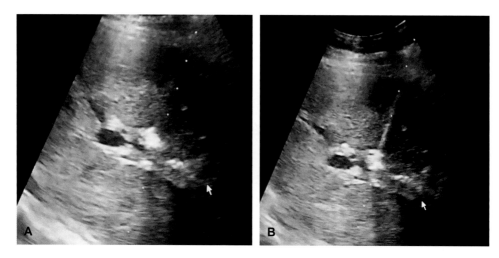

图4-3　B超引导下胆管穿刺
A. 寻找确定穿刺点;B. 穿刺胆管

6. 维持进针到胆管对侧壁附近,保持胆管壁呈压迫弯曲状态,再将穿刺针退出,以便穿刺针鞘管进入胆管内。然后用小注射器抽吸,见有胆汁即胆管穿刺成功,尽快向鞘管管内放置导丝。B超可见导丝在胆管内移动,尤其是金属导丝,显示更加清晰(图4-4)。有时胆管压力较大,胆汁可以自行溢出,即可迅速插入导丝(图4-5)。有时结石和残渣较多,可能堵塞针管,抽不出胆汁,此时可向胆管内注入超声对比剂,显示胆管后,即可插入导丝。

7. 穿刺的胆管直径和部位是有要求和限制的。胆管不能太细,直径一般不能小于7mm,如小于7mm,做胆管穿刺置管引流术还是可以的,但想继续进行E-PTCD就比较困难,甚至会损伤、横断胆管。根据我们的经验,要想完成好E-PTCD,肝内胆管的直径最好在1cm以上,一般不得小于7mm。

8. 穿刺针抽出胆汁,证明胆管穿刺成功后,除需要做细菌培养外,最好将针管内的胆汁和水重新注入胆管内,还可以继续向胆管里注入少量水或微气泡对比剂,以确认导丝在胆管内,同时避免抽出胆汁过多导致胆管塌陷,影响B超显像,以及后续进行的扩大瘘管操作和实时监控。在换注射器接口时,注意不要将气体混入注入胆管里,以免影响B超的胆道显像。

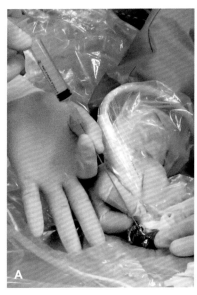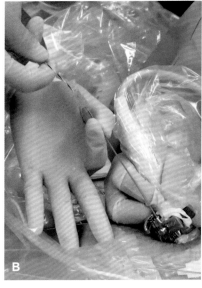

图 4-4　B 超引导下的胆管穿刺

A. 抽取胆汁;B. 放置斑马导丝

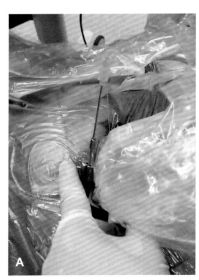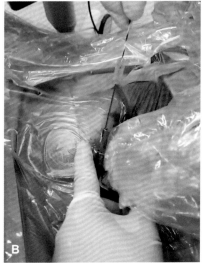

图 4-5　B 超引导下的胆管穿刺

A. 穿刺针套管溢出白色胆汁;B. 导丝放入穿刺针鞘管内

9. 有时区域胆管扩张不明显,胆管结石局部胆管扩张却很明显,此时需要对准结石进行穿刺。但直接穿刺胆管结石时,结石和胆管间的间隙不一定够用,甚至很小,导丝不一定能够进入胆管内,易造成穿刺失败。因此穿刺点应偏离结石上下,将穿刺针穿入结石上下的胆管为宜,以便导丝可以顺利进入胆管,方便后续的扩张,以免扩张器滑落在胆管壁外面,导致穿刺失败。

10. 如果扩张过程中遇到出血,无法认清胆管和血管,此时应使用鞘管压迫穿刺道,或者使用去甲肾上腺素注入瘘管创面,等待创面出血停止。但不要放弃该通道,因为该通道已经非常接近胆管,只是因为上述原因,不能继续操作下去。如果将一根较大的引流管放置在瘘管内,等待2周瘘管瘢痕形成后,再进行二次穿刺,就可以减少肝组织损伤,这也就是二次穿刺法。主要针对左外叶已经切除,以及第一次穿刺失败又无其他合适胆管的患者。

11. 经皮经肝胆管引流术一般通过导丝导入8~10F的引流管,即可完成该引流手术。为充分引流胆管,或者继续用胆道镜确认或扩大瘘管导入更大的引流管时,则需要进一步扩张新瘘管。具体操作详见后续章节。

12. 经皮经肝胆管引流术常作为不能一次完成扩大的经皮经肝胆管引流术的情况下进行的临时性、过渡性、抢救性措施(图4-6),目的是给胆管减压,治疗急性梗阻性化脓性胆管炎,待病情缓解后仍然可以利用该引流管进行扩大的经皮经肝胆管引流术,或另做更合理的胆管瘘管进行取石和解除胆道狭窄梗阻的硬质胆道镜手术(图4-7)。

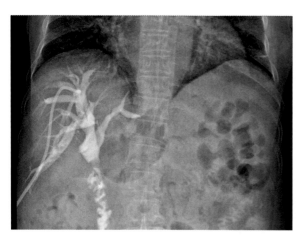

图 4-6　经 PTCD 引流管胆道造影

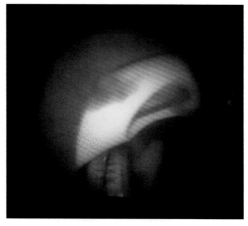

图 4-7　镜下所见猪尾巴管

四、B 超和胆道镜双重引导下的经皮经肝胆管引流术

术前用 CT 和胆道造影分析引流管瘘管和穿刺胆管之间的立体关系,准确判断穿刺的路径和角度,经瘘管将硬质胆道镜导入拟穿刺的胆管内,并注入水,同时用取石网篮扩张胆管并移动,就可以在 B 超引导下实施新的胆管穿刺并放置引流管,不仅可以大大提高成功率,还可以减少出血和减少胆汁渗漏进入腹腔。具体操作步骤详见前面有关章节。

当然,穿刺失败主要发生在胆管比较细的患者,需要逐步提高穿刺技术水平。从疾病发生的过程看,越是早期的患者,胆管扩张越不明显,但及时处理早期患者和病灶,可以尽早减少胆道感染、胆管结石对胆管和肝组织的长期损害,临床意义更大,长期效果更好,是我们努力的方向。

扩大的经皮经肝胆管引流术

一、历史沿革

扩大的经皮经肝胆管引流术(E-PTCD)不是现在才有的,而是自从 20 世纪 70—80 年代,日本的高田忠敬等人开展了经皮经肝胆道镜取石术(PTCL)以后,就已经在日本广泛存在了[23],采用的是二期多次扩张,一般在 2 周左右,随着瘘管的形成结束扩张,目的是减少胆漏。只是很长一段时间以来,没有学者将这一术式单独命名和列出,而仅仅作为经皮经肝胆道镜取石术的一部分。

在传统开腹手术中取不出来的结石,都被寄希望于术后用纤维镜或者硬质胆道镜取出。有些肝内胆管结石仍然不能通过普通的路径取出,只有重新建立经皮经肝通道取石。如果不进行扩大瘘管,胆道镜就不可能进入肝内胆管,就不可能完成取石手术,因此,必须建立扩大的经皮经肝胆管瘘管通路,也就是 E-PTCD。

E-PTCD 从一开始就是一个危险性明显增大的手术。如果不阐明该手术的危险性,就难以重视硬质胆道镜手术的操作,最终可能造成不可挽回的后果。经皮经肝胆管引流术(PTCD)和 E-PTCD 既可以一次连续完成,又可以分阶段分别独立完成。

在 2017 年全国第四期硬质胆道镜临床应用高级培训班培训内容中,作者正式提出了 E-PTCD 这一理念,希望引起同行的重视。

从两者的关系和顺序上看,成功实施 PTCD,是实施 E-PTCD 的重要基础;只有成功实施了 PTCD,才能继续进行 E-PTCD。从执行任务的能力上看,E-PTCD 具有完成全部 PTCD 的功能和效果。反过来,PTCD 根本无法完成 E-PTCD 的多数功效和治疗任务。

二、E-PTCD 与 PTCD 的区别

(一)瘘管直径大小不同

PTCD 所使用的引流管基本上都是 8~10F 直径的细小引流管,而 E-PTCD 所使用的是 16~20F 的比较粗大的引流管,二者存在巨大差别。

（二）瘘管周围血管损伤程度不同

穿刺针和扩张器对肝组织的损伤取决于其管径对肝组织和肝组织内血管及胆管的挤压、撕裂损伤程度。直径越大，对肝组织和血管挤压撕裂的程度就越大，出血量就越多，甚至是无法控制的出血。穿刺针可损伤血管，但损伤静脉时，只要将穿刺针退出，一般都不会产生大的严重后果。因为细小的血管破口很快就会被形成的血栓堵住，不再会发生出血，也很少会发生胆道出血。穿刺过程中穿破动脉机会较少，发生动脉性的胆道出血也少。而在对穿刺针道进行扩张时，特别是穿刺针已经穿透血管边缘时，扩张管很可能将已经撕裂的血管裂口进一步扩大，造成大出血，血液经瘘管流出或进入胆管。正确的处理方法是立即停止操作，将鞘管和扩张器停放在瘘管中，等待鞘管与肝脏血管之间形成血栓（只有形成血栓后，出血才能够停止）。然后在鞘管内放置相应直径的引流管，完成第一阶段的手术。该瘘管即使没有进入胆道，也是非常接近胆管了，只需要等待2周，瘘管形成，再经此瘘管行二次穿刺，这样就比较安全。

显而易见，扩大的经皮经肝胆管引流术比经皮经肝胆管引流术对肝脏和血管以及胆管的损伤要大得多。

（三）渗入腹腔的液体量不同

PTCD所放置的引流管很细小，进入胆管后，引流管与肝组织之间贴附相对紧密，缝隙小，并且可以在一两天生长出致密的肉芽组织，只要保持引流管通畅，胆汁从此间隙经肝脏表面进入腹腔的可能性比较低。然而，E-PTCD则非常不同，人工瘘管粗大，引流管与肝组织之间的贴附很松，间隙较大，特别是一期手术经过较长时间探查和取石操作者，肝组织破坏更大，肉芽结缔组织将该间隙充填需要四五天时间，胆汁很容易经这个松散的间隙流入肝表面进入腹腔，造成腹腔污染、感染，甚至脓肿形成。如果进入胸腔则会引起胆管胸膜腔漏，甚至脓胸。比较好的预防处理办法是减少一期胆管内取石操作、减少硬质胆道镜频繁操作引起的肝组织损伤、避免瘘管扩大、减少引流管与肝组织之间的间隙、维持好引流管的虹吸作用、保持引流管通畅，待瘘管形成比较结实以后再行二期手术操作。只有保持引流管通畅，才能减少胆汁和结石碎渣进入腹腔、胸腔，防止腹腔感染和胸腔感染的发生。

（四）主要穿刺部位不同

PTCD的穿刺部位多位于肝右叶，这与早期多在X线下进行的穿刺技术有关。因为肝右叶胆管相对较粗，容易穿刺，又没有脊柱骨骼的影响，并且穿刺置管后并没有其他的治疗性操作。而E-PTCD，选择肝左管为主要的穿刺置管部位，除要求胆管穿刺置管外，还要求扩大瘘管到足够大，适合进行胆道镜操作。同时为了保证进行硬质胆道镜的操作，使硬质胆道镜能够到达尽量多的胆管，还必须选择比较合适的胆管穿刺点和穿刺方向。这些都是与经皮经肝胆管引流术非常不同的地方。

（五）瘘管的使用目的和效果不同

既往 PTCD 的目的是诊断胆管梗阻部位和引流胆汁,是一种姑息的减轻黄疸的方法,并且存在有一定比例的腹腔胆漏。而 E-PTCD 目的是进行胆道镜的诊断和治疗操作,特别是硬质胆道镜下各种复杂的取石,切开成形术、扩张成形术,治疗不同部位的胆管狭窄和胆肠吻合口狭窄,以及鉴别胆道良恶性狭窄的活检术,甚至放置胆管支架等。更重要的是瘘管扩大以后,胆管引流更加充分,能够更快更有效预防、减少胆漏,预防治疗胆道感染、胸腹腔感染、胆心反射等严重并发症。

（六）扩张瘘管的时机不同

既往都是在胆管穿刺置管引流术成功后,二期多次逐步扩张瘘管通道,此操作很少一期完成。其主要目的是安全,但这样的操作设计不仅时间长,而且患者常常疼痛难忍。

我们现在所做的 E-PTCD 是在全身麻醉下一期一次性完成的,患者没有明显痛苦。特别是扩大了引流管直径,较好避免了被泥沙结石堵塞这个弊端,为预防胆道感染建立了有效的引流通道,同时通过有效降低胆道压力,明显减少了胆汁进入胸腔和腹腔所造成的严重感染。

因此,只有保持术后引流管的绝对通畅,才能有效预防和治疗术后急性胆管炎以及各种胆漏,从而降低手术风险。为了实现这一目的,现在都在手术室全身麻醉下,将胆管瘘管直径一次性由 8F 扩张到 16F,甚至 18F,并经术中胆道镜证实进入胆管,将引流管放置到肝门部中央区域胆管,以期达到充分引流的目的。

（七）适应证和并发症不同

PTCD 主要针对胆道恶性狭窄患者的术前(减黄)准备。该类患者胆汁以黏液为主,结石残渣较少,但仍然存在一定比例在短期发生引流管堵塞、胆漏、腹腔感染的情况。而 E-PTCD 主要针对肝内胆管结石引起的胆道狭窄和梗阻,此类患者胆汁中结石残渣很多,极易造成细小引流管的堵塞,再加上硬质胆道镜的压力冲洗,极易引起逆行性胆道感染和菌血症。因此,在瘘管建立初期就必须使用比较粗的引流管,以保证引流通畅,进而减少逆行性胆道感染、腹腔感染和胸腔感染的发生。

三、禁忌证

E-PTCD 相对于 PTCD 而言,具有较大的风险。那些肝功能明显失代偿,以及合并有肾功能不全的患者,已经呈现出明显的肝硬化的晚期表现,如肝脏体积和形态明显萎缩变形,脾脏明显肿大、脾功能亢进,明显黄疸,肝内胆管没有明显扩张,门静脉有海绵样变等。应列为禁忌证或相对禁忌证。

不过,为了延长患者的生命,对一些穿刺路径短、局部胆管较粗的晚期患者,特别是合并胆道感染的患者,仍然可以非常谨慎地先开展 PTCD,经过一段时间的引流以后,再非常谨慎地开展 E-PTCD 和取石引流手术,暂时解决急性胆管炎,终身带管,仍然可以有效地延长患者的生命。

四、扩大的经皮经肝胆管引流术的具体操作方法

PTCD 是继续开展 E-PTCD 的基础,顺利、成功完成 PTCD 将会为后续的扩大瘘管手术奠定很好的技术和心理基础。对复杂的肝内胆管结石和长期胆道疾病的患者,需要在术前、术中、术后使用类固醇皮质激素和抗胆碱药,以提高机体的应激反应能力;预防胆心反射等严重并发症的发生。

现以肝左管为例,详述主要操作步骤。

1. 在肝左叶选择合适的比较粗大的胆管,作为胆管穿刺点。一般选择肝左管,皮肤穿刺点则位于剑突下偏左,此处便于硬质胆道镜进入胆总管。在 B 超引导下完成 PTCD。初学者应首先选择比较粗大的胆管进行操作,以减少操作失误,提高首次成功率,增强信心。具体操作步骤详见本章第二节。

2. 将斑马导丝放进穿刺针鞘管内,或放进 PTCD 引流管内,最后导入肝内胆管内。如果胆管内有较多结石或胆管狭窄,导丝可能会倒转退回,影响判断和操作,所以导丝的长度要适当。导丝可以用塑料的,也可以用金属的。B 超探查胆管内的金属导丝比较容易,而探查塑料导丝时,则需要反复活动塑料导丝才能探查清楚。二者有此区别,术中可斟酌区别使用(视频 1、视频 2)。

视频 1　扩大的经皮经肝胆管引流术　　　　视频 2　胆道镜 B 超双引导 E-PTCD

3. 严格从最小号的 8F 扩张管开始,逐步增大扩张管。需要用液状石蜡注入管内,并涂抹外表,一边旋转一边推进。需严格控制推进的深度,先用 B 超探测皮肤穿刺点到胆管破口的距离,再在扩张管上标记。由于推进过程中及 B 超探查过程中需要按压腹壁,实际距离可能会略大 5mm 左右。严格按照 8F、10F、12F、14F、16F、18F 由小到大进行缓慢扩张(图 4-8),这样可以减少甚至避免静脉的撕裂,减少出血的风险。扩张的阻力一般主要来自腹壁。

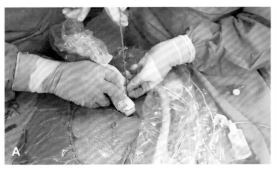
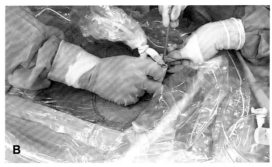

图 4-8　扩张胆管瘘管
A. 从小口径(8F)开始扩张;B. 大口径(16F)扩张

　　如果不按照由小到大的直径,而是直接用大口径的扩张管进行扩张,大的扩张管很难进入胆管,极有可能沿胆管壁外侧滑过,可严重损伤胆管周围的肝组织,造成胆管裸露和出血,严重影响 B 超显示胆管,继而影响再次穿刺。如果发生此类情况,应重新按照从小到大顺序扩张,仍然可以完成扩张瘘管的操作。每次扩张过程中都尽量使用 B 超探查确认扩张管已经到达的位置,并加以限制。小的扩张管比较难探查,大的容易探测到。

　　如果遇到出血,应暂时停止操作5~10 分钟,并向瘘管内注入适量的高浓度去甲肾上腺素,将扩张管和鞘管保留在瘘管当中,保持对肝脏创面的压力,促进血凝块形成,等待血凝块形成后再进行操作。

　　当瘘管扩张到 16F 或 18F 直径后,就可以将鞘管保留在瘘管内,以便于硬质胆道镜的操作(图 4-9)。使用纤维胆道镜时一般不要使用鞘管,因为硬质的鞘管很容易损伤纤维胆道镜外部的塑料包皮,造成很大的维修损失费。

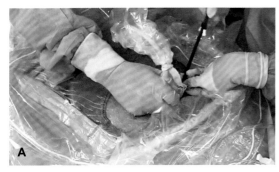
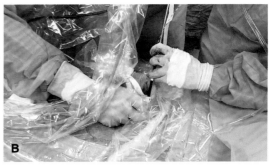

图 4-9　硬质胆道镜确认胆道瘘管情况
A. 16F 扩张器及其鞘管置入胆管瘘管和胆管内;B. 硬质胆道镜进入 16F 鞘管内观察

　　4. 扩张操作不可用力过猛,推进过程中要经常松手,让扩张管处于自然状态,以保持原有方向。如果胆管裂口仍然比较小,最好重新逐级扩张,或在硬质胆道镜下用钬激光、针形电刀切开胆管开口到足够大,以矫正穿刺点,保证穿刺点位于胆管壁中心,便于在直视下将导丝放进胆管。一些因肝组织出血而不得不停止一期操作的瘘管扩张,也可以延迟2周再行穿刺扩张,并采用此法寻找和切开胆管。

5. 8F扩张器扩张完毕后,即可将气囊导管顺导丝放入胆管内(图4-10),在B超监视下将球囊增大到5~7mm。然后在B超监视下将球囊拖拉至穿刺口附近,使用一定力量再将球囊拖拉至胆管裂口以上不超过10mm,这样就可以产生一个5mm左右的胆管裂口。将球囊水放掉,将球囊导管拉出。继续使用10~16F扩张器扩张瘘管,但仍然需要在B超监视下进行,扩张的范围以刚抵达漏口附近为止。该法的好处是从

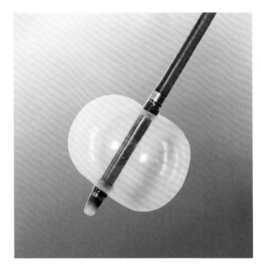

图4-10　中央可以通过导丝的气囊导管

胆管内向外扩张胆管裂口,比扩张器从外向内穿刺扩张胆管更加安全可靠。不过,该法增加了一些患者的器材费用。

6. 硬质胆道镜经鞘管进入胆管内(图4-11),观察胆管内的情况,决定是否需要简单取石和冲洗。一般都需要进行简单冲洗和碎石,特别是刚进入胆管就看到胆管结石堵塞,更需要进行碎石取石,以打通胆管引流通道,保证引流管稳妥放置在胆管内,以及保证在发生急性化脓性胆管炎的情况下有足够大的引流通道。

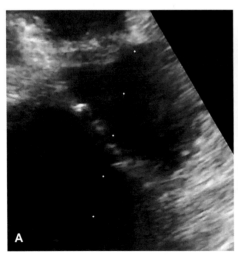
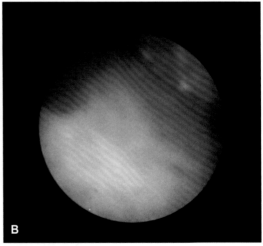

图4-11　硬质胆道镜探查

A.B超可见硬质胆道镜抵达胆管附近;B.硬质胆道镜确认进入胆管内,见到胆管内结石和血凝块

7. 当硬质胆道镜观察确定瘘管通道已经进入胆管,并且胆管破口已经足够大以后,就可以使用胆道镜观察胆管内的情况。我们的经验是在人工胆管瘘管没有完整形成以前,最好不要进行过多的操作,主要目的就是引流胆道,等待完整的胆道瘘管形成后再进行胆道镜的操作。在瘘管建立初期,硬质胆道镜的摆动操作极其容易撕裂损伤肝组织,这也是造成血管损伤和胆管损伤的重要原因。

8. 将胆道镜放置到准备放引流管的胆管位置,用胆道镜测量计算引流管放置位置到皮肤的距离,确保、确认引流管放置到位。一般选用和鞘管相同直径的软质硅胶引流管,引流管体外部分双重缝合固定在皮肤上。因需要长期固定引流管,引流管上最好做倒刺样的楔形缺口,以保证引流管不松脱。

9. E-PTCD 完成以后所形成的新鲜瘘管非常不光滑,界限不清晰,不可以轻易将硬质胆道镜和导丝退出。即使退出,也一定要将导丝插入鞘管和胆管内,以免迷失进入胆管瘘管的方向。确定将引流管放好以后,才可以将导丝拔出。一旦引流管放好以后,就不要轻易拔出或更换引流管,否则可能面临迷失瘘管方向而导致穿刺失败的危险。因为引流管有侧孔,导丝可能提前进入侧孔,将严重干扰引流管放置,影响引流效果。

10. 如瘘管内仍然有出血,可继续向瘘管内注入适量高浓度的去甲肾上腺素,夹管等待5~10分钟。如果出血持续较多,甚至已经确认有门静脉损伤,则应将操作鞘管连同引流管放置在瘘管中持续10分钟以上,等血凝块形成,然后,才能将操作鞘管拔出,并夹闭引流管,再在腹壁剑突下用纱布垫加压包扎,一般都能有效止血。如果损伤过大,可以考虑迅速开腹,行肝左叶切除术,并于肝左管放置引流管,便于今后胆道镜治疗。而手术控制肝右叶大出血就复杂危险得多。由此可见,肝左叶胆管穿刺置管比肝右叶胆管穿刺置管的安全性大很多。

11. 引流管最低应保留2周以上,最好1个月以上,以保证胆管瘘管的完整形成。硅胶管对人体组织的刺激相对较小,没有乳胶管对人体组织的刺激大,瘘管形成的时间可能延迟。如患者身体营养差,瘘管形成也会延迟。

12. 肝右叶胆管穿刺置管与肝左叶类似,但需要适当抬高右侧位,穿刺置管路径明显延长,还需要穿过右侧胸肋膈角,对肝脏血管的损伤明显增加。如果遇到大血管损伤,处理起来比较棘手,因此操作过程中需要非常准确,路径上尽量避开大血管。并需要放置比较粗的引流管,以保证引流通畅,防止胆汁进入胸腔。

13. 无论肝左管还是肝右管穿刺置管,如果血管损伤过大,不能迅速压迫止血的情况下,应在鞘管压迫瘘管止血的同时,迅速开腹,行肝叶切除,以控制出血,同时于肝左、右管或胆总管放置引流管,但该种情况极少发生。

14. 术前、术中、术后使用类固醇皮质激素和阿托品,以提高机体的应激反应能力,预防胆心综合征、胆心反射等严重并发症的发生。

五、各穿刺部位的优缺点

1. 肝左管　肝左管及其附近区域是胆管穿刺置管的最佳穿刺点。硬质胆道镜通过该点进入胆管后,不仅能够顺利进入左外叶上下段的胆管,又可以进入肝右管以及胆总管,还可以进入右前叶及右后叶胆管。毫无疑问,从立体角度看,该点是能够进入肝内胆管最多的最佳穿刺点。

2. 右前叶胆管　从立体角度看,从肝左管进入肝右管处理胆管结石和狭窄比较顺利,而从肝右管进入肝左管相对也还顺利,但从一支肝右叶胆管再想进入另外一支肝右叶胆管将是非常困难的。术者必须牢记这些胆道通路的立体影像,以便根据具体情况灵活使用相应的胆道入路。但在肝左叶或左外叶切除后,经右前叶胆管根部区域进入右后叶胆管便成为较为合适的入路。因为不仅可以取出该区域的结石,还可以经该区域胆管进入右后叶胆管大部分。但穿刺点应在右前叶胆管根部附近,以便硬质胆道镜能够进入部分右后叶胆管。硬质胆道镜不能看到的区域,只能够采用取石网篮进入胆管,通过来回进出胆管,抽取胆管内的结石。

3. 肝总管　肝总管入路可以进入肝左管、肝右管和胆总管,是一个比较好的路径,只是这一路径需要经过右胸前壁肋间和肋膈角,如果沿肋缘下穿刺则可能损伤胃肠道。所有经右侧胸肋间建立瘘管的患者在早期都会有明显的肋间神经痛;如果患者体形小、肋间隙小,会限制向胆管内放置较大直径的鞘管和引流管,也就限制了硬质胆道镜的操作。

由以上分析可以看出,经胆总管瘘管入路和经肝左管入路是进行硬质胆道镜手术最基本和最重要的入路。顺利建立这两种瘘管通路,可为后续的硬质胆道镜诊疗铺平道路。如果难以建立这两种胆管瘘管入路,将只能进行损伤较大的经肝右管胆道镜手术。

因此,保护肝左叶,尽量不切除肝左叶,就是为了保护进入肝右叶的胆管入路,也就保护了占肝脏大部分体积的肝右叶,也就保护了肝功能。

六、瘘管通道建立后硬质胆道镜诊疗的时机和限制

经皮经肝胆管瘘管一旦建立,是否进行硬质胆道镜操作,以及如何操作是个具有较高理论水平和实际经验的问题。

(一)硬质胆道镜肝内操作的特点
一方面,由于肝组织和肝组织内的静脉质地柔软,比较容易撕裂,频繁进出肝实质内粗糙脆弱的瘘管,可能造成不可控制的大出血,这是肝脏与其他组织和器官不同的特点。另一方面,为了使硬质胆道镜能够进入弯曲的胆管和胆肠吻合口,常常需要用力挤压撬动一侧肝脏。

这样的"用力"操作,可能对已经受挤压和牵拉的肝组织和血管造成撕裂和损伤。如果肝组织内的瘘管形成了比较厚的结实的瘢痕组织,硬质胆道镜撕裂肝组织和血管的可能性将大大降低。

(二)瘘管建立后硬质胆道镜诊疗的时机和限制

基于以上实际情况,作者建议,建立经皮经肝胆管瘘管以后,即可进行硬质胆道镜操作,以确认瘘管通道建立成功与否? 通畅与否? 但这种操作是有限制的。应当只允许对胆管裂口附近影响放置引流管的结石进行简单处理,以便能够顺利放置好引流管。主要的治疗性操作待瘘管通道变得牢固结实以后(一般 1 个月以上),再进行,也就是二期操作。特别是经皮经肝右叶建立的胆管瘘管通道,其经过的肝实质最多,同时还需要经过右侧胸腔肋膈角,存在较大风险,操作者对此必须有清醒的认识。

硬质胆道镜微创技术在肝脓肿引流术中的应用

一、肝脓肿治疗现状

肝脓肿（liver abscess）是一种常见病，与胆管结石和糖尿病这些基础性疾病有密切关系，也可能伴随在肝内胆管结石病的治疗过程中，甚至上升为临床的主要问题。

肝脓肿的诊断一般都不困难，患者可出现腹痛、高热甚至黄疸，常持续几日，经 B 超、CT、MR 等影像学检查大部分都可以明确诊断。只是需要依据脓肿的大小、部位、原因、发生早晚的不同，采取不同的治疗措施。除保守治疗措施外，外科手术方法有开腹、腹腔镜、胆管引流和经皮经肝穿刺置管引流多种方法。

其中经皮经肝脓肿穿刺置管引流是比较常用的微创治疗。由于肝脓肿内坏死组织多，细针穿刺引流多不畅，影响治疗效果，只有扩大引流通道才能满足充分引流的需要。但普通的肝脏穿刺置管脓肿引流技术所使用的引流管非常小，难以实现充分引流的目的。

随着一期一次性扩大经皮经肝瘘管技术的成熟，在治疗肝脓肿过程中，可采用硬质胆道镜微创技术一期扩张经皮经肝瘘管，通过操作鞘管抓取坏死组织，冲洗脓腔，放置足够大的引流管，可实现肝脓肿的充分引流，取得更好的临床疗效（图 4-12）。此方法更加显示出硬质胆道镜微创技术治疗肝脓肿的优势，不失为一种行之有效的微创治疗方法。

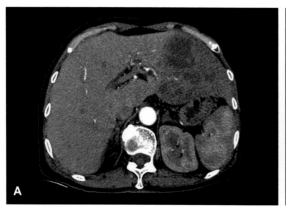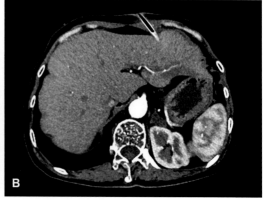

图 4-12　扩大的经皮经肝脓肿引流术 CT 表现 1

A. 左外叶肝脓肿；B. 引流 3 周后肝脓肿消失

二、扩大的经皮经肝脓肿引流术

经皮经肝脓肿引流术（percutaneous transhepatic drainage）最早出现于 20 世纪 70 年代[24-25]。本节内容介绍的是扩大的经皮经肝脓肿引流术（expanded percutaneous transhepatic drainage）。即高度结合目前肝脓肿治疗以局部引流为主的特点，应用硬质胆道镜微创技术，特别是扩大瘘管、冲洗、抓取坏死组织等技术特色，以实现肝脓肿治疗微创化。但在具体实施过程中，需要在如下几个方面多加注意。

1. 操作步骤应遵循 E-PTCD 的一般原则和要求，操作过程需要 B 超引导和监视。扩大瘘管并放置较大的引流管是本法的特色。

2. 脓肿穿刺部位、穿刺点的选择，应考虑脓肿低位引流，尤其是膈下型、中央型肝脓肿，优势明显。引流管直径应达到 14F 以上，以实现充分引流。只是不要使用冲洗，尽量自然引流，以避免脓液进入腹腔和胸腔，甚至进入血管，造成严重感染。

3. 扩大的经皮经肝脓肿引流术的治疗效果显著，大部分病例引流 2 周即可治愈。CT 增强扫描能够清楚显示引流术前后的肝脏变化（图 4-12、图 4-13）。

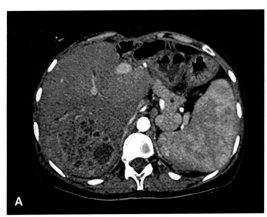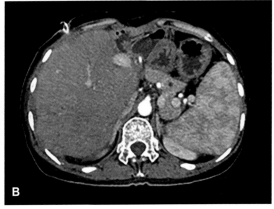

图 4-13　扩大的经皮经肝脓肿引流术 CT 表现 2
A. 右后叶肝脓肿早期；B. 引流 2 周后肝脓肿消失

4. 一般不常规使用胆道镜观察，特别是早中期（图 4-13A），脓腔成熟度不高的时候。如怀疑坏死组织较多（图 4-12A），导致引流管引流不畅，仍然可以使用硬质胆道镜，进入脓腔，轻柔清除坏死组织（图 4-14），并使用较大的 16F 以上的引流管，保持引流通畅。操作时必须轻柔操作，以免损伤血管，同时避免穿通肝被膜。坏死和可疑的组织常规送病理检查。

5. 引流管应放置到脓肿底部，保留 2 周为宜，待引流量明显减少、无胆汁漏、CT 证实脓腔变小后即可拔除引流管。

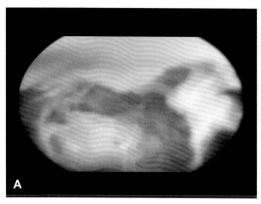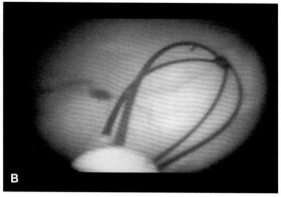

图 4-14　肝脓肿的镜下表现
A. 进入脓腔；B. 慢性脓腔壁（肝被膜）

6. 如果引流液中出现明显胆汁，则需要延长引流时间，甚至造影，以了解脓腔与胆道的关系，进而决定拔管的时间。

7. 如果引流液为明显血性，甚至全血，则需要暂时夹闭引流管，甚至向管内注入止血药，直至出血停止。

8. 对肝内胆管结石、糖尿病等全身和局部原发病必须给予及时准确的治疗。

9. 鼓励患者站立，保持引流管通畅，预防脓肿引流液漏出肝脏外聚集成腹腔脓肿。如果发生腹腔或膈下脓肿，则按照腹腔脓肿处理。

5

第五章

经胆总管及其瘘管硬质胆道镜手术

由于功能和用途的不同，硬质胆道镜手术主要有三种，即硬质胆道镜取石术（rigid choledochoscopic lithotomy，RC-L）、硬质胆道镜切开成形术（rigid choledochoscopic incision plasty，RC-IP）和硬质胆道镜扩张成形术（rigid choledochoscopic dilating plasty，RC-DP）。

按硬质胆道镜手术的入路又可分为经皮经肝（percutaneous transhepatic）、经胆总管（transcholedoch）、经皮经空肠（percutaneous transjejunum）、经胆管瘘管（transbiliary fistula）等不同类型硬质胆道镜手术。

开腹或经腹腔镜胆总管探查（laparoscopic exploration of choledoch）是肝胆外科最基本的手术之一。为了手术安全，大部分患者术后仍然在胆总管内放置 T 形管，目的是引流和支撑胆总管。有些是为了预防；有些是为了今后的治疗；而有些则是出于当时的技术和设备条件限制，不能解决肝内胆管结石或胆管狭窄等原因，而临时放置的 T 形管。有些是有意而为之，有些则是不得已而为之。因此，需要根据不同的情况，应用硬质胆道镜和纤维胆道镜对胆管内的结石和胆管狭窄、梗阻继续进行手术治疗。大部分患者只需要继续经原有的瘘管给予治疗就能够取得较好的结果，而一部分患者则需要重新评估，采用经皮经肝硬质胆道镜手术才能取净结石、解除胆道狭窄及梗阻；有些甚至还需要通过开腹手术或腹腔镜手术切除明显萎缩纤维化的肝组织和癌变组织才能够取得较好的治疗结果。

经胆总管进行硬质胆道镜检查或手术是最早开始应用胆道镜的路径，也是最安全、最有效进入肝内胆管的路径。早期主要与胆道造影结合，用于胆道疾病的诊断，随后才逐渐用于胆管结石的治疗。进入 21 世纪后，针对复杂结石，我国重新开始使用硬质胆道镜进行胆总管探查取石。

经胆总管及其瘘管硬质胆道镜手术的一般要求

一、硬质胆道镜经胆总管入路的操作范围

从大部分胆管树枝形态看,只要胆总管的开口及其 T 形管瘘管在体表的开口位置恰当,硬质胆道镜就能够抵达胆总管下端十二指肠乳头开口、肝左管上下段、右后叶胆管、尾状叶胆管、大部分右前叶胆管和左内叶胆管。若只能看到胆管开口,却不能进入的部分侧支胆管,可以借助硬质胆道镜头部的支撑作用,将取石网篮头部弯曲,送入侧支胆管取石扩张,以扩大治疗范围。

由于胆总管直径较大,应使用直径较大的硬质胆道镜,可提高工作效率。

二、胆总管 T 形管的引出位置

胆总管放置 T 形管后需要特别注意其引出体外的部位,该位置对今后胆道镜的操作,特别是硬质胆道镜的操作有非常重要的影响。因为硬质胆道镜形状直且僵硬,不能弯曲,需要通过挤压胆管拐角的管壁实现转弯,角度相对有限。T 形管引出体外的位置一般在剑突下偏右侧的肋缘下腹直肌外侧,大体与胆总管垂直,实际上受肝脏向下的挤压,T 形管偏向下方。

这个位置相对来说可以兼顾进入肝内胆管和胆总管下端以及十二指肠乳头。但需要根据肝脏大小、肝门部的位置、肝左叶及肝右叶是否有萎缩、是否做过肝切除等因素,最后确定 T 形管引出体外的部位。硬质胆道镜能有效清除复杂的肝内铸型结石,有效完成肝内胆管狭窄、胆肠吻合口狭窄的切开成形治疗,而这些技术操作和治疗,纤维胆道镜是难以完成的。不仅因为操作非常困难,还因为碎石取石过程中容易损坏纤维胆道镜,只有硬质胆道镜才能比较好地完成这些精准细致的工作。因此,硬质胆道镜对 T 形管体外的固定位置要求更高,在胆总管探查结束后,需要对 T 形管的体外固定位置进行仔细研究、判断和分析。

三、封闭的胆总管瘘管更安全

无论在腹腔镜下经胆总管探查取石,还是开腹经胆总管探查,纤维胆道镜和硬质胆道镜

都是取胆总管结石的好工具。条件是胆总管结石不多,结石体积不大,手术时间不长,取石难度不大。但是,如果胆总管或肝内胆管内存在大量的大体积的结石,甚至是铸型结石的话,取石碎石过程中必然会产生大量粉碎性结石,可随冲洗液溢出胆总管,流入腹腔,会附着在网膜和腹腔脏器表面,非常难以清洗干净,会造成严重的腹腔污染,如处理不当或不及时,可能导致腹腔积液、腹腔感染,甚至腹腔脓肿。

经 T 形管瘘管进行硬质胆道镜探查胆总管(图 5-1)、探查肝内胆管、探查胆总管下端和十二指肠乳头(图 5-2),以及在硬质胆道镜下取石或做胆管狭窄切开成形术,是在与腹腔完全隔离的胆道内进行的操作,治疗过程中产生的碎石和污水大部分经鞘管流出体外,或进入胃肠道,几乎不可能流入腹腔,手术的安全性大大提高。

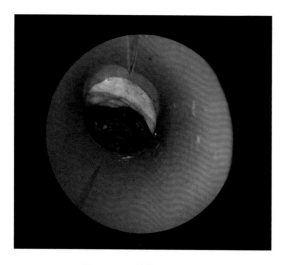

图 5-1　胆总管下端结石

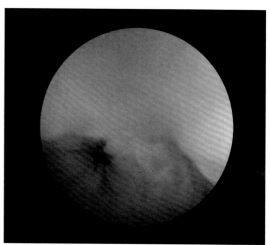

图 5-2　胆总管末端十二指肠乳头

四、经胆总管入路硬质胆道镜手术的重要性

经胆总管硬质胆道镜手术是硬质胆道镜入门级别的手术,也是最常用、最基本、最安全的手术。初学硬质胆道镜微创技术的医师,应当非常重视这个硬质胆道镜的基本手术,学会这些手术可以为经皮经肝硬质胆道镜下的取石和胆管狭窄切开成形这类高级别手术打下良好的基础。

目前,仍然有很多医师并没有接受过正规胆道镜培训,他们在实施胆总管探查术后,随意放置 T 形管,给后续胆道镜治疗,特别是硬质胆道镜的操作造成了非常大的困难。因此,严格要求外科医师的基本培训、正规操作是非常必要的。

经腹腔镜硬质胆道镜胆总管探查取石术

经腹腔镜硬质胆道镜胆总管探查取石术是在腹腔镜下经胆总管切口将硬质胆道镜放入胆总管内进行检查和取石等治疗的手术。该手术是由经腹腔镜纤维胆道镜探查取石术演变而来的,只不过使用的是硬质胆道镜。

一、适应证

主要是原发性胆总管结石(primary choledocholithiasis)和继发性胆总管结石(secondary choledocholithiasis)。继发性胆总管结石主要包括胆囊结石、原发性肝内胆管结石滑脱掉入胆总管的结石,肝内胆管结石取石手术过程中脱落的肝内胆管结石碎渣,以及钛夹、线头、止血胶等医源性异物。

因该手术在腹壁上的创伤仅仅有3~4个鞘管孔,比传统开腹手术的创伤小很多,因此,经腹腔镜胆总管探查术是最早开展的经典腹腔镜手术之一,也是经典的最常用的"微创"手术之一。因我国的胆总管结石常常合并有胆囊结石,同时ERCP取石仍然有一定比例的急性胰腺炎、乳头出血等严重并发症发生,从外科安全性角度看,腹腔镜联合胆道镜一次性处理胆囊结石和胆总管结石就有其明显的合理性和优势。

经腹腔镜硬质胆道镜胆总管探查取石术的手术步骤,作者就不在此赘述。

二、纤维胆道镜易损的原因

在硬质胆道镜微创技术还没有得到普及的情况下,现在大量开展的腹腔镜纤维胆道镜胆总管探查取石术在治疗胆总管结石方面仍然是主流,纤维胆道镜的使用频率比较高。因为很多胆总管结石都是胆囊结石脱落进入胆总管的继发性结石,结石数量不多,原发性胆总管结石很多的患者相对较少。对于这类胆总管结石数量少的患者,纤维胆道镜是完全有足够的能力解决问题的,同时经胆囊管取石也是纤维胆道镜的优势。

当胆总管结石比较多,特别是合并有肝内胆管结石和胆道狭窄的时候,纤维胆道镜的作用和能力受到了明显的限制,取石时间明显延长,镜头的损坏率明显增多,维修成本也明显增加。

从临床实际情况看,腹腔镜纤维胆道镜胆总管探查取石术中发生胆道镜损坏的情况很常见。易损的主要原因有:①使用一次性鞘管过程中没有使用转换器,自动气阀门叶片损坏纤维胆道镜上的塑料皮。②在纤维胆道镜进出胆总管的操作过程中使用了有齿的钳子,造成纤维胆道镜外皮的破损。③在进出有较多结石的胆管过程中,较硬的结石损伤纤维胆道镜外皮。因此,除非做到专人使用,专人维修,否则很难做到纤维胆道镜不损坏、不亏损。

三、硬质胆道镜的优势和手术安全问题

(一)硬质胆道镜结实耐用

硬质胆道镜结实耐用已经是不争的事实,比纤维胆道镜、电子胆道镜要耐用很多。

(二)功能强大

硬质胆道镜具有强大的冲洗、碎石、排石功能,一般情况下,使用硬质胆道镜取胆总管结石的效率比纤维胆道镜高得多,特别是大的铸型结石。主要表现在寻找目标快而准确(图5-3)、壶腹部视野清晰(图5-4)、进入十二指肠乳头和十二指肠更加容易(图5-5、图5-6)、网篮抓取结石准确稳定(图5-7、图5-8)。

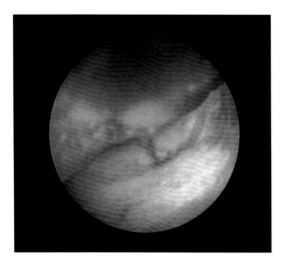 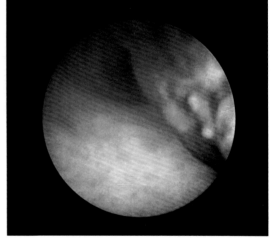

图5-3　胆总管末端结石　　　　　　　　　图5-4　隐约可见十二指肠乳头

(三)手术安全问题

无论纤维胆道镜还是硬质胆道镜,面对大量的胆总管结石,取石时间都将明显延长,大量的结石碎渣非常容易溢出胆总管,污染腹腔,而硬质胆道镜冲洗导致的污染范围更大,必须认真对待。

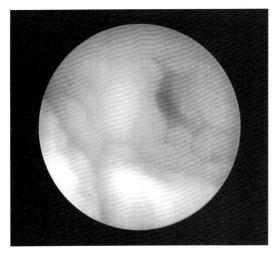

图 5-5　胆总管末端和十二指肠乳头开口

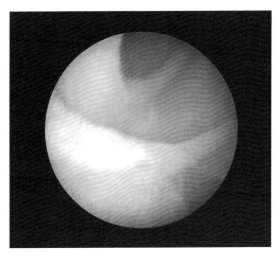

图 5-6　十二指肠内

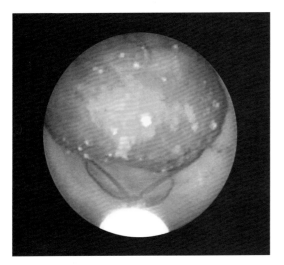

图 5-7　网篮拟套住胆总管结石

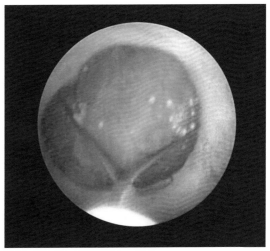

图 5-8　网篮准确套住结石

使用硬质胆道镜时,应将腹腔内的气体放掉,以降低前腹壁的高度,减少硬质胆道镜与胆总管的角度。切不可使用暴力,否则容易造成胆总管前壁的撕裂,特别是结石不多、胆总管管径不粗、管壁不厚时,强行操作更容易使其撕裂。如果胆总管前壁撕裂,放 T 形管时缝合胆总管裂口的长度会增加,不仅延长缝合的时间,增加缝合的难度,特别是近十二指肠处,还容易损伤胃十二指肠动脉,需要格外注意。

四、取石时机建议

对于胆总管结石比较多的患者,一期手术的目的仍然是放置好 T 形管。具体操作时,要求胆总管切口不宜过大,略小于鞘管口径即可,可以避免过多胆管内结石碎渣和污浊物进入腹腔。同时将胆总管切口下面放置T形管附近的结石取净,以便于稳妥放置T形管,同时保证引流通畅。二期再经T形管支撑形成的胆总管瘘管取石。主要原因有:①一期取石会造成大量胆总管结石碎渣进入腹腔,非常难以冲洗干净,严重污染腹腔;还可能造成胆道出血、腹腔严重感染,甚至腹腔及盆腔脓肿、真菌感染的严重后果。②二期手术时,瘘管形成,胆管经过长期引流,胆管炎症明显好转,绝大部分结石碎渣进入肠道或经鞘管排出体外。③一期取石因需要硬质胆道镜撬起胆总管前壁,胆总管前壁容易发生撕裂,二期取石时,瘘管瘢痕形成,发生胆管撕裂的可能性明显降低。

当然,对于胆总管结石比较少的患者仍然可以采用硬质胆道镜或纤维胆道镜取石,如果患者前后胸径大,镜身与胆总管的角度太大,就不能"硬上"硬质胆道镜,以免造成胆总管前壁撕裂,而应该采用纤维胆道镜取石。

有些情况下,由于瘘管位置的错误,纤维胆道镜和硬质胆道镜要取长补短、同时使用,只有这样才能够较好完成胆总管的取石任务。

首次开腹手术用胆道镜探查胆总管取石,现在已经很少见了,除非是因解剖结构不清楚,或其他原因,才会被迫中转开腹。因为绝大部分的医院目前都已经掌握了经腹腔镜胆道镜探查胆总管技术,甚至在已有多次开腹手术的情况下,仍然能成功地在腹腔镜下找到胆总管,实现胆道镜取石。

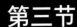

第三节

开腹或经腹腔镜硬质胆道镜肝内胆管取石术

开腹手术或腹腔镜手术切除局限的萎缩肝组织,仍然是治疗肝内胆管结石的主要方法之一。同时为了彻底清除干净肝内胆管结石,术中均可以经胆总管或经肝断面的胆管使用硬质胆道镜取肝内胆管结石。但这种开放性的手术对腹腔的污染是显而易见的,需要将这种手术尽可能地转变为经瘘管的、封闭的二期手术,分阶段彻底治疗。

基于这种理念,本节取石技术的内容简化,详细的取石技术和胆管狭窄切开成形术安排在后续的经胆管瘘管内容中。

一、适应证

硬质胆道镜肝内胆管取石术的主要适应证是肝内胆管结石。包括广泛的和局限的肝内胆管结石。

二、硬质胆道镜的优势

纤维胆道镜可以弯曲转弯,比较容易进入 1 级、2 级胆管,但进入 3 级、4 级胆管就明显困难,并且左右移动的速度很慢,方向感也很差,特别是遇到大体积结石和铸型结石的时候,速度就更慢。而硬质胆道镜具有多种碎石工具和切割工具,还有鞘管排水、碎石和排石的功能,比较容易进入 3 级、4 级胆管和末梢胆管,能够将细小胆管结石和脓性絮状物清除得非常干净彻底。

三、腹腔镜的优势

腹腔镜下不仅能够进行肝切除术,切除那些已经明显萎缩纤维化的肝组织,还能够在胆管内放置引流管,为后面的胆道镜诊疗建立通道。

腹腔镜手术观察肝脏表面十分清楚,操作也比较方便,不仅可以在胆总管和肝断面放置引流管,还可以在术中 B 超的帮助下行胆管穿刺置管引流术,建立新的瘘管通道,以备今后取石之用。如肝右前叶胆管结石,可以在肝左管穿刺置管,术中取石,或二期经肝左管瘘管取石。

根据我们的经验,经胆总管联合经肝左管路径进入肝内胆管系统,硬质胆道镜基本上可以到达肝内绝大部分胆管,是最佳肝内胆管入路组合,必须高度重视腹腔镜在建立肝内胆管入路通道中的重要作用。

无论有无开腹手术史,甚至多次开腹手术史,大部分技术熟练的医师都可以在腹腔镜下分离粘连,寻找到胆总管,建立胆总管瘘管通道,为实现肝内胆管结石、胆道狭窄的硬质胆道镜手术治疗创造条件,使整个治疗过程更加微创化。

四、胆总管开放手术的弊端

1. 由于胆总管切口的原因,使胆总管开口暴露于腹腔,实际上属于开放手术,无论使用纤维胆道镜还是硬质胆道镜,都不可避免地将肝内胆管结石碎渣和细菌从胆总管漏口冲入腹腔,造成腹腔严重污染。特别是反复感染的肝内胆管结石患者,肝内胆管实际上是污浊的富含很多耐药细菌的病灶,是"一潭浑水"。

2. 在长时间大量取石冲洗过程中,需要使用大量的冲洗液,以保证适宜的能见度和冲洗效果。如果无任何遮挡,将难以避免造成腹腔大面积污染,非常难以冲洗干净,极有可能导致患者术后发生腹腔细菌或真菌感染的风险。同时,一期强行取石,发生胆道大出血的可能性也会明显增加。

因此,对肝内胆管结石较多的病例,我们仍然强烈建议切开胆管后的一期手术尽量简单处理,以放置有效引流管为主,不要去蹚这"一潭浑水",并且大量结石也难以一次取净;待二期胆管瘘管形成牢固后,再行大规模的取石操作不迟。那时腹腔胆管瘘管已经形成,在已经封闭的胆道系统内进行取石操作,结石碎渣和污物就容易经鞘管排出体外,很难漏入腹腔,手术风险将大大降低。

第四节

经胆总管瘘管硬质胆道镜胆总管探查取石术

一、适应证

经胆总管瘘管硬质胆道镜胆总管取石术是硬质胆道镜取石术（RC-L）经胆总管瘘管在胆总管的应用。主要针对胆总管结石残留和胆总管一期难以处理的大量结石。包括原发性和继发性胆总管结石，以及医源性胆总管结石和异物。医源性胆总管异物将在医源性胆管异物和医源性胆管结石一节中叙述。

二、胆总管 T 形管放置时间和位置的要求

（一）胆总管 T 形管放置的时间

一般要求放置 1 个月以上。主要理由有：

1. 形成牢固胆总管 T 形管瘘管的时间一般需要 1 个月以上。因为经瘘管进行胆道镜诊疗需要瘘管扩张并形成，并且该瘘管立体空间在短时间内不能塌陷，这样才有利于胆道镜进出人体的操作。所以，对胆道镜瘘管的要求自然就高，完全不同于传统手术放置的 T 形管，仅仅只需要 2 周时间的要求。传统手术大部分放置 T 形管的目的只是为了引流，并不是为了后续的胆道镜诊疗。

2. 为保证术后拔出 T 形管后不发生胆漏，传统手术中常常将大网膜覆盖于 T 形管周围；而现在的腹腔镜手术则基本忽略了这一操作要求，导致 T 形管与肝脏之间的间隙扩大，伴生于引流管周围的环形纤维结缔组织可能生长缓慢，瘘管形成自然就延长。特别是瘦弱、年纪大、基础病多的患者其瘘管形成会更加缓慢。

（二）胆总管 T 形管放置的位置

胆总管 T 形管放置的位置有严格要求，位于右侧肋缘下腹直肌旁。常见以下几种位置（图 5-9）。

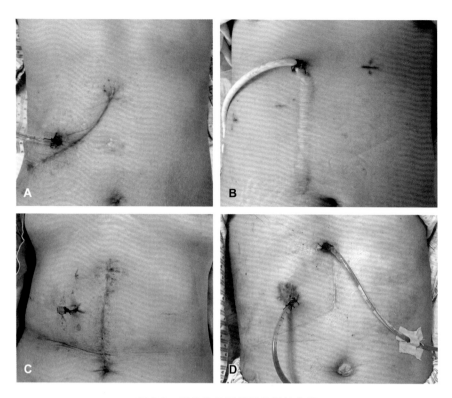

图 5-9　胆总管 T 形管常见摆放位置

A、B. 腹腔镜下二次手术正常摆放；C. 开腹手术正常摆放；D. 开腹手术正常摆放 + 经皮经肝左管穿刺置管

三、经胆总管瘘管硬质胆道镜胆总管取石术的具体操作步骤

1. 导丝插入胆管　初次拔出 T 形管前一定将斑马导丝常规插入 T 形管中，并插入 15~20cm，以保证导丝在瘘管通道和胆管中。可防止拔出 T 形管后瘘管壁塌陷，迷失瘘管的走行方向，避免给扩张器鞘管以及硬质胆道镜的进入造成困难。对于早期瘘管壁不厚的患者，拔出 T 形管后其瘘管容易塌陷，甚至 T 形管短臂会损伤瘘管壁，当硬质胆道镜进入时可能穿透瘘管，误入腹腔，甚至可能找不到瘘管。为避免这种情况的发生，最好将硬质胆道镜放进 T 形管内的短臂中间会合处，再将导丝在镜下推入胆管内，扶稳硬质胆道镜，将 T 形管沿硬质胆道镜顺行拔出；在确认导丝在胆管后，将导丝进一步推进胆管内，再将硬质胆道镜退出。可见，首先放入斑马导丝导入胆管内是非常明智和稳妥的操作。

2. 鞘管进入胆管　按照 T 形管腹腔内的深度，将带有鞘管的扩张器沿瘘管中的导丝插入腹腔内，通过腹壁狭窄段即可停止推进；还可以根据 T 形管进入胆总管的长度，将大口径的鞘管和扩张器一起缓慢推进腹腔。缓慢推进过程中遇到的阻力大部分来自腹壁皮肤和肌肉组织形成的瘢痕，其中皮肤的阻力最大，常需要用手术刀切开。推进的力度要适当，要用韧劲，多次松手,逐步扩张,决不可使用暴力,以免用力过猛,穿透远端的胆管,甚至血管,造成重大失误和严重后果。

3. 硬质胆道镜进入胆管　硬质胆道镜可携带鞘管同时进入瘘管,当看到胆总管后壁时即获成功。要一边观察一边推进,保持与胆管壁的距离。如瘘管比较细且弯曲,为避免损伤瘘管,也可以先不用鞘管扩张,而是在瘘管内放好导丝后,直接用胆道镜在瘘管内观察、前行。在分析了瘘管与胆管的关系、路径长短后,再使用鞘管和扩张器扩大瘘管。有些患者在 T 形管开口附近存在有炎性肉芽,需要用硬质胆道镜清除以后,胆道镜才能进入胆管内。

4. 胆总管下段探查取石　低压水冲洗胆管,用导丝或取石网篮将硬质胆道镜导入胆总管下段,再顺导丝或取石网篮指引的方向缓慢推进。如见到较小结石则可以先用钳子钳夹结石,或用取石网篮取石,也可以用鞘管挤压切割结石。结石不大时,还可以利用鞘管的虹吸作用将结石排出鞘管。对较硬较大的结石主要用气压弹道碎石机碎石,也可以用液电碎石或钬激光碎石。

由于经胆总管路径可以使用 18~22F 的大直径鞘管,很多结石和残渣都可以直接经鞘管冲洗出来,非常快捷方便(图 5-10),直到结石取净。多数胆总管结石属色素混合结石,质地中等,可以用鞘管壁或金属鞘管将结石挤压破碎(图 5-11)。结石较大时,最常用气压弹道碎石机和碎石杆将结石击打成小块,然后经鞘管冲出体外(图 5-12)。

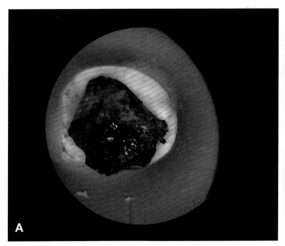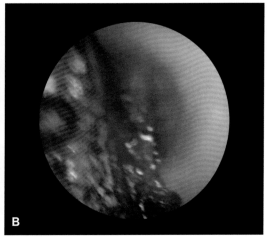

图 5-10　鞘管胆管内较小胆结石
A. 鞘管胆管内结石;B. 将结石冲出鞘管

5. 探查十二指肠乳头　多数情况下能够清楚看到十二指肠乳头以及乳头上非常松软的绒毛状凸起(图 5-13),并可见导丝或取石网篮进入十二指肠,硬质胆道镜也能够顺导丝或网篮缓慢进入十二指肠,并清楚看到宽阔的十二指肠肠腔和黏膜皱襞,还可见大量的结石碎渣被水冲进肠腔。

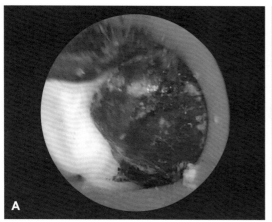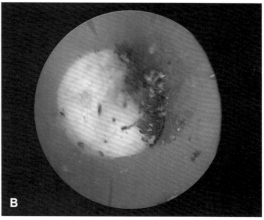

图 5-11　鞘管碎石排石
A. 鞘管壁切割结石；B. 将结石冲出鞘管

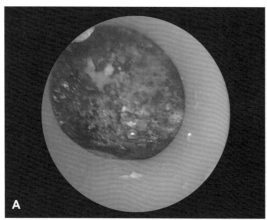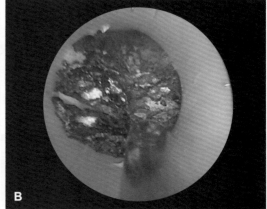

图 5-12　气压弹道碎石
A. 被鞘管固定的较大结石；B. 碎石杆将大结石破碎成小块

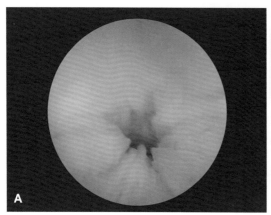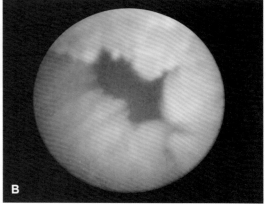

图 5-13　胆总管下端十二指肠乳头
A. 乳头略开；B. 乳头全开

6. 探查胆总管上段　将硬质胆道镜缓慢退至 T 形管瘘管开口处,重新调整导丝或取石网篮,将导丝或取石网篮推入胆总管上段,然后缓慢地将硬质胆道镜向肝总管上方移动推进,直至能够见到肝左、右管开口,即可开始观察肝左、右管内有无结石。一般胆总管上段结石较少,有时甚至没有结石,多为冲洗胆总管漂浮上来的结石。胆总管上段相对开阔,需要仔细观察,以免结石残留。如遇到肝左、右管开口狭窄和肝内胆管结石,则需要按照肝内胆管结石的要求给予处理。

7. 注意事项　①瘘管进入胆总管处常呈直角,弯度最大,术者不可使用暴力,需要有很大的耐心缓慢操作推进,并可以利用硬质胆道镜的镜身挤压直角处的管壁,使该角度变小。②鞘管应和硬质胆道镜同时推进,以便及时排出碎石残渣和冲洗液。碎石时要将鞘管对准并控制住结石,逐一处理,不可急躁,不可放空炮,以免击穿胆管壁,造成意外损伤。③如 T 形管进出腹壁的位置过于偏下,与胆总管夹角太大,硬质胆道镜要进入肝左管特别是进入胆总管下段就会非常困难。如在 CT、B 超确认瘘管沿腹壁下进入肝下,且瘘管上方无肠管的情况下,可以在胆道镜的监视下,重新在肋缘下进行经皮穿刺瘘管,建立新的瘘管,以缩短皮肤与胆总管间的距离,这样新的瘘管通道就可以便于硬质胆道镜进行胆总管下段的手术。

8. 引流管的放置　放置引流管是硬质胆道镜手术最后一个重要的操作。如果以后还需要做胆道镜手术,则不需要过多考虑引流管的位置;如果是预计以后不再做胆道镜手术时,一般需要在操作鞘管的引导下将引流管放置在胆总管下段。这种处理既便于引流和胆道冲洗,将胆管内的残渣集中到这里,又容易将细小的结石残渣冲入肠道,或引流出体外。

9. 处理胆总管结石　如果是肝内胆管结石手术继发的胆总管结石,则需要在处理完肝内胆管结石后,再按照胆总管结石的方法操作。也就是说,处理胆总管结石也就成了处理肝内胆管结石的最后步骤,以便保证整个胆道系统的通畅。

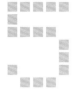

经胆总管瘘管硬质胆道镜肝内胆管取石术

经胆总管瘘管硬质胆道镜肝内胆管取石术（transcholedocho fistula rigid choledochoscopic lithotomy for hepatolithiasis）是硬质胆道镜取石术（RCL）经胆总管瘘管在肝内胆管的应用，也是硬质胆道镜最基本、最重要的手术之一。适应证主要是肝内胆管结石病（hepatolithiasis）和胆管异物。

一、取肝内胆管结石与取胆总管结石的关系

硬质胆道镜取肝内胆管结石和取胆总管结石，既有区别，又有很多相关和联系。胆管结石所处的部位不同，取石的难易程度也会不同。由于肝内胆管形态变异比胆总管复杂得多，取肝内胆管结石也会比取胆总管结石困难很多。在取肝内胆管结石的过程中，一定会有结石碎石渣落入胆总管，最后还必须清除胆总管内的结石，才能把胆管内的结石全部清除干净。可见肝内胆管取石术与胆总管取石术是不同的，但又是有相互联系的，分开命名和处理是非常必要的。

二、T形管体表位置对操作的影响

虽然硬质胆道镜取胆管结石的效率比纤维胆道镜高很多，但它是个硬的直镜，进入一些角度很大的胆管会非常困难。因此，针对肝内胆管结石的分布，恰当设计T形管出体表的合适位置，就显得非常重要。

T形管的体表位置对硬质胆道镜的操作难易程度有如下影响。

1. 在肝脏没有硬化变形的情况下，T形管应放在右侧肋缘下腹直肌旁外侧锁骨中线内侧的位置，硬质胆道镜可以经此瘘管进入肝左、右管和胆总管。

2. 如果T形管位于剑突下偏右侧，则硬质胆道镜经该瘘管进入肝右管更方便些，而进入肝左管就非常困难。

3. 如果T形管位于偏右侧的肋缘下，则硬质胆道镜经此瘘管容易进入肝左管，而进入肝右管则十分困难。

因此，具体情况还必须结合肝脏的形态和手术的主攻方向来综合考虑。

三、取石先后顺序

取石的先后顺序是,主要胆管的结石应尽早取,以便通畅引流。随着主要胆管结石逐渐取出以后,胆管结石"垮塌"效应会不断发生,小胆管结石也会不断脱落进入主要胆管。因此,小胆管结石宜缓慢取。

大部分肝内胆管结石位于肝内 1~3 级主要胆管,容易被发现。少部分肝内胆管结石的胆管开口比较隐蔽,当胆管炎症水肿明显时,常常在主要胆管开口上只有一个很小的开口或者仅仅只有一个黑点,甚至只有一个凹陷,非常难以辨别,需要结合 CT 才能发现它的位置。只有在取干净主要胆管结石后,再充分引流几周,等胆管水肿明显减轻,这些隐藏的胆管开口和胆管结石才有可能被发现。

四、长时间胆管通畅引流的好处

1. 减少胆管壁和黏膜水肿,减少胆管壁出血。
2. 保证坚固结实的瘘管壁的形成。
3. 减轻胆道压力,有利于胆管壁外肝细胞增生,缩小扩张的胆管。
4. 有利于看清隐形胆管开口,彻底清除干净隐蔽胆管结石。
5. 有利于清晰显示胆管壁(图 5-14),提高寻找胆管狭窄开口的成功率。
6. 有利于安全有效地进行切开狭窄胆管、胆肠吻合口狭窄等精细操作。
7. 有利于游走浮动的结石落入胆总管。
8. 有利于胆管结石,特别是末梢胆管结石,随着主要胆管结石取出后产生的"结石垮塌"效应,滑动、脱落进入主要胆管和胆总管,降低取石手术的难度,减少取石手术的次数。
9. 预防、减少胆心综合征、胆心反射的发生。

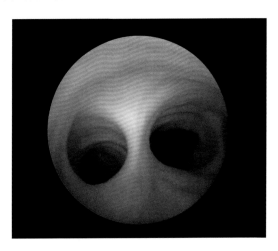

图 5-14　发现左外叶下段胆管结石

五、取石技巧

1. 操作鞘管应随着硬质胆道镜抵达结石附近,甚至用鞘管控制住结石(图 5-15),可有利于各种取石碎石操作。特别是胆管比较大的时候，结石会在胆管内游动，不易被对准和固定，采用鞘管固定结石就能使操作顺利进行。

2. 对于5mm以上的结石，主要采用气压弹道碎石、超声碎石。液电碎石、钬激光碎石的导线有一定的弯曲度，比较适合在纤维胆道镜中使用。当各种碎石工具将结石粉碎到5mm以下以后，小结石就便于经鞘管冲出体外（视频3）。

3. 对5mm以下的结石，可以采用取石网篮取石，以及经鞘管取出或冲出。也可用钳子钳夹结石（图5-16），用水冲出来。钳子钳夹结石是最常用最简单的碎石方法，但容易损坏，一旦损坏应立即更换，或采用其他的碎石方法碎石。

4. 对于铸型结石，因体积太大，需要用气压弹道碎石机进行碎石，才能将大结石变成小结石，才能够经鞘管排出。还可以用鞘管边缘切割铸型结石，将铸型结石由大变小。液电碎石和钬激光碎石主要针对较小的硬结石，对较大的铸型结石常只能起到钻洞的作用，不能起到破碎的作用。

5. 在取完主要的胆管结石后（图5-17），应主动寻找隐形胆管和隐蔽结石。对于末梢胆管附近角度太大的胆管，可以利用硬质胆道镜头部作为力量依托，将取石网篮顶住胆管侧壁，使

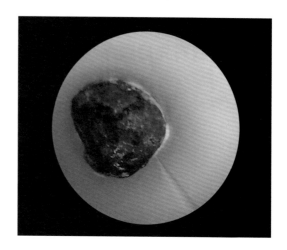

图 5-15　鞘管内待取出的胆管结石

视频 3　经胆总管瘘管硬质胆道镜探查碎石取石术

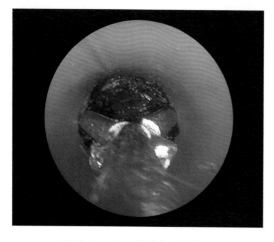

图 5-16　取石钳破碎胆管结石

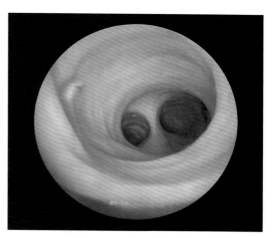

图 5-17　结石已被清除干净

取石网篮的头部弯曲,对准胆管(图 5-18),将取石网篮送入转弯的胆管内,张开取石网篮,来回抽动,这样就可以将胆管内的结石拉出来,将末梢胆管结石取净,还可将胆管内的絮状物冲洗干净(图 5-19)。这个技巧非常重要、实用,是纤维胆道镜不可能完成的操作,因为纤维胆道镜质地较软,使用网篮取石或引导时,纤维胆道镜不能提供稳定的支撑作用力,镜头会向后或侧面退让,难以将取石网篮送入侧方向上可能存有结石的胆管。

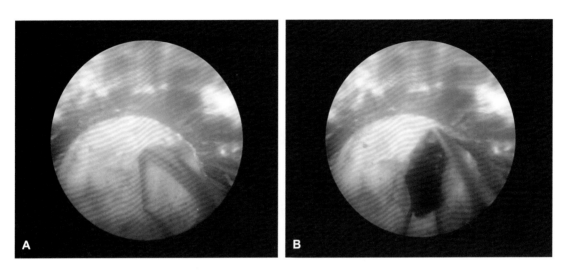

图 5-18　取石网篮取隐形胆管结石
A. 取石网篮进入隐形胆管开口;B. 隐蔽结石被取出瞬间

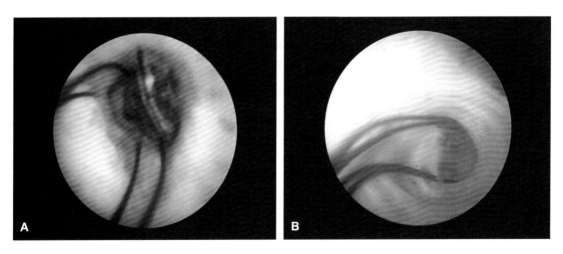

图 5-19　取石网篮取末梢胆管结石
A. 取石网篮撬动末梢胆管结石;B. 末梢胆管结石被取净后冲洗末梢胆管

　　6. T 形管瘘管一般都比较粗大,可经瘘管向胆总管下段放置很细的阻断球囊,阻止 90% 以上胆管内的冲洗水进入胃肠道,以减少腹腔内胃肠道的积液和腹胀,以及减少呕吐、窒息等严重并发症的发生。

7. 对于使用纤维胆道镜和硬质胆道镜仍然无法到达、看见、取出的体积较大的胆管结石,可以采用胆道镜B超双重引导技术,另造胆管瘘管进行取石,或者直接在结石区域胆管穿刺置管,碎石取石。

8. 对于体积较小(<1cm)、胆管开口已经闭塞的、接近肝脏表面的末梢肝内胆管结石,因不太影响肝功能,则可以放弃取石。

9. 取净胆管结石后,结石对胆管壁的刺激没有了,胆管壁炎症水肿和瘢痕会明显减轻,扩张的胆管会明显缩小,有利于后续的狭窄切开手术。

10. 硬质胆道镜应多使用、常规使用,纤维胆道镜在特殊角度时再使用,二者互相补充,各有优势,不可替代。

六、取石术后处理胆道狭窄和脱落结石

(一)胆管狭窄的处理

对于肝门部胆管、肝左管、肝右管以及肝内胆管存在有狭窄的患者,需要对狭窄处进行处理,扩大胆管通路后才能进行取石操作。即使是胆管相对狭窄的患者也需要对狭窄部位进行切开成形术或扩张成形术,以利于取石操作和术后引流,减少术后结石复发。具体的操作见本章第六节。

(二)脱落结石的预防和处理

肝内胆管结石取石术后,即使胆道镜下已经没有明显的大结石,但是仍然可能残留碎石残渣,或者有尚未发现的结石存在,特别是胆管比较粗大者,小结石容易在胆管内漂浮不定,难以捕捉到,而所有脱落的结石和残渣在患者恢复期行走后,都会坠落汇集到胆总管。因此,必须要考虑到以上因素,将引流管放置到胆总管下段。一则容易发现术后结石残留,二则方便冲洗或者取石。

七、经胆总管瘘管取肝内胆管结石的效果对照

硬质胆道镜通过胆总管T形管瘘管取肝内胆管结石、解除肝内胆管狭窄梗阻的疗效是确切而有效的,对肝脏和胆管的损伤是最小的。以下是典型的案例,通过手术前后CT片对比,显示胆管结石已经被取净,胆管狭窄已经解除,肝内胆管明显缩小,肝组织增生明显。以肝左叶铸型结石为例(图5-20),经胆总管瘘管入路,即可将肝左叶结石取净,避免了肝左叶切除术;以右后叶铸型结石为例(图5-21),经胆总管瘘管入路,即可将此结石取净,避免了行肝右叶切除术;以肝右叶巨大铸型结石为例(图5-22),经胆总管瘘管入路和经肝左管瘘管入路,将

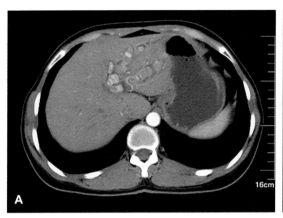
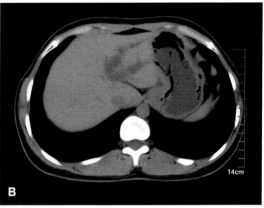

图 5-20 经胆总管瘘管取净肝左叶铸型结石

A. 术前;B. 术后

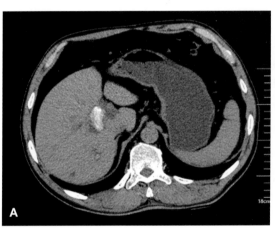
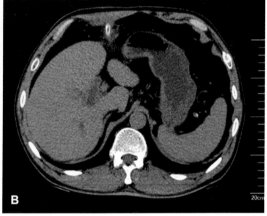

图 5-21 经胆总管瘘管取净肝右叶铸型结石

A. 术前;B. 术后

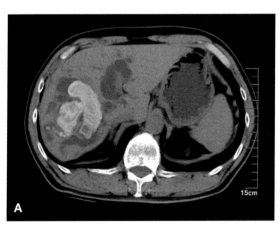
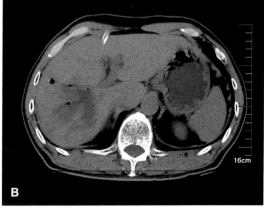

图 5-22 经胆总管瘘管和经皮经肝左管瘘管联合路径取净肝内巨大铸型结石

A. 术前肝右叶巨大铸型结石;B. 术后铸型结石被完全取净,肝内胆管明显缩小,肝组织明显增生全肝结石取净,胆管内径明显缩小,受挤压萎缩的肝细胞明显增生;以全肝结石为例(图 5-23),仅仅经胆总管瘘管入路即可以将全肝结石取净,胆管明显缩小。可见,采用硬质胆道镜经胆总管瘘管取肝内胆管结石大部分都能够成功。

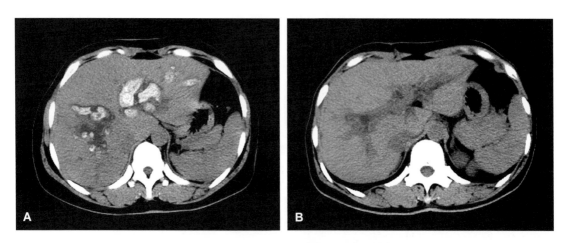

图 5-23　经胆总管瘘管取净肝内广泛结石
A.术前;B.治疗半年后复查,结石被完全取净,肝内胆管明显缩小,肝组织明显增生

极少部分的孤立结石因不影响胆管通畅,可以不取。经胆总管瘘管路径取肝内外胆管结石是非常安全和有效的,对于保护有功能的肝组织、保护肝功能,减少因穿刺肝脏而发生的肝损伤、减少结石复发也是非常有意义的。

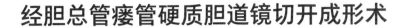

第六节

经胆总管瘘管硬质胆道镜切开成形术

一、适应证

经胆总管瘘管硬质胆道镜切开成形术是硬质胆道镜切开成形术（RC-IP）经胆总管瘘管在胆总管和肝内胆管的应用。主要针对胆总管、肝左管、肝右管、肝内胆管局限性良性狭窄（benign biliary stricture）进行精准的切开成形术，解除胆道梗阻。对部分恶性狭窄（malignant biliary stricture）可以通过切除部分恶性组织打通胆管，缓解胆道梗阻。

二、时机

由于胆管黏膜炎症水肿、出血、视野不清等困难情况常出现在胆管结石没有取净，以及胆管引流不通畅、时间不充足的治疗早期，并且在这一时期胆管瘘管尚未形成牢靠，因此，不建议在这个时期行硬质胆道镜切开成形术。

我们主张在二期瘘管形成、清除完肝内胆管结石，了解清楚胆管形态后再进行硬质胆道镜胆管狭窄切开成形术。

三、优势

取净肝内胆管结石以及解除肝内胆管的狭窄梗阻，是治疗肝内胆管结石最重要的两个关键技术和手术疗效判断指标。无论是开腹还是经瘘管肝内胆管取石，以及胆管狭窄切开成形术，硬质胆道镜都占有明显的优势。

特别是胆管狭窄的问题，现在主流的治疗方法仍然是开腹或腹腔镜手术，将肝左管、肝右管狭窄处切开、整形、扩大，再放置引流管支撑，或者行胆肠吻合术。但处理肝内的胆管狭窄则非常困难。

自从我科室 2015 年 4 月成功实施第一例经皮经肝硬质胆道镜切开成形术治疗胆肠吻合口狭窄以后，在硬质胆道镜下进行胆管狭窄切开成形术已经成为常规，并证实该方法稳定、安全、可靠。

对于瘢痕明显的狭窄,无论使用针形电刀切开,还是钬激光切开,都可以取得满意的效果。作者建议尽量使用针形电刀,因为针形电刀就是临床上常用的高频电刀,体积小,成本低廉,保管使用方便,以切割作用为主,相对来说瘢痕少。而钬激光成本贵,体积大,虽有切割作用,但无刻度标识,不易控制深度。

硬质胆道镜所使用的电刀为针形高频电刀,直径不足 1mm,是高压绝缘塑料包裹的电线,质地较软,前端裸露约 2mm,并可用钳子将前端折为钩形。为保证电切时的稳定性,必须保证硬质胆道镜的稳定,针形电刀必须靠近硬质胆道镜,伸出硬质胆道镜的长度不能过长,一般5mm 左右,以便以硬质胆道镜为依托进行操作。为保证操作的稳定性,还可以增加套管对针形电刀进行改良,以减少电线在操作管内的活动度。

四、操作步骤

下面以硬质胆道镜切开肝左、右管狭窄为例,具体的操作步骤主要有:

1. 在取肝内胆管结石的过程中,硬质胆道镜常需要经过相对或绝对狭窄的肝左、右管开口处才能进入肝内胆管进行取石操作。通过操作鞘管和镜身反复进出和挤压狭窄的胆管开口,可使狭窄处明显变宽,即便有短暂的出血,也可以实现事实上的扩张成形术,为以后顺利取石创造条件。

2. 在镜下将导丝穿过狭窄部位若干距离,并在体外固定好斑马导丝和操作鞘管。将硬质胆道镜退出后再进入鞘管内,将导丝放置在硬质胆道镜和鞘管之间。

3. 可以先使用取石网篮对狭窄的胆管进行扩张,使狭窄处的胆管增宽,再选择明显增厚的胆管壁进行针形电刀切开成形术。电切时使用甘露醇冲洗。

4. 电刀切割时一定要扶稳镜子,同时维持患者处于深度麻醉和完全肌松状态,必要时可以停止呼吸,以保证电切时身体和硬质胆道镜的绝对稳定。操作者也必须保持高度的警惕性,保证做到患者异动时能够立即停止手中的一切操作。整个手术过程中必须维持患者充分的麻醉和肌松、维持硬质胆道镜的持续稳定,这是顺利完成硬质胆道镜切开成形术的重要保证。

5. 电切时应从胆管壁厚的部位或左右两边的侧面开始(图 5-24),以电凝为主,如此切开操作既能保证切开足够大,又能保证不出血或少出血。一般肝内胆管狭窄只需要放射状切开1~2 处壁厚的狭窄处就可以达到扩大胆管的目的。不宜切开过深,以管壁质地变软即可停止。

6. 如出血,多数只需要用针形电刀或钬激光继续电凝烧灼几次,就可以止住出血。如果仍然不能止血,就用操作鞘管压迫管壁 5 分钟以上,并向鞘管内注入适量稀释的去甲肾上腺素液体。待出血停止后,仍然可以继续切割。

7. 切开的大小以能够通过操作鞘管和硬质胆道镜为原则,一是证明胆管通畅了,二是便于进行取石操作。在取净结石后,还可以回头再做一次狭窄切开,直到满意为止。

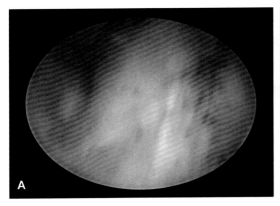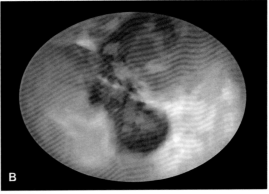

图 5-24　经胆总管瘘管肝左管开口处狭窄切开成形术
A. 狭窄的肝左管开口;B. 切开狭窄环

8. 取净结石后,应再次探查全部胆管,确认已经没有胆管结石和狭窄。

9. 引流管应剪有侧孔,放置在狭窄处以上的胆管内,以保证充分引流和对狭窄胆管的支撑。

五、取石网篮(扩张)切开成形术

取石网篮在处理小胆管膜性狭窄中的作用非常突出。取石网篮不仅具有扩张作用,网篮钢丝的切割作用也非常明显,因此,取石网篮可以同时有效地完成胆管膜性狭窄的扩张成形术和切开成形术。主要用于肝内段胆管狭窄。

具体操作方法主要是将取石网篮通过狭窄开口后伸展取石网篮,抓取结石后将取石网篮缓慢拖出,反复几次,就可以将狭窄开口明显扩张。狭窄口扩张后,取石更加清楚、方便、安全。即使局部仍然有明显瘢痕的部位,采用针形电刀等切割设备,就可以顺利完成狭窄的切开成形术。

但取石网篮对肝左、右管狭窄的扩张作用不明显。

六、硬质胆道镜取石术和切开成形术的关系

硬质胆道镜取石术和切开成形术是既独立又相互联系的两种不同的硬质胆道镜手术,因此,将肝内外不同部位的手术区分开来是十分必要的。因为各部位的解剖形态、走行不同,肝内胆管结石可能是局部的,也可能是全肝的,各部位手术之间都可以通过肝门部胆管和胆总管互相沟通,也就是肝内胆管取石术并不能孤立存在。

肝内胆管结石取石过程中,一定会有结石掉入胆总管,不可避免地要继续实施胆总管取

石术,必须将胆总管取石术和胆管狭窄切开成形术统筹处理。

总体上讲,想要完全分割各部位的手术也是不可能的,必须融会贯通,深刻了解各部位取石术和胆管狭窄切开成形术的特点,还要能够根据实际情况及时转变手术方式,只有这样才能够彻底清除干净肝内胆管结石,全面顺利完成胆道镜下的各种手术和治疗。

七、肝门部胆管狭窄的处理

该区域的胆管狭窄常常是一段胆管的狭窄,而不像肝左、右管的环状狭窄,处理起来最困难。多次放射状环状切开,并放置较大的引流管支撑,是该区域硬质胆道镜切开成形术的基本要求。经胆总管瘘管执行该区域切开成形术时,起支撑作用的引流管应放入肝左、右管内;而从经皮经肝瘘管执行该区域切开成形术时,起支撑作用的引流管应放入胆总管下端。根据我们的临床经验,该区域的胆管狭窄最顽固,支撑管需要长期保留,甚至终身保留。这样的局部微创手术处理,既保留了胆管血管和整个肝脏的完整性,又为今后可能的肝移植提供了方便。

如果经病理诊断确认是肝胆管恶性肿瘤,且导丝可通过胆管狭窄段时,就可以用针形电刀或钬激光切割肿瘤组织,取石钳或活检钳抓取切割下来的组织,逐渐打通狭窄的管道,再视情况放置普通引流管还是记忆金属支架。

医源性胆管异物和医源性胆管结石

自开展经胆总管及其瘘管,或者经皮经肝瘘管硬质胆道镜手术以来,在各种胆管断端、开口处发现医源性胆管异物,以及与之相关的胆管结石不断增多。包括各种腔镜或开腹手术经常使用的塑料、金属血管胆管夹,不可吸收的各种缝线,各种固化硬化的止血材料,以及相应产生的医源性胆管结石。

一、胆管息肉产生的原因和处理

1. 原因 由于胆管结石长期存在,常常有 20 年以上的发展期,胆管的慢性炎症在所难免,局部增生的慢性炎症性息肉也不少见(图5-25)。不可吸收的线结、夹子、止血胶、引流管等医源性异物刺激,也是产生息肉的重要原因。

2. 处理 通过烧灼、抓取息肉,能有效、完整地清除胆管内的息肉。镜下取活组织送病理检查也是必要的,以排除恶性变。

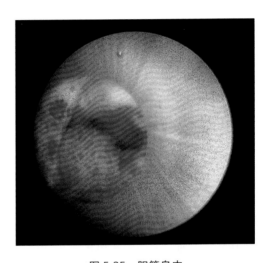

图 5-25 胆管息肉

二、胆管内医用缝线和夹子产生的原因和处理

胆管内所见到的缝线有黑色丝线(图 5-26)和不可吸收的尼龙线,可能因为结扎、缝扎胆管残端或出血的胆管壁而进入胆管内。传统外科手术常将肝断面行褥式缝合包埋,拔出 T 形管后,切口边缘的线结、夹子和止血胶受到周围组织的挤压,可卷折或坠落进入胆总管或肝内胆管。这些因素可能都是这些医源性胆管异物产生的重要原因。同时这些医源性异物必然产生

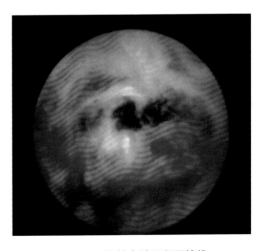

图 5-26 胆管盲端肝断面缝线

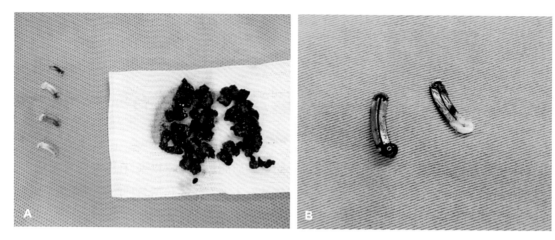

图 5-27　胆总管内塑料夹残留和医源性胆管结石
A. 结石和夹子；B. 色素沉着的夹子

新的胆管结石（图 5-27）。

　　在处理这些异物时，也需要缓慢多次处理，特别是缝线，需要用电刀烧灼，使其断线松脱，不可强硬撕拉，以防血管缝线突然松脱，造成大出血。建议使用可吸收夹和可吸收缝线，避免这些医源性异物和医源性胆管结石的产生。

三、胆管内止血胶固化结石产生的原因和处理

　　有一些医源性胆管异物虽然常见，但却是难以处理的。比如在封堵胆总管 T 形管或者控制肝断面出血时使用的医用止血胶，可凝结成坚硬的白色结石，并进入低压引流期间塌陷的胆管；还可渗透流入胆管内，并迅速凝集成结石，有时甚至与 T 形管黏附紧密，难以分离。即使拔出 T 形管后，T 形管周围的新生结石还是可以坠落进入塌陷的胆管内，并产生新的胆管结石。

　　止血胶固化结石非常坚硬，需要用碎石工具慢慢破碎和取出。由于新生结石的范围大，并有可能与胆总管前方的胃肠道紧密粘连，取石过程需要多次缓慢进行，以免发生胆管胃肠道瘘。对于这种类型的结石，钬激光碎石比较困难，常需要取石钳慢慢抓取。因此，这些胆管异物必须清除干净，否则，胆管结石极易复发。

　　建议胆总管和肝切除手术中禁止在胆总管和肝断面的胆管附近使用可凝固成结石的止血胶，禁止使用不可吸收夹。

四、医源性胆管结石产生的原因和预防

　　1. 原因　当胆管断端和胆管开口处出现较多缝线、组织血管夹和凝固的止血胶以后，进

入胆管的部分就会成为胆管异物,吸附滞留胆色素,形成胆管结石结晶,成为胆管内新生结石的核心,随着时间的推移,胆管结石就会不断产生和增大。

以往此类患者都被认为是胆管结石复发,目前看来这种医源性胆管结石与肝胆手术中胆管的不恰当处理方式有重要关系。

2. 处理　处理结石、清除异物是主要的治疗原则。只有将医源性异物全部取干净,才能阻止医源性胆管结石的发生。

3. 预防　鼓励使用可吸收线、可吸收生物夹来结扎缝合胆管断端和开口,胆管开口处禁止使用化学止血材料和不可吸收材料,以减少医源性胆管异物的发生。

术中术后其他注意事项

经胆总管开口进入胆总管、肝内胆管是硬质胆道镜手术最常用、最重要、最有效的手术入路。从硬质胆道镜各种入路的视野范围来看,胆总管解剖位置相对表浅,显露和切开胆总管相对容易,对肝组织的损伤最小,同时,经胆总管入路进入肝内胆管相对是顺行的方向,可以进入相对最多的肝内胆管。特别是肝左叶和右后叶的肝内胆管结石相对常见,硬质胆道镜均能够进入这些胆管。因此,术者应当尽可能多地选择胆总管入路,而不是选择经皮经肝入路;只有在不得已时才选择经皮经肝入路。

从硬质胆道镜手术并发症多少和严重程度来看,胆总管的直径明显大于肝内胆管,为取肝内胆管结石而放置的 T 形管也比较粗大,缝合固定比较牢靠,且引流效果最佳,引流途径短,只经过腹腔,不经过胸腔,这些有利因素为预防硬质胆道镜术后的各种并发症创造了很好的条件。

除需要重视以上这些硬质胆道镜手术的重要特点外,还需要在术中术后注意以下几点。

1. 无论开腹手术还是腹腔镜手术,寻找到胆总管就是成功的第一步。并且腹腔镜手术对腹腔和肝脏损伤较小,可多次完成该手术。

2. 胆总管切开的位置需要结合硬质胆道镜的目标位置来确定。以肝内胆管结石为主时,可在近肝门处切开胆总管,以便于硬质胆道镜伸入肝内胆管。以胆总管结石为主时,则应偏向于十二指肠侧切开胆总管,这样方便硬质胆道镜伸入胆总管下端。而在居中的位置切开,则可以兼顾肝内外胆管。

3. 为减少术中冲洗液溢出胆管造成腹腔污染,胆总管的切口不宜过大,应以操作鞘管的大小直径为宜,以期减少胆道冲洗液的外溢。胆道冲洗的压力也需要根据不同情况进行适当调整。腹腔镜下操作时应减少操作和减少冲洗,以减少碎石残渣溢出胆总管造成腹腔污染。T 形管瘘管下的操作可适当增加冲洗压力,一般操作时以达到视线良好为宜。需要冲洗结石和残渣时再将压力调大。在整个操作过程中需要注意患者心率、血压变化,尽量减低冲洗压力,以预防胆心综合征、胆心反射等严重并发症。

4. 应尽量使用口径大的鞘管。既可以增加冲洗液的顺利排出,又可以增加破碎结石随冲洗液排出。同时,还可以利用鞘管控制结石,利于碎石和排水。

5. 可以取出的胆管结石或者异物应尽快取出体外,或装入腹腔内的标本袋内,防止结石或异物不慎滑动进入各种脏器间的间隙,一旦进入将难以寻找。

6. 胆管内冲洗压力大导致结石残渣溢出胆总管时，需要用吸引器吸取，以免过多的残渣积液漫流到腹腔其他地方；如果结石残渣一旦黏附在腹腔大网膜和胃肠脏器的表面，将非常难以冲洗掉，容易导致腹腔感染。一旦大量含有结石残渣的液体漫流到盆腔和其他腹腔凹陷处，则要非常耐心地将这些积液吸出，并在盆腔放置引流管。

7. 胆总管太粗大时，应将胆总管修剪、整形、缩小到小于 1cm 左右，然后再放置 T 形管。缝合胆总管时还可以继续缩小胆总管直径，以期减少胆汁的滞留和结石的复发。

8. T 形管出体表的位置一般在剑突下偏右侧腹直肌外侧的肋缘下。当因肝叶切除和肝萎缩等原因导致肝脏形态变化时，需根据实际情况调整 T 形管出体表的位置。

9. T 形管瘘管形成的时间需根据患者营养状况、胖瘦程度、有无肝叶切除、有无网膜包绕、有无胆漏感染等诸多因素来综合判断。而硬质胆道镜瘘管通道要求比较高，需要一个稳固的胆管瘘管通道，正常营养状况下瘘管生成一般需要 1 个月以上的时间。

10. 人为修剪成半管的做法，虽然拔管容易，但半管在胆道内无法固定牢靠，活动度明显增大，两短臂呈尖头样，容易摩擦胆管壁，造成胆管出血，上短臂甚至可能刺破胆总管后壁和门静脉前壁导致无法救治的大出血。如果下短臂刺破胆总管前壁和十二指肠壁，则可能造成胆管十二指肠漏，该漏口常在硬质胆道镜二期手术中发现，并可经胆道造影证实。所以，T 形管应采用全管形式，短臂两侧也应剪切为平头，而不是尖头，以满足支撑胆管的作用，避免尖头刺伤胆管壁，甚至周围血管和肠管。

11. T 形管留置时间过久，会在胆管内经常晃动摩擦胆管壁，可造成胆管壁炎性肉芽组织的产生，引起胆管不全梗阻，因此，需要尽早拔出，清除这些胆管内的炎性肉芽组织。

12. 对首次穿刺置管或探查胆管，应在术前、术后应用类固醇皮质激素、阿托品等，以提高心率、提高机体的应激反应能力，从而能够较好预防、治疗胆心综合征和胆心反射等严重并发症。

13. 如果放置引流管的鞘管因胆管弯曲度大而弯曲，可以改用金属鞘管，使瘘管通道变直，既可保护胆道镜，又方便放置引流管。

14. 经皮经肝硬质胆道镜手术的术中、术后注意事项与经胆总管硬质胆道镜手术有很多相似之处，读者可以借鉴，后面的相关部分作者就不再赘述。

第六章

经皮经肝硬质胆道镜手术

第一节

经皮经肝硬质胆道镜手术的一般要求

一、谨慎安全建立经皮经肝胆管瘘管通道

经皮经肝硬质胆道镜手术是在经皮经肝胆管引流术(PTCD)和纤维胆道镜取石术(PTCL)基础上发展起来的,是除经胆总管和肝断面之后第三种进入肝内胆管的路径。即使已经存在经皮经肝胆管引流通道,仍然需要实施扩大的经皮经肝胆管引流术(E-PTCD),才能够进行硬质胆道镜或纤维胆道镜的手术。PTCD 和 E-PTCD 既有先后的联系,又有本质的不同。而 E-PTCD 是进行纤维胆道镜和硬质胆道镜下各类手术的先决条件。

在建立扩大的经皮经肝胆管引流通道和实施硬质胆道镜手术过程中,都存在一系列的并发症,必须认真对待。但大部分并发症是可控的,其中影响最大的是肝硬化程度和胆管的直径。应选择较粗大的胆管进行穿刺置管,建立经皮经肝胆管瘘管通道,禁止在有明显肝硬化的细小胆管进行此类操作。

实际上,相当数量采用经皮经肝路径治疗的患者,常合并有胆汁性肝硬化(biliary cirrhosis)和肝脏形态的明显改变,这将明显增加经皮经肝硬质胆道镜手术的风险,使疗效也会大打折扣,因此,需要采取谨慎的态度开展此类手术。

为减少肝损伤、提高工作效率,应选择直径较小的硬质胆道镜。

二、经皮经肝入路与经胆总管入路的关系

在执行经皮经肝硬质胆道镜手术之前,术者必须明白,建立经皮经肝胆管瘘管通路,即行扩大的经皮经肝胆管引流术比经胆总管的瘘管通路更复杂、更危险,并不是一个简单、容易的操作,而是在经胆总管通路难以建立或者经胆总管瘘管通路无法完成硬质胆道镜诊疗的情况下,才考虑的从另外一个通路解决肝内胆管问题的有效办法。因为经皮经肝硬质胆道镜手术比经胆总管瘘管的手术复杂很多,并发症也多很多。能够经胆总管入路解决的问题就经胆总管入路解决,而不要轻易采用经皮经肝的胆管通路解决。特别是经肝右叶穿刺置管,通常只能解决一支肝右叶胆管的局部问题,并不能解决肝右叶其他肝管的问题。如果一定要解决,则需要穿刺多根肝右管,如此一来,扩张肝右叶胆管瘘管所造成的肝损伤将很大,遗留的问题

会很多,最终的疗效可能并不好,得不偿失。

三、封闭的经皮经肝胆管瘘管更安全

经皮经肝胆管瘘管形成以后,封闭的瘘管就将胆管与腹腔、胸腔隔离,硬质胆道镜诊疗过程中产生的污水和碎石渣就不可能进入腹腔和胸腔,给硬质胆道镜碎石和冲洗操作创造了很好的安全环境。这样,经过结缔组织充分生长而形成的封闭的胆管瘘管,将大大减少在建立胆管瘘管通道过程中和硬质胆道镜诊疗过程中引起的各种并发症,最适合那些胆管结石比较多且复杂、需要多次硬质胆道镜诊疗的肝内胆管结石和胆道狭窄的患者。

因此,硬质胆道镜的主要操作应该在胆管瘘管形成牢固以后再进行。

四、经皮经肝硬质胆道镜手术的麻醉方式

由于硬质胆道镜诊疗的特点以及对胆管的影响,经皮经肝硬质胆道镜的任何手术都应该在气管插管、静脉全身麻醉状态下进行,以保证完全的麻醉和满意的肌松,甚至必要时可以使患者停止呼吸,以确保穿刺胆管和切开成形术的稳定环境,确保穿刺胆管和硬质胆道镜下切开狭窄手术的顺利完成。

术前、术中、术后应使用类固醇皮质激素、阿托品、抗生素,以提高机体和心脏的应激反应能力,从而预防胆道感染、胆心综合征和胆心反射等严重并发症的发生。连续硬膜外麻醉对疼痛和肌松的控制不理想,应尽可能减少使用。

经皮经肝硬质胆道镜探查活检术

经皮经肝硬质胆道镜探查活检术是通过已有的足够大的经皮经肝胆管瘘管通道,将硬质胆道镜送入肝内胆管内,检查肝内胆管的情况,对异常的新生物进行活检、取出的手术。

该手术开始于20世纪70年代末80年代初,主要用于胆管内疾病的诊断和简单的活检[26-27]。

一、手术时机

经皮经肝硬质胆道镜探查活检术,在胆管瘘管通道建立之初就可以立即进行,也可以根据实际情况在通道建立2周以后再进行。因胆道疾病常常伴随有长期的胆道梗阻、胆汁淤积,甚至感染,建议在胆管体外通道建立1个月以后,甚至更长的时间再进行较为仔细的探查。那时瘘管通路与腹腔、胸腔已经隔绝,可以避免腹腔和胸腔感染,保证手术安全。初期的胆道探查、取石,也是以放置安全有效的引流管、建立稳固的瘘管通道为目的。

二、主要操作步骤

下面以肝左管入路为例,具体手术操作步骤和注意事项如下:

(一) 一期探查

1. 在全身麻醉下,在B超(最好使用穿刺引导支架)引导下,以肝左管及其附近的肝管为穿刺目标,我们将此点区域称为最佳穿刺点,穿刺的方向以斜向胆总管方向为佳,便于以后的硬质胆道镜操作。有时为避让血管,保证安全,可能不得不改变穿刺方向。穿刺成功并放置导丝、完成首次扩张后,即完成了PTCD。随后继续从小到大(8~18F)逐级使用扩张器,将经皮经肝胆管瘘管扩张至足够大,一般16~18F,即成功完成E-PTCD。具体操作详见有关章节。

2. 一期探查手术的主要目的是扫清胆管内的障碍物,以便放置通畅牢固的引流管,同时观察清楚胆道内的情况。如有结石就取石,如有狭窄则需要扩张狭窄,使引流管能够放置比较深,更加接近胆管中心区域(图6-1),即肝门部胆管,以保证有效、通畅引流和防止引流管滑脱。

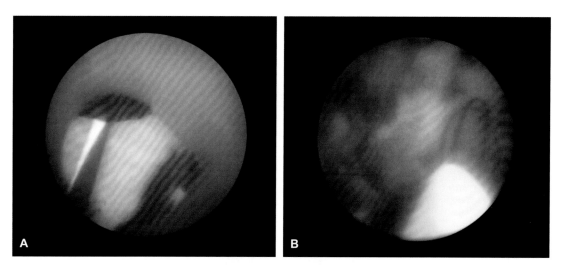

图 6-1　进入肝内胆管

A.胆管内积血和血凝块;B.取石网篮抵近肝门胆管

(二)二期探查

1. 二期探查是指在胆管瘘管通道建立以后 1 个月以上进行的硬质胆道镜探查。这时的瘘管已经相对比较结实可靠,经充分引流,胆管壁炎症减退明显,也不容易出血,胆管内的结构特别是胆管开口更加清晰(图 6-2)。按照实际情况,我们建议在建立瘘管 4 周以上再进行二期探查。因为肝脏活动度大,特别是肝右叶,呼吸动度大,瘘管形成到比较牢固的时间要明显晚于肝左叶。二期行胆道镜探查时,如胆管黏膜水肿明显减轻,则更加有利于辨认胆管内结构,以及进行取石、扩张、镜下针形电刀切开、活检等操作,手术更加安全。

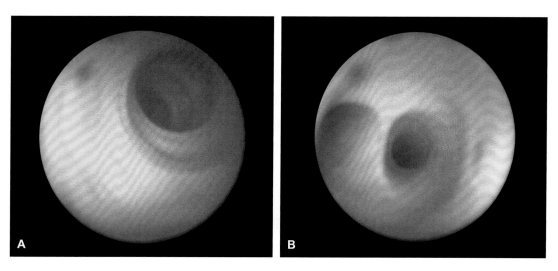

图 6-2　取石后再引流 4 周后清晰的肝内胆管

A.3 级胆管;B.4 级胆管

2. 如果胆管弯度较大,可以借助取石网篮引导,进入下一级胆管(图6-3)。

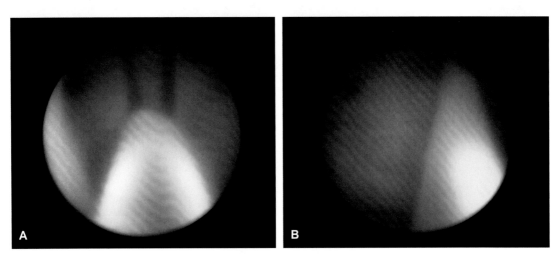

图6-3　取石网篮引导硬质胆道镜探查取石
A.挤压取石网篮头部;B.取石网篮弯曲、引导硬质胆道镜

3. 探查的顺序　以肝左管入路为例,理论上硬质胆道镜可以进入左外叶上下段胆管,包括左内叶胆管。进入肝右叶胆管也会比较顺利,多数情况下可以缓慢进入胆总管;但常常要在清除干净肝内胆管结石后,才能看清楚胆管壁,并在斑马导丝导引下进入胆总管下段、十二指肠乳头(图6-4)。

(三) 硬质胆道镜活检术
硬质胆道镜活检术主要有三种方式。第一种方法是直接使用活检钳抓取组织,或用鞘管铲除过多的绒毛状息肉,也可以不断抓取新生物的表面组织,取出后放在纱布上或者干净的纸张上面(图6-5)。如遇到创面出血,可用针形电刀止血,或者用钬激光止血。第二种方法是用电刀楔形切割可疑的新生物,再用活检钳抓取已经切割快要脱落的组织,并且可以多次多部位切取(图6-6)。但切割的深度需要把控,不要太深,以免发生创面出血。如果创面发生出血,就继续使用针形电刀止血,或者用钬激光止血,或用鞘管压迫止血(图6-7)。第三种就是用专用的刮匙或刷子刮取、刷取胆管表面的组织。

(四) 医源性异物取出术
最常见的医源性异物是腹腔镜手术中使用的塑料夹子和止血胶凝固物。一般碎石工具对其常无效,钬激光有效,但比较慢,需要仔细缓慢多次钳夹,才能够完整取出医源性异物(图6-8)。对于胆管壁内的线头,则需要用高频电刀和剪刀仔细地、逐步地、由浅入深地切断缝线,切开管壁瘢痕,以防止尚未完全闭合的血管出血(图6-9)。胆肠吻合口的尼龙缝线常常环

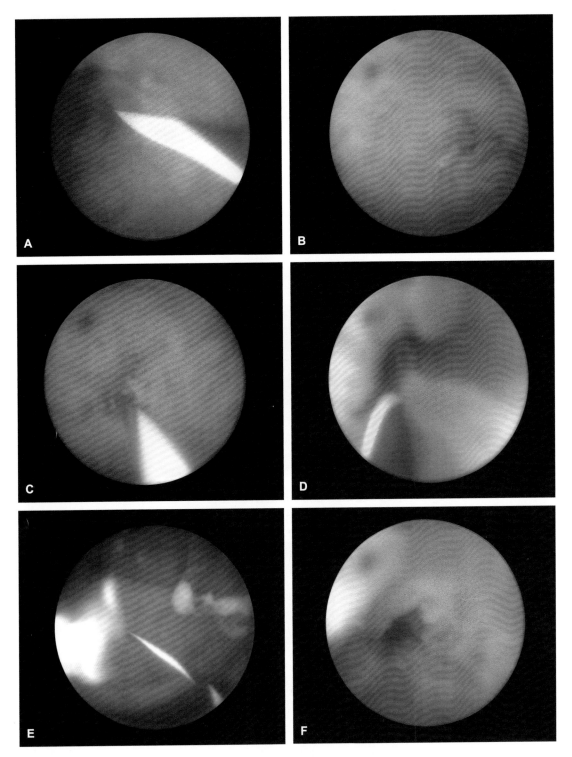

图 6-4　探查胆总管下段和十二指肠乳头

A. 探查胆总管；B. 十二指肠乳头；C. 使用斑马导丝探查十二指肠乳头；D. 导丝插入乳头内；E. 进入十二指肠；
F. 乳头经扩张后松弛开放

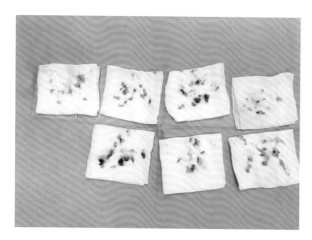

图 6-5　用鞘管铲除法切除肝内胆管黏液瘤

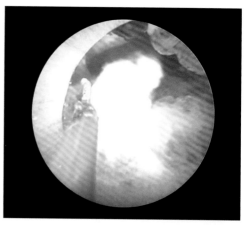

图 6-6　电切和钳夹法切除胆肠吻合口息肉

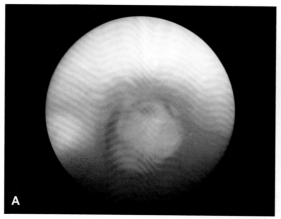

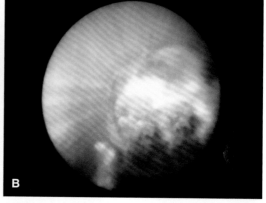

图 6-7　楔形切除胆管内新生物

A. 发现胆管内息肉样肿物；B. 针形电刀根部切除肿物

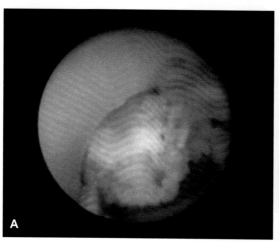

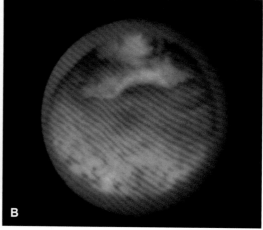

图 6-8　硬质胆道镜经皮经肝瘘管取胆总管异物

A. 胆总管前壁白色硬质异物；B. 胆总管内残留异物

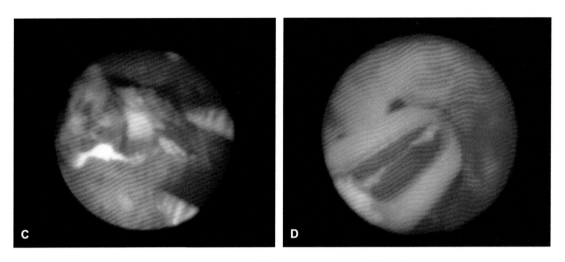

图 6-8（续） 硬质胆道镜经皮经肝瘘管取胆总管异物
C. 钳夹胆总管残留异物；D. 与肝右管的引流通道会师

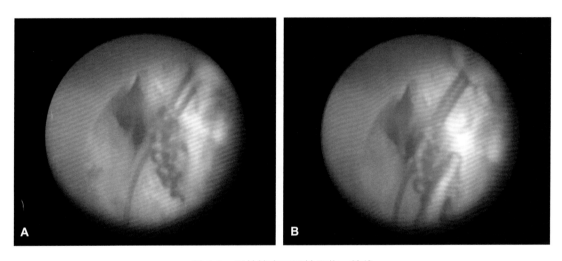

图 6-9 肝总管内医源性异物—缝线
A. 缝线显露；B. 高频电刀切断缝线

绕吻合口，也需要分期切断和拔除，特别是胆肠吻合口处裸露在外的缝线必须清除干净，有助于防止结石复发（图 6-10）。

　　建议在胆肠吻合口禁止使用尼龙缝线；在各种胆管断端和开口缝合处，禁止使用塑料夹子和化学止血胶。具体原因和处理方法的详细内容，详见医源性胆管异物和医源性胆管结石相关章节。

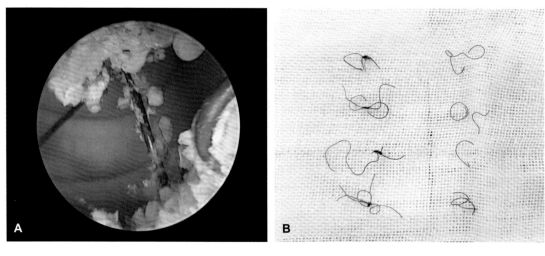

图 6-10　胆肠吻合口狭窄处的结石和缝线
A. 胆肠吻合口处的无损伤缝线；B. 取出的大量缝线

（五）放置引流管

胆道探查完毕，或者手术结束以后，必须在胆道内继续放置引流管，以保证引流通畅。可以将稀释后的去甲肾上腺素液体经引流管注入胆管瘘管内，保留 10 分钟左右，防止继续出血。体外固定好引流管，可以使用我们发明的倒刺固定引流管的方法（图 6-11）。

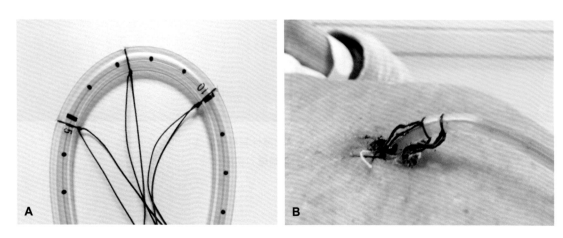

图 6-11　胆管瘘管引流管楔形（倒刺）固定法
A. 引流管上人为制造的倒刺；B. 倒刺引流管固定装置实际应用中

经皮经肝硬质胆道镜取石术

经皮经肝硬质胆道镜取石术是采用硬质胆道镜通过新建立的经皮经肝胆管瘘管或已经存在的经皮经肝胆管瘘管,进入肝内胆管取石的技术。是硬质胆道镜取石术(RC-L)的重要部分。

经皮经肝硬质胆道镜取石术是在经皮经肝纤维胆道镜取石术的基础上发展起来的,由日本的医师首先开展[23,28]。碎石设备从最初的机械动力的气压弹道碎石发展到液电碎石,再到钬激光,逐步完善[29]。我国在张宝善教授带领下也很快开展,我科室在2000年前后开展此手术,并在部分患者使用了硬质胆道镜,此后,逐渐在开腹手术、腹腔镜手术和经皮经肝手术中大量使用硬质胆道镜。

由于纤维胆道镜的镜身软,容易损坏,其取石操作效率远不如硬质胆道镜,再加上肝内胆管结石可能特别多,分布广,特别是处理铸型的肝内胆管结石非常困难,使纤维胆道镜技术的推广受到明显限制。随着硬质胆道镜成套设备的更新换代,以及在胆管取石碎石方法、解除胆道狭窄梗阻两个方面取得的重要技术进步,特别是治疗铸型胆管结石上的技术进步,硬质胆道镜的技术优势和成本优势再次受到外科医师的重视和青睐。

一、适应证

经皮经肝硬质胆道镜取石术的主要适应证是原发性肝内胆管结石和胆总管结石,以及合并有胆管结石的胆管狭窄,胆肠吻合口狭窄,胆管异物,胆管肿瘤,胆源性胰腺炎等。

随着新型专业化硬质胆道镜的出现,结合设备和人体解剖结构特点,我们不断对硬质胆道镜的技术理论和操作方法进行了深入细致的研究和总结,特别是总结出各种并发症的预防和处理方法,多种不同的取石碎石方法和技巧,以及胆道狭窄切开成形术、扩张成形术等多方面的成功经验,极大地丰富了硬质胆道镜技术理论,为扩大手术范围、治疗各种复杂的肝内胆管结石提供了技术和安全保证。

二、经肝左管瘘管路径取石

以肝左管入路为例,其具体手术操作步骤和注意事项如下:

1. 在全身麻醉下,在B超(最好使用穿刺引导支架)引导下,以肝左管及其外侧的肝管作为最佳穿刺点,完成PTCD。随后继续从小到大(8~18F)逐级使用扩张器,将此经皮经肝胆管瘘管扩张,即成功完成E-PTCD;而成功顺利建立肝内胆管体外瘘管通道是进行硬质胆道镜取石术的先决条件和关键技术之一。建立肝内胆管瘘管通道的具体操作详见有关章节。

2. 一期取石　一期硬质胆道镜经瘘管取石手术的主要目的是放置通畅牢固的引流管。在扫清胆管内障碍物的同时,使引流管放置更深些,引流更通畅些,更加接近胆管中心区域,即肝门部胆管,以保证有效通畅的引流和防止引流管滑脱。为了减少硬质胆道镜撬动、挤压肝组织所引起的血管和肝组织损伤,降低因冲洗胆管引起的胸腔、腹腔感染,以及胆心反射等严重并发症,术者应尽量减少一期硬质胆道镜操作,等待瘘管形成好了以后再做二期手术,这样才更加安全。

3. 二期取石　即在胆管瘘管通道建立4周以上进行的硬质胆道镜探查取石。这时的瘘管已经比较结实可靠,经过充分引流,胆管壁炎症减退明显,也不容易出血,胆管内的结构特别是胆管开口更加清晰、更加容易辨认;取石、扩张、镜下针形电刀切开、活检等操作更加安全,各种并发症会大大减少。

4. 取石的顺序　①以肝左管入路为例,理论上硬质胆道镜可以进入左外叶上下段胆管,应先将该区域的胆管结石逐步清除干净,并建立通畅的引流,以树立取净结石的信心。②然后再进入肝右叶胆管取石,有时可能还需要扩张或者切开肝左管开口狭窄,目的是将操作鞘管顺畅抵达肝右管和胆总管,同时实现通畅引流的目的。③最后需要缓慢操作,进入胆总管取石,因为会有相当多的肝内胆管结石碎渣随冲洗液落入胆总管。特别是经过长期引流,一些隐藏有胆管结石的胆管开口才可能显现出来,一些高位的结石才有可能伴随胆管结石的"垮塌"效应脱落下来。④在确认没有结石和残渣,硬质胆道镜能顺利通过十二指肠乳头进入十二指肠后,才能确认胆管内有无结石,这也是确认胆管有无结石残留的金标准。⑤硬质胆道镜直接进入右前叶分支胆管有时有一定困难,需要通过挤压胆管壁、弯曲取石网篮才可以进入右前叶胆管分支取石,这是一个非常有用的取石技巧,可以弥补硬质胆道镜在终末细小胆管不能弯曲的缺陷。⑥同时纤维胆道镜也可以经过肝左管通路取右前叶胆管内的结石。当硬质胆道镜难以进入胆总管时,使用纤维胆道镜冲洗、移动、抓取胆总管结石也是非常有效的。⑦有些隐藏有结石的胆管开口常常要在清除干净主要肝内胆管结石后才能被发现。由于B超对阴性胆管结石的敏感性高于CT,术前需要结合CT和B超检查,术中结合胆道镜检查,才能确认这类开口的位置。

5. 取石的技巧　取石的技巧主要有:①碎石,即采用碎石设备将较大的结石打碎或变小,将石渣冲出体外,或冲入肠道。主要的碎石方法有钳子钳夹、气压弹道碎石、超声波碎石、液电碎石、钬激光碎石;还可以使用鞘管挤压破碎结石。②取石,即使用取石工具将较小的结石通过操作鞘管取出体外。用钳子钳夹结石,经鞘管取出,廉价耐用;或用取石网篮取出。③冲洗排石,是最快的取石方法,通过硬质胆道镜持续冲洗小于鞘管的结石和残渣,经鞘管排出体外。

6. 隐蔽肝胆管结石(hide hepatolithiasis) 隐蔽结石多处于胆管中段或末梢段,胆管开口隐蔽,多为小开口,开口处常有结石黑点影或絮状物,且常常位于硬质胆道镜的侧方,容易遗漏。即使用纤维胆道镜能够看到开口,也是力不从心的,因为纤维胆道镜镜头部的活动度非常大,不能给取石网篮操作提供一个强有力的支撑作用,取石网篮一旦触及开口,镜头会立即移位,难以进入隐形胆管开口。而硬质胆道镜则不同,镜头部非常稳定,取石网篮可以镜头部为支点,再借用取石网篮可弯曲性,将取石网篮送入隐形胆管开口内,通过反复扩张开口和来回抓取结石,就可以将隐形胆管结石取出。

隐形肝胆管结石(stealth hepatolithiasis)实际为 X 线、CT 的阴性结石,常伴行于阳性结石旁边,质地软,一般小于 5mm,或呈泥沙样,明显增加结石分布范围,而 CT、MR 却不易发现。对于此类型结石,同样需要使用取石网篮或软质胆道镜进入弯曲的胆管取石。在这种情况下,硬质胆道镜的作用非常明显,难以替代(图 6-12),为取净肝内胆管结石和预防胆管结石的复发起到了非常重要的作用。

7. 对于胆管中发现的血管胆管夹子、线头(图 6-13)、止血胶固化物等,则需要按照医源性胆管异物来仔细斟酌处理,详见相关章节。

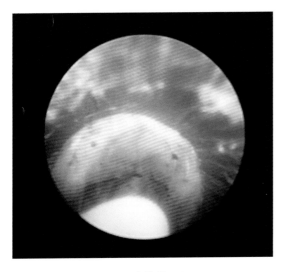

图 6-12 隐蔽结石入口

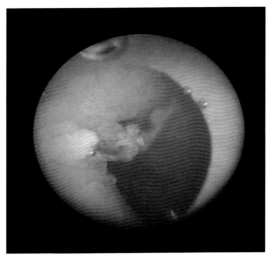

图 6-13 胆管壁内线头

8. 经肝左管入路常常是经胆总管入路的补充路径,而经胆总管入路联合经肝左管入路是硬质胆道镜诊疗肝内胆管结石的最佳路径组合,覆盖面最大,即使全肝结石也能够取净,治疗效果显著(图 6-14)。

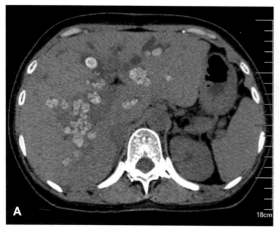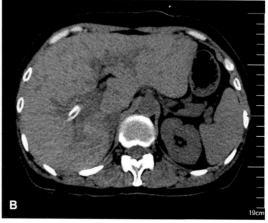

图 6-14　经胆总管和肝左管入路取净全肝弥漫型胆管结石
A. 术前全肝弥漫型肝胆管结石；B. 取净全肝胆管结石，肝内胆管明显缩小，胆管周围肝组织明显增生

三、经肝右管瘘管路径取石

经肝右管硬质胆道镜取石的注意事项（视频 4）：

1. 经肝左管穿刺置管建立瘘管通道后，绝大部分患者都可以顺利完成取净肝内胆管结石、解除肝内胆管狭窄的治疗，而经肝右管穿刺置管建立瘘管通道所产生的并发症比较多，所以，只有在不得已时才行肝右管穿刺置管。

视频 4　经皮经肝硬质胆道镜碎石取石术

2. 经肝右管穿刺置管建立取石通道，其实并不适合肝右叶的肝内胆管结石，除非胆管结石局限，否则需要穿刺多根胆管才能够将肝右叶胆管内结石取干净。特别是已经切除肝左叶的患者，已经没有经肝左叶进行肝胆管穿刺置管的可能。仅仅左外叶切除、保留有足够多的左内叶者尚可尝试经左内叶穿刺肝左管或经肝门部胆管进行肝右叶胆管取石的操作；或经肝右管穿刺置管，在胆道镜和 B 超双重引导下再行肝左管穿刺置管，建立肝左管瘘管通路，最后经肝左管路径进行肝右叶胆管取石的操作，以减少肝右叶的损伤，同时实现取净结石的治疗目的。

3. 经右前叶胆管是较好的经肝右叶胆管穿刺置管路径，但穿刺点应选择在接近肝右管根部区域，优点是既可以处理肝右管根部区域的结石（图 6-15），同时也方便进入右后叶胆管，因此该路径也是处理右后叶结石的较好路径。但硬质胆道镜难以处理右后叶末梢胆管内的结石，只能通过取石网篮和纤维胆道镜取石。

4. 对于肝左叶切除术后肝右叶仍然存在较多肝内胆管结石的病例，最好继续经腹、经肝门部胆管路径建立瘘管通路，采用硬质胆道镜取石。这样可以减少因多次胆管穿刺置管对肝脏的损伤，减少或延迟术后胆管结石的复发。只是多数情况下患者已经多次手术，建立胆总

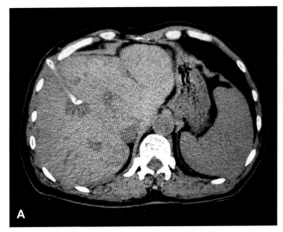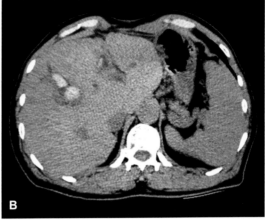

图 6-15　经右前叶胆管瘘管取肝右叶结石
A. 术前结石；B. 术后，结石被取净

管瘘管非常困难。

四、孤立肝内胆管结石的处理

孤立肝胆管结石(isolated hepatolithiasis)是指胆道镜不能在胆管内发现找到的结石。该类胆管结石常常位于两支主要胆管之间，结石所在胆管通向主要胆管的开口完全封闭，或者隐藏在细小的侧支胆管内，难以发现。对于此类型胆管结石，需要依据结石的所在部位分别处理。

1. 位于肝脏边缘　因胆管结石位于肝脏边缘，如膈面附近，对肝内主要胆管的胆汁通道没有影响；即使通过常用的胆总管路径和经皮经肝路径也难以进行取石操作，如果直接穿刺取石，则可能损伤肝脏周边的组织和器官，如膈肌、大的血管等。因此，应放弃处理。开腹或腔镜手术时可以考虑取出。

2. 位于肝内　只要 B 超证实直接穿刺路径上没有大的血管，一般都可以对该类型结石进行直接穿刺取石，多数可以发现开口，少数仍然不能发现胆管开口，只能穿刺取石。为保证引流通畅，需要确保胆管结石取净后，结石部位的胆管与中心胆管有流出通路。甚至可以切开胆管壁使两路胆管相通。

所以，经治医师必须充分了解各类手术和入路的利弊得失，为患者选择一种合适的创伤小、疗效好的治疗方法，并尽可能多地保留肝组织，尽力保护肝功能，减少开腹手术和肝切除手术，以减轻患者的痛苦。

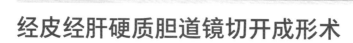

第四节

经皮经肝硬质胆道镜切开成形术

一、临床意义

经皮经肝硬质胆道镜切开成形术(PTRC-IP)是采用硬质胆道镜经皮肤和肝实质形成的肝内胆管瘘管通路进入肝内胆管,对胆管内狭窄部分进行切开成形、扩大胆管内径的一种微创手术,是硬质胆道镜切开成形术(RC-IP)的重要组成部分。2015年4月广州医科大学附属第一医院微创外科中心肝胆外科将该手术首次用于治疗胆肠吻合口狭窄患者取得成功,并在当年的全国外科年会上和次年的医学杂志上公开报道[8]。以后又经不同的路径应用于肝内胆管各种狭窄的治疗。

该手术不仅能够解除胆道狭窄,还能够在解除胆道狭窄后取石,扩大治疗范围,可明显提高治疗效果。

二、适应证

切开成形术主要适用于肝左、右管开口狭窄、肝内的主要胆管狭窄、胆总管狭窄、胆肠吻合口狭窄。慎重用于恶性胆管狭窄。

三、主要操作步骤

对于胆肠吻合口狭窄的患者,主要术式是肝管空肠端侧吻合术(hepaticojejunostomy),其他式式还有胆总管空肠侧侧吻合,或者胆总管十二指肠吻合。

我们就以肝管空肠端侧吻合-胆肠吻合口狭窄为例,归纳经皮经肝硬质胆道镜切开成形术主要步骤和注意事项:

1. 麻醉　整个手术需要在气管插管、静脉全身麻醉下进行。整个手术过程中确保患者处于完全的麻醉和肌松以保证其在手术过程中的安全。

2. 提前预防并发症　术前清洁肠道,术前和术中使用类固醇皮质激素、抗胆碱药和敏感抗生素,预防胆道感染、胆心综合征、胆心反射等严重并发症。

3. 胆道准备 经肝左管或肝右管行 E-PTCD 成功后,一般需充分引流 4 周以上,等待瘘管形成比较结实牢固,再清除胆管内结石,在显露肝内胆管通路确认胆肠吻合口开口位置后,才可以进行经皮经肝硬质胆道镜切开成形术。

4. 寻找开口的位置 镜下确定胆肠吻合口开口位置一定要与胆道造影的情况结合起来综合分析。胆道造影时可以显示对比剂进入肠道,而镜下却找不到胆肠吻合口开口的情况经常发生。如果胆道造影时发现对比剂进入肠道很少,则需要夹闭引流管,人为造成胆管和吻合口扩张后才能进行下一步手术。可以通过胆道造影分析对比剂流入肠道的具体位置,距离标志位置有多远?有的胆肠吻合口狭窄非常严重,如针孔大小,甚至看不到任何吻合口的痕迹,且位置不一定好辨认,需要非常耐心,甚至多次探查后才能找到。

5. 开口准备 发现开口后应立即将导丝插入吻合口空肠侧足够长,并将导丝放置在操作鞘管和硬质胆道镜之间,硬质胆道镜通过狭窄进入肠道,即可确认。做胆肠吻合手术的原因不尽相同,有些开口的位置非常难辨认,需要用导丝、取石网篮或钳子不断探查,甚至切除部分瘢痕组织后才能发现和显露出来。

6. 定位血管位置 结合 CT、MR、B 超对胆肠吻合口周围的血管走行进行分析,特别是动脉的走行,其可能影响针形电刀切开狭窄。

7. 切开成形 将有色斑马导丝放置在通道中央,双手扶稳硬质胆道镜,在硬质胆道镜和操作鞘管抵近吻合口后,左手扶镜,右手三指捏拿针形电刀电线(可以用较粗的引流管套住针形电刀),脚面完全离开电极脚踏开关。先将针形电刀头来回运动,触及狭窄部位,通过上下左右摆动硬质胆道镜控制针形电刀在胆肠吻合口前方上下左右的位置,通过推进和拖出针形电刀控制其前后的位置,同时还可以触及感受吻合口质地的软硬。然后将针形电刀放置在瘢痕上,通过移动硬质胆道镜手持端,用电刀自上而下切开,由里到外或由外到里放射状切开。切开的部位和范围仅限于瘢痕组织,切开的深度到触碰瘢痕组织变软为止。切开的深度不可过度,不可冒进,要逐步多次进行。随着电刀切开深度的增加,可见狭窄瘢痕的"裂口"不断加大,宽度比切点大得多,有似链条断裂的样子(图 6-16)。如遇到少量出血,可用电凝或钬激光烧灼创面止血。或用操作鞘管压迫止血,向鞘管内注入去甲肾上腺素稀释液保留 10 分钟。

8. 第二次切开 为了巩固疗效,我们一般都在第一次切开狭窄瘢痕 1 个月后再进行第二次切开(图 6-17)。此时,切开的狭窄瘢痕经过塑型后,已经明显变大,局部仍然存在的瘢痕就会显露出来,再依据瘢痕增生的具体情况,继续切开残留的狭窄环,这对预防狭窄复发非常必要(视频 5、视频 6)。

9. 肝左管、肝右管狭窄切开 肝左、右管狭窄较常见,经胆总管和经皮经肝路径均可以执行该部位的切开成形术(图 6-18)。胆总管的狭窄则采用经皮经肝路径比较合适(图 6-19)。切开的部位以胆管的侧前方为主,以避免损伤血管。

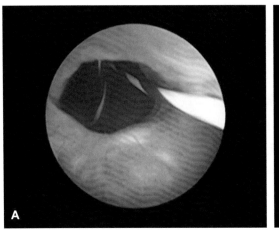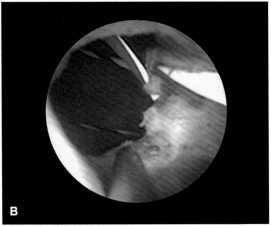

图 6-16　经皮经肝硬质胆道镜切开成形术治疗胆肠吻合口狭窄

A. 胆肠吻合口狭窄环;B. 切开成形术

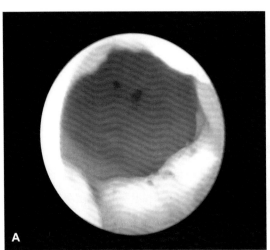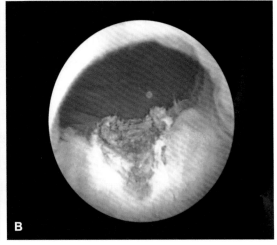

图 6-17　第二次切开成形术

A. 第一次切开术后 4 周;B. 第二次切开成形术

视频 5　经皮经肝硬质胆道镜切开成形术治疗胆肠吻合口狭窄例 1

视频 6　经皮经肝硬质胆道镜切开成形术治疗胆肠吻合口狭窄例 2

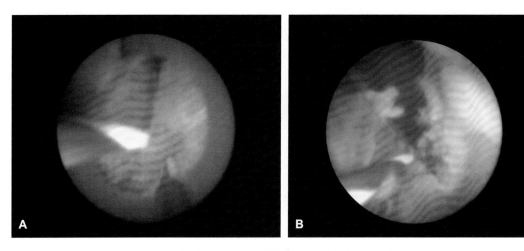

图 6-18　经皮经肝硬质胆道镜切开成形术治疗肝右管狭窄
A. 狭窄环；B. 切开后的狭窄环

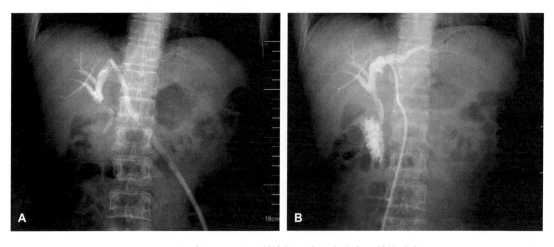

图 6-19　经皮经肝硬质胆道镜切开成形术治疗胆总管狭窄
A. 术前狭窄；B. 术后通畅

10. 保持耐心细致的心态　胆肠吻合口狭窄开口有时如针尖大小，难以被找到，术者需要非常有耐心、反复寻找、反复造影、反复对照、准确测量明显标志间的距离才能成功（图 6-20）。狭窄切开过程中，术者和麻醉师都需要非常细心，甚至可以暂时停止患者呼吸，在有明显的瘢痕处缓慢切割，才能较好显露狭窄的胆肠吻合口。即使遇到很少量的出血，也能够从容电凝止血（图 6-21）。

11. 放置引流管　第一次切开后，应将 16F 以上的引流管经鞘管导入肠道，可对狭窄段起到支撑作用。体外部分与皮肤固定好，并反复嘱咐患者及其家属保护好引流管。有时胆道弯曲度大，塑料鞘管单独使用时容易打折，需要使用金属鞘管才能将引流管放到指定位置。

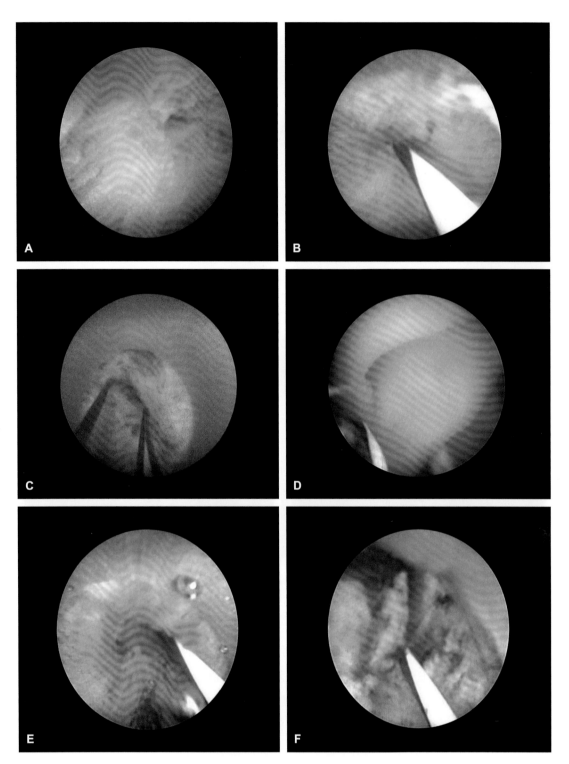

图 6-20　经皮经肝硬质胆道镜切开成形术治疗胆肠吻合口狭窄

A. 疑似胆管开口;B. 插入斑马导丝;C. 网篮扩张;D. 镜头进入肠腔;E. 准备电刀;F. 针形电刀切开狭窄的胆肠吻合口

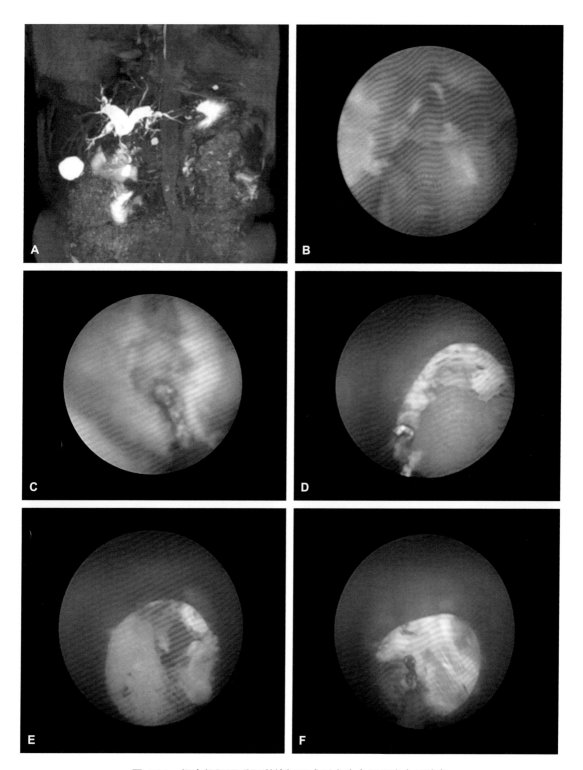

图 6-21　经皮经肝硬质胆道镜切开成形术治疗胆肠吻合口狭窄

A. MRCP 显示胆肠吻合口极度狭窄；B. 探查到胆肠吻合口；C. 准备电刀；D. 胆肠吻合口扩大；E. 发现出血点；
F. 电凝止血

12. **球囊持续扩张** 加有球囊扩张的引流管可以使胆肠吻合口长久保持扩张状态,一般放置 3~6 个月,最少 3 个月。在此期间需要定期冲洗引流管,防止引流管堵塞,以保证长期持续扩张使狭窄瘢痕软化、保证黏膜生长覆盖胆肠吻合口、保证切开成形术的长期疗效。

13. **亚甲蓝染色的应用** 如果胆肠吻合口开口极小,可先向胆管内注入亚甲蓝,然后通过胃十二指肠镜在空肠侧或十二指肠侧寻找胆肠吻合口开口;或者使用十二指肠镜进行狭窄切开,实现胆管小肠间会师。

14. **了解胆肠吻合术的具体方式** 由于胆肠吻合的术式很多,其发展史上出现过如下多种吻合方式:①胆囊空肠吻合术(胆肠吻合发明者 Von winiwarter,1882);②胆囊十二指肠吻合术(Bardenheuer,1888);③胆管十二指肠吻合术(Riedel,1888);④胆囊胃吻合术(Gersuny,1892);⑤胆管空肠吻合术;⑥胆管空肠 Roux-en-Y 吻合术(Cesar Roux,1893)。如此种类繁多的胆肠吻合术式,都可能被某位医师因为不同的情况临时采用。因此我们在采用硬质胆道镜技术对胆肠吻合口狭窄进行切开成形、扩张成形修复之前,必须掌握患者既往手术的实际情况,以备术前分析,以免造成误诊误判。这点非常重要,切不可盲目手术。

第五节

经皮经肝胆道球囊持续扩张成形术

经皮经肝胆道球囊持续扩张(percutaneous transhepatic ballon dilating)是在硬质胆道镜切开成形术治疗完成后,将球囊引流管导入胆肠吻合口处,持续扩张已经切开的胆肠吻合口和胆管狭窄段,同时可以持续引流胆管的球囊扩张治疗方法。该球囊两侧有侧孔,引流管贯通于球囊之中。这种既有引流管又有球囊的设计,既维持了胆肠吻合口的持续扩张状态,又保证了吻合口狭窄两侧胆道的通畅引流,是胆肠吻合口狭窄切开成形术后一种非常好的有效的补充治疗措施,不同于一般球囊扩张。2018 年 3 月,我科室开始施行了此类型手术。

一、胆管狭窄、胆肠吻合口狭窄的扩张治疗

(一)一般球囊扩张

一般球囊扩张,主要是采用普通 Fogarty 球囊,在放射线下顺瘘管中的导丝下移,用球囊扩张胆管狭窄、胆肠吻合口狭窄段,甚至还可以使用带切割刀片的球囊。但该治疗方法不能直视下进行,准确性差,仅对膜性狭窄有效,对瘢痕太多的狭窄病例有效率低。扩张的方法是将球囊通过狭窄段,然后给球囊注水或充气,通过气囊上的压力对狭窄处进行扩张,这样来回几次,以实现扩张狭窄的目的。

然而,这种球囊扩张会严重阻塞胆道,造成胆道梗阻,只可以临时数分钟使用,不可能长时间使用和长时间停留,一般扩张 15 分钟左右就需放气开放胆道。

(二)传统外科手术扩张

传统的开腹手术要求切除瘢痕化的胆肠吻合口再重新吻合,或仅切开狭窄胆管,并采用T 形管支撑 3~6 个月,目的是继续扩张狭窄的胆管,帮助患者度过 3 个月的瘢痕期,3 个月后瘢痕会慢慢软化。这样处理才能明显减少或延缓瘢痕引起的胆道狭窄。这是过去传统开腹手术对胆道狭窄处理的要求。

但开腹手术创伤巨大,手术难度大,即使医师愿意做开腹手术,很多患者却是很难接受的,甚至是坚决拒绝的。

(三）硬质胆道镜引导下的球囊扩张

多次经皮经肝硬质胆道镜切开成形术,加上球囊持续扩张引流术,能够很好地解决胆肠吻合口狭窄这一胆道外科的难题,即使再复发,仍然可以采用同样的微创外科方法继续治疗。可见,硬质胆道镜微创外科技术的理念和成果已经与传统外科技术理念完美地结合起来了。

因此,经皮经肝硬质胆道镜球囊持续扩张成形术主要适用于胆肠吻合口狭窄、胆管狭窄切开成形术后的巩固治疗。

二、经皮经肝球囊持续扩张成形术的具体操作步骤

1. 充分的胆肠吻合口切开成形术是执行球囊持续扩张成形术的先决条件。本节阐述的经皮经肝硬质胆道镜球囊持续扩张成形术,必须是在切开成形术已经完成并没有遗漏的情况下才可以进行的。切开的方式是放射状多点、重点切开,以彻底切断狭窄环。具体操作详见上一节内容。

2. 扩大瘘管 将胆管瘘管扩大至 16~18F 大小,以保证 14~16F 的球囊扩张引流管能够顺利进出操作鞘管。操作鞘管最好是金属的,以保证鞘管不弯曲,使球囊引流管或者比较粗大的引流管能够顺利抵达吻合口肠侧。

3. 测量胆肠吻合口到体表的直线距离 将操作鞘管移至胆肠吻合口肠内并固定好,镜头刚好抵达胆肠吻合口外,鞘管的长度减去体外鞘管的长度,就是球囊引流管体内的深度。

4. 放置球囊引流管 如果是胆总管和经皮经肝双通路,可先借用牵引线贯穿两个瘘管,再用牵引线将球囊引流管带入狭窄的部位(图 6-22),可用胆道镜观察球囊的位置是否合适(图 6-23)。

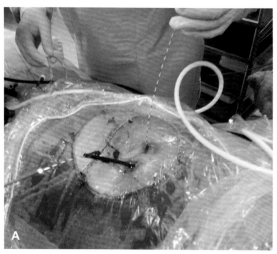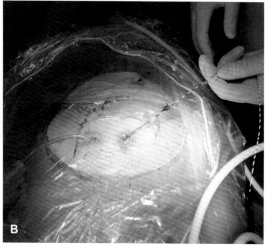

图 6-22　球囊持续扩张成形术
A. 导丝进出瘘管;B. 导丝牵引球囊扩张引流管

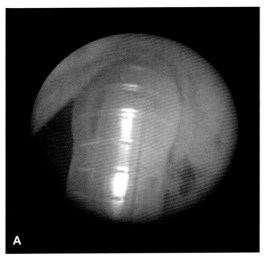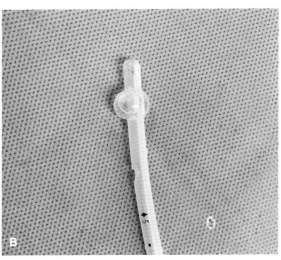

图 6-23　球囊持续扩张成形术治疗肝左管狭窄

A. 球囊放置在肝左管狭窄处；B. 球囊扩张引流管

向鞘管内和球囊引流管外注入和涂抹液状石蜡，以保持器械的润滑，将导丝插入球囊引流管中心，再将球囊引流管缓慢导入胆管内，以使球囊通过狭窄段。逐步剪开、撕裂一次性塑料鞘管，直至完全退出，或松开退出金属鞘管。然后向气囊内打气或注水 1~1.5ml，使气囊充盈扩张，向外拉动球囊引流管，感觉有一定张力即可固定球囊引流管。

三、球囊引流管的管理

球囊引流管的管理是一项非常重要的医疗护理工作。因为患者携带引流管的时间比较长，医患双方都需要付出很多耐心，才能保护好引流管。

1. 思想准备充足　医患双方都必须十分清楚明白，在治疗胆肠吻合口狭窄过程中维护好球囊引流管是取得长期好的疗效的重要保证。按照瘢痕 3 个月后开始软化的规律，必须坚持球囊扩张 3~6 个月，这样吻合口才能软化，拔管以后才能获得好的疗效。

2. 维护好皮肤固定缝线　皮肤缝线可以维持 3~4 周，如发现皮肤固定缝线松弛或可能滑脱时，患者需要及时到医院重新缝合皮肤固定缝线，再用贴膜覆盖。

3. 了解引流管的位置　可以通过向球囊内注入泛影葡胺，了解球囊的大小和位置（图 6-24），以便作相应的调整。

4. 冲洗更换引流管　引流管放置时间过长，泥沙结石易聚积在引流管开口处，容易堵塞引流管，乳胶引流管比硅胶引流管更易发生堵塞；应每两周冲洗引流管一次，防止引流管堵塞（图 6-25）。如果考虑到球囊引流管后期维护的困难，可以更换成较粗大的 18~20F 普通引流管。

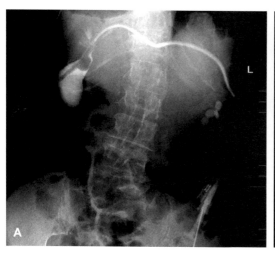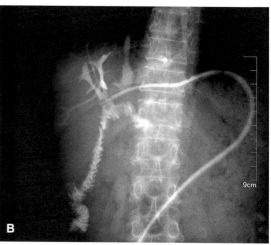

图 6-24　球囊持续扩张治疗前后胆道造影图比较

A.气囊胆管持续扩张并保持胆管引流通畅;B.气囊导管持续扩张 3 个月后解除气囊后胆道造影通畅

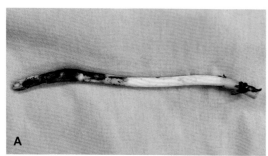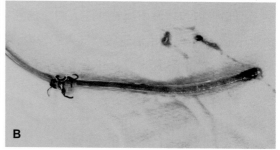

图 6-25　胆管引流管被形成的泥沙结石堵塞

A.乳胶引流管;B.硅胶引流管

5. 口服溶石药物　术后,特别是结石清除干净后,胆管被损害的病理状态难以改变,再加上引流管在胆道中的阻塞,胆管内和引流管周围容易产生胆管结石和结石絮状物。患者应该坚持服用溶石药物,以增加胆汁的分泌量,将胆管结石消灭在萌芽状态,从而预防胆管结石的发生。

6. 引流管夹闭后的维护　为了长期固定好引流管,可以将引流管卷曲成团,在体表用透明膜覆盖固定好。如因各种原因不慎使引流管脱落,应将原引流管擦洗消毒后尽快插入瘘管内;或暂时用小号的普通引流管插入替代原有引流管,防止瘘管闭塞,并尽快到医院更换引流管。

7. 拔管　经过反复胆道造影证实胆肠吻合口已经明显扩大,并且用球囊持续扩张 3~6 个月,胆道引流通畅、无胆道感染和结石后,即可拔出引流管。

经皮经肠硬质胆道镜切开成形术

经皮经肠硬质胆道镜切开成形术是经腹腔经胆肠吻合口空肠侧路径对胆肠吻合口狭窄进行切开成形治疗的硬质胆道镜手术,是硬质胆道镜切开成形术经瘘管在空肠侧的应用。

一、建立治疗通道

(一)建立治疗通道的方法

硬质胆道镜导入空肠的途径有两种。

1. 开腹或经腹腔镜找到空肠管　确认盲襻,或在肝门部确认胆肠吻合,将硬质胆道镜插入肠管裂口,再仔细辨认寻找狭窄的胆肠吻合口开口,即可将狭窄的胆肠吻合口切开,并放置引流管支撑;或者先建立一个胆管空肠造瘘通道,选择好引出体外的合适位置,等待二期切口愈合后再进行硬质胆道镜治疗。

2. 经皮经肠穿刺　先在空肠和体外之间建立一个瘘管通道。穿刺置管过程中可以将小肠盲襻缝合钉作为标记物,或胃十二指肠镜置入肝门空肠作为一种引导,向空肠内注水,排气,同时在 B 超的引导下对已经膨胀的空肠进行穿刺,穿刺成功后再进行瘘管扩张。

(二)三种不同方法的利弊得失

1. 开腹手术　开腹手术损伤大,但寻找胆肠吻合口就比较快,比较确切。对于有多次开腹手术史的患者,此方法比较困难。

2. 腹腔镜手术　近年来,随着腹腔镜再次手术进入腹腔成功经验的积累,在腹腔镜下寻找胆肠吻合口的路径正受到我们重视。因为经皮经肝硬质胆道镜切开成形术的并发症较多,治疗周期较长,同时容易损伤肝脏,并引起肝内胆管结石的过早发生。而经腹腔镜寻找胆肠吻合口则可以避免损伤肝脏,减少肝内胆管结石的复发。

3. 经皮经肠穿刺置管　经皮经肠穿刺的风险要大很多,因为横结肠有可能上移至肝门部附近,穿刺空肠时容易造成横结肠的损伤。因此,应在穿刺前行结肠造影,了解横结肠与肝脏的关系,如果横结肠已经上移至肝门部,则要放弃经皮经肠的穿刺扩张;如果横结肠距离肝门部较远,则可以慎重开展此项手术。

从我们的经验看,将十二指肠镜抵达肝门部,冲水充盈肠腔的方法比较可行。但这需要胃肠镜技术很好的医师全力配合才能完成。

　　胃十二指肠镜还可以通过胃空肠吻合口抵达胆肠吻合口,以利于行取石扩张手术治疗胆肠吻合口狭窄,但因路途遥远,成功率低。

　　作者认为,通过手术建立空肠侧瘘管的过程虽然比较复杂,但损伤小,一旦瘘管建立,硬质胆道镜切开胆道狭窄、取胆管结石的优势就非常明显。

二、操作步骤

　　1. 通过经皮经肠穿刺空肠置管,或通过开腹和腹腔镜建立胆管空肠瘘管通道,就可以将硬质胆道镜导入胆肠吻合口空肠侧。

　　2. 硬质胆道镜连同鞘管一同进入肠腔后,用导丝或取石网篮作引导,向肝门部缓慢移动,见到有污染的绿色胆汁就可以确定胆肠吻合口的位置(图 6-26)。

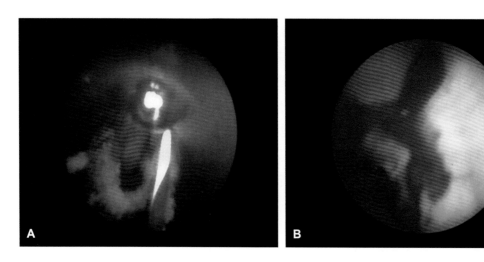

图 6-26　硬质胆道镜在导丝导引下进入肠腔寻找胆肠吻合口
A. 经腹壁瘘管见到肠腔;B. 肠腔内细小的胆肠吻合口

　　3. 将操作鞘管对准狭窄的胆肠吻合口开口,将导丝插入吻合口内,然后在保证导丝不移动的情况下,将硬质胆道镜退出,再将硬质胆道镜插入鞘管,此时导丝介于鞘管和硬质胆道镜之间。

　　4. 将操作鞘管和硬质胆道镜镜头对准狭窄的吻合口,用针形电刀或钬激光切开狭窄环(图 6-27),即可见绿色的脓性胆汁溢出,同时还可以继续切除瘢痕多的狭窄环。

　　5. 对肝内胆管靠近吻合口的结石予以碎石取石(图 6-28),一般都可以将主要胆管甚至是末梢胆管的结石取干净,然后放置引流管进入肝内胆管,同时固定在皮肤上,以防止引流管脱落(视频 7)。

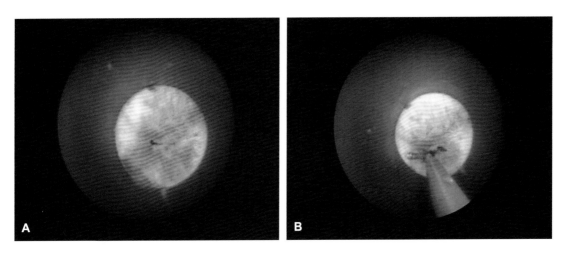

图 6-27　经皮经肠硬质胆道镜切开成形术治疗胆肠吻合口狭窄
A. 胆肠吻合口空肠侧；B. 针形电刀切开

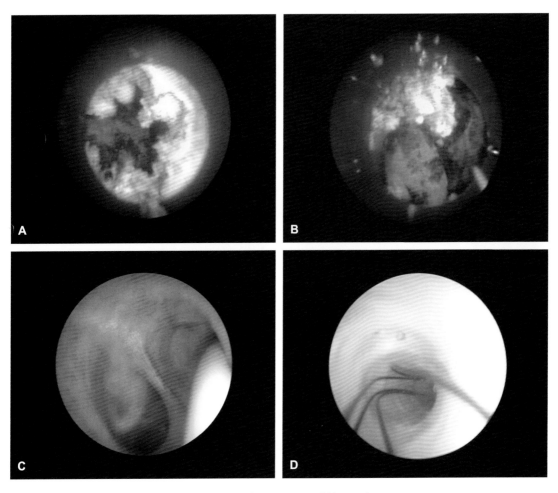

图 6-28　经皮经肠硬质胆道镜取石术
A. 切开狭窄、切除瘢痕；B. 网篮取石；C. 取净胆管结石；D. 取净末梢胆管结石

6. 由于经肠通路管径比较大,可以将比较粗(16~20F)的引流管放进胆肠吻合口内,足够支撑胆肠吻合口,因此,该手术一般不需要放置可持续扩张的气囊引流管。但吻合口的支撑时间也应该控制在 3~6 个月。

视频 7　经皮经肠硬质胆道镜切开成形术治疗胆肠吻合口狭窄

三、经皮经肠路径的优势

从保护肝脏和避免胃肠道损伤的角度看,无论开腹手术还是腔镜手术建立的经皮经肠肝内胆管瘘管通路,都能够最大限度地减少对肝组织的损伤;保护了肝组织,就是保护了肝功能、降低了手术风险。随着腹腔镜技术的迅猛发展,多次腹腔镜手术也能够顺利安全开展,特别是腹腔镜分离技术的进步,为在腹腔镜下寻找胆肠吻合口提供了安全保障,同时经肠路径又能减少经皮经肝路径的胆道镜手术,降低手术风险,更好地保护肝脏、保护肝功能。

任何胆肠吻合手术都有出现狭窄的难题,建议在做胆肠吻合手术时将小肠盲襻置于腹壁中线皮下或腹壁下,末端开口用金属作为解剖标志,便于今后经皮经肠穿刺置管进入肝内胆管取石和解除胆肠吻合口狭窄。

其他胆管狭窄扩张成形术

一、胆管狭窄的性质对治疗的影响

胆管狭窄包括良性狭窄和恶性狭窄,但二者常不容易区分,给治疗方法的选择造成困难,因此,需要在硬质胆道镜下取活检加以鉴别。

随着硬质胆道镜技术的发展,给胆道镜的治疗提供了稳定的操作工具,使得在镜下使用针形电刀切割抓取活组织更加容易,可以为鉴别胆道狭窄的良恶性诊断提供病理学的标本和病理学诊断,从而为后续的治疗提供依据。

对于良性狭窄,可以在硬质胆道镜下采取切开成形、球囊扩张、临时支架的治疗办法。而对于恶性狭窄,除可以采取切割外,还可以采用记忆金属支架永久支撑,但已经放进胆管的记忆金属支架容易渗入组织内,很难取出,且容易产生泥沙结石,需要慎重应用。

二、球囊扩张

球囊扩张(ballon dilation)是使用 Fogarty 球囊导管对狭窄的胆管进行扩张,是最早应用于治疗胆管狭窄的技术,但以往的球囊扩张都是采用血管手术时使用的细小的球囊导管。在 X 线下边造影、边观察,将球囊导管放置到胆管狭窄部位,经外部的进气口注入气体或水,使末端的球囊扩张,球囊再使狭窄的胆管扩张,每次反复或持续 15 分钟左右。但我们的经验显示,该法仅对肝内的膜性狭窄有效,对多数瘢痕狭窄效果不好,短期内发生再次狭窄梗阻的可能性很大。

三、硬质胆道镜扩张成形术

硬质胆道镜扩张成形术(RC-DP),是利用硬质胆道镜及其配属工具,对胆管狭窄、胆肠吻合口狭窄进行扩张的手术。包括取石网篮、镜身、扩张器。

(一) 取石网篮扩张

取石网篮扩张是硬质胆道镜扩张成形术的重要组成部分,是硬质胆道镜的特色技术之一，主要借助硬质胆道镜的稳定底座，将取石网篮插入狭窄的隐形胆管，或狭窄的胆肠吻合口内，进行扩张和取石（图6-29、图6-30）。特别是在肝段，胆管组织薄弱，扩张网篮抓取结石后再将网篮拖出，不仅可以取石，还可以利用膨胀的钢丝切割、扩张狭窄的胆管。大部分情况下胆总管、肝总管、肝左管、肝右管、胆肠吻合口的胆管狭窄比较肥厚顽固，需要用针形电刀或钬激光切割，而肝内段的胆管狭窄多为膜性，瘢痕组织要少很多。术中一般只需要采用取石网篮进行反复扩张，多可以借助取石网篮上的细钢丝将狭窄的胆管予以扩张和切开。因此取石网篮是肝内胆管狭窄切开扩张和取石非常好的工具。如肝内胆管狭窄的瘢痕比较厚，还可以继续使用针形电刀或钬激光进行切开。

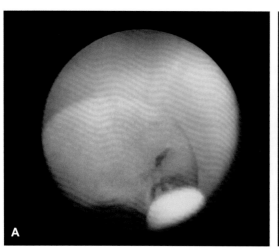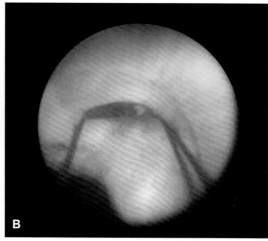

图6-29　取石网篮扩张成形术在胆管狭窄中的应用
A. 隐形胆管；B. 网篮扩张取石

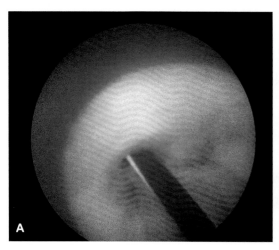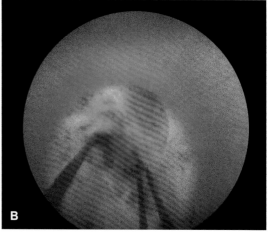

图6-30　取石网篮扩张成形术在胆肠吻合口狭窄中的应用
A. 极度狭窄的胆肠吻合口；B. 网篮扩张

（二）镜身扩张

即利用硬质胆道镜镜身质地硬,可以传递较大力量的特点,将狭窄的胆管或狭窄的胆肠吻合口的口径扩大。鞘管应与镜身伴随,同时推进,以减少结石和污浊胆汁的外溢。但这样的操作必须严格把握力度和深度,以免引起胆管壁出血。

（三）扩张器扩张

在没有硬质胆道镜针形高频电刀、钬激光等切割设备的情况下,对硬质胆道镜镜身扩张仍然不满意的情况下,可以借用直径较大的扩张器,顺导丝向胆管狭窄部位逐步推进,将胆管狭窄部位或胆肠吻合口狭窄口进一步扩大。此操作也必须测量狭窄口与体表的准确距离,以免损伤远端的肠管或胆管。

（四）与切开成形术的关系

硬质胆道镜扩张成形术处理肝内胆管狭窄,以及寻找胆肠吻合口过程中,效果明显,但在瘢痕组织较多的肝门部胆管、胆总管、胆肠吻合口,扩张比较困难。需要继续使用针形电刀或钬激光对狭窄处行切开成形,以保证手术效果。

以上这些操作都是硬质胆道镜独具特色的操作,而纤维胆道镜柔软,缺乏支撑力,不稳定,脉冲水冲洗时稳定性更差,使用纤维胆道镜进行此类型操作非常困难。

四、记忆金属支架扩张成形术

可膨胀的记忆金属支架主要用于经病理诊断的恶性狭窄,也可用于良性狭窄[30]。但记忆金属支架放到位后容易嵌入组织中,且很难移动,长时间放置容易并发胆管结石,重新堵塞胆管。毕竟金属记忆支架是异物,容易刺激胆管形成结石。如发生严重胆道感染,需要取出支架时,则需要开腹手术才能取出支架。即使是覆膜支架,也容易附着新生的结石,甚至堵塞支架,难以取出,治疗效果不理想。

五、磁铁挤压扩张法

即将两块磁铁经导丝放入狭窄的胆管两侧,保持长久压力,挤压组织,使狭窄的胆管再通。但是磁铁需要足够大的引力,同时也会暂时阻塞胆管[31]。

六、胃十二指肠镜或小肠镜

即将胃十二指肠镜或小肠镜经胃空肠吻合口抵达胆肠吻合口空肠侧,对胆肠吻合口进行狭窄切开和取石[32]。该法最合理,但十二指肠镜抵达胆肠吻合口的路径曲折而遥远,很难抵达。该法创伤最小,效果较好,是值得推广的好方法。但目前应用报道很少,仅适合胆总管十二指肠吻合口狭窄的患者,相对适合同时需胃空肠吻合和胆肠吻合术的患者,不适合单纯胆肠吻合术的患者。胃十二指肠镜还可以观察肠侧开口,协助建立经皮经肝胆管瘘管通道。

七、可吸收生物支架

可吸收生物支架尚处于研究阶段,是今后重要的研究方向。用于胆管虽然可能会引起肝管结石的产生,但从理论上非常适合于胆肠吻合口狭窄切开成形术后使用,因为支撑几个月后会自然消化,与瘢痕软化的时间相近。只可惜,可吸收胆道支架,还没有可供临床使用的成品,还需要大量基础性的研究。

缺点:扩张力度小。

八、胆管恶性梗阻的硬质胆道镜治疗

对于胆道有明显扩张的肝胆恶性肿瘤,经皮经肝硬质胆道镜诊疗也是一种较好的姑息治疗方法。不仅可以明确诊断,还可以进行局部引流和扩张治疗。

(一)硬质胆道镜下切割肿瘤

对于胆管恶性狭窄的治疗,除记忆金属支架外,还可采用硬质胆道镜下切割肿瘤,使梗阻的胆管再通,同时还可以获得病理标本,以确认狭窄的良恶性。具体的方法是在硬质胆道镜下用针形电刀或钬激光在胆道最狭窄处切割突出的肿瘤,使狭窄的胆管再通。再放置引流管支撑,或放置记忆金属支架,短期效果还是明显的。

(二)硬质胆道镜下取癌栓

有些肝癌可以形成胆管癌栓,堵塞胆管,对于原发肿瘤并不大、并非特别晚期的患者,可以通过经胆总管入路或经皮经肝入路,在硬质胆道镜下用网篮取出癌栓,以通畅胆管,同时放置引流管或记忆金属支架。这种姑息治疗的短期效果还是很明显的,一旦治疗完成后,还可以再进行手术、肝动脉栓塞等治疗。

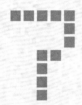

第七章

胆囊良性疾病硬质胆道镜手术

胆囊常见良性疾病主要包括胆囊结石、胆囊息肉、胆囊腺肌症等。其中胆囊结石的发病率位居外科疾病前列。

　　如何采用微创外科技术处理好这一类疾病，显然是外科医师需要认真思考的一个重要问题。从最早期的开腹胆囊切开取石术演变到开腹胆囊切除术开始，到如今采用腹腔镜实施胆囊切除手术和保留胆囊手术，就一直存在着很大争议。

　　自我院1991年1月在广州举办第一期腹腔镜胆囊切除学习班以后，腹腔镜手术得到迅速发展，腹腔镜胆囊切除术（laparoscopic cholecystectomy，LC），已经成为治疗胆囊良性疾病最常用的术式。与此同时，争议很大的保留胆囊手术也借助腹腔镜和胆道镜技术迅速发展。争议双方都利用腹腔镜、胆道镜技术进行保胆、切胆手术，实现了外科手术的微创化。显然，在治疗理念上双方已经存在重大分歧，我们不得不面对。

关于胆囊切开取石术的争议

目前,"保胆取石"手术是为了保留胆囊功能,取出结石;而从实际的操作过程和逻辑顺序上看,只有取出胆囊结石才能够实现保留胆囊及其功能的目的。

从安全角度上看,此类微创保胆取石术比各种开腹和微创切除胆囊手术安全得多。反观腹腔镜胆囊切除术盛行的今天,不可回避的是,仍然存在一定比例令人痛心的不同程度的胆管损伤等严重并发症,并且世界各地都存在。相信这一现象对腹腔镜胆囊切除术依然产生着长期的负面影响。

一、取石保留胆囊手术长期存在

胆囊切开取石术在国内已经转变为保胆取石术,技术本身的意思是指切开胆囊,仅取出胆囊内结石,但不切除胆囊的手术。然而,该手术并不是什么新式手术,而是早于胆囊切除术的手术,因为那时的胆囊切开取石术主要针对严重的急性胆囊炎,手术取出结石后,胆囊结石必定容易复发,常需要再次手术取石。该时期胆囊切除术的并发症非常多且十分严重,直到胆囊切除术成熟以后,大部分效果好,不需要再次手术,胆囊切除术就逐步超过了胆囊切开取石术。

然而,随着现代外科微创技术飞跃发展,以及对胆囊疾病认识得更加深入,与一百多年前相比,无论是胆囊结石治疗时所处的状态,还是外科技术与设备的精度和深度,都已经发生了很大的变化。尽管两种手术存在巨大争议,并且取石保留胆囊的理念和手术仍然不是胆囊结石治疗的主流,但从世界范围内看,取石保留胆囊手术一直长期存在,部分医师仍然在坚持和探索。无论是患者还是医师,在不同的时期都有相当数量坚定的支持者,这也是一个不争的事实,甚至比较著名的西方国家医院,也有进行该手术的报道。

二、受到质疑的主要原因

当前,取石保留胆囊手术在外科界存在很大争议,主要有以下几个方面。

1. 生长结石的环境和原因持续存在,结石复发不可避免。

2. 手术介入的时机不妥,无症状的、年纪轻的、少量的胆囊结石患者都可以延期处理,不必急于做取石保留胆囊和切除胆囊的手术。

3. 增加继发性胆总管结石的发病率。

4. 结石复发后需要重复再手术,增加了患者的负担。

5. 少数患者有癌变的可能。

三、腹腔镜、胆道镜技术对取石保留胆囊手术的影响

近几十年来,随着微创外科技术的兴起和不断发展,特别是腹腔镜技术、胆道镜技术的不断进步,微创保胆取石术已经相当微创和安全了。20世纪50年代,随着胆道镜技术的日益成熟,胆囊切开取石术又再次受到重视[33],特别是对有功能的胆囊结石主张进行取石手术,保留胆囊[34],并对胆囊切开取石术的长期疗效进行了随访,但效果并不理想[35]。纤维胆道镜被广泛使用以后,也有了经皮胆囊造瘘胆道镜取石术大宗病例的报道[36]。一些西方国家的医院仍然坚持胆囊切开取石术[37],并且还是严重的胆囊结石,效果理想。

持支持意见的人认为,无论如何,保胆取石术仍然是非常安全的手术,可以延缓大部分患者切除胆囊的时间。而联合腹腔镜硬质胆道镜胆囊切开取石术是最微创、取石效率最高、并发症最少的保胆取石术。

四、结石复发和可能癌变不能简单作为切胆囊的理由

按照现行的国内外法律和规章制度,我们没有理由一定要切除那些可能存在癌变并且概率很低的组织和器官,例如胃肠、胰腺和肺等器官和组织,都存在癌变率高的息肉、结节等病灶。根据循证医学的理论,切除组织和器官的唯一理由是确诊组织器官癌变、疑似癌变和功能丧失。过早切除没有癌变并存在有功能的组织和器官是难以接受的。因而,过早切除可能癌变却没有确诊癌变,且存在有明显功能的胆囊也是不可取的,是很盲目的行为。

五、微创保胆取石术需要掌握适应证

虽然有关行业协会制定了一些保胆取石的专家共识,但作者比较保守地认为,取石保留胆囊手术需要限制在年龄小、结石少、结石生长慢、胆囊有功能的患者。而年龄大、结石多、生长快、病程长、有明显症状的患者,倾向于切除胆囊。因为年龄大的患者,特别是年龄大于50岁患者,结石复发的可能性明显增加,胆囊癌变的概率也增加。但这些仍然不能成为切除胆囊的理由,因为仍然有很多胆囊结石的胆囊炎症可以通过取石实现明显缓解。

在我们实际工作中,以患者为中心的服务理念深入人心,导致医师屈服于患者要求而做

保胆取石术的比例很大,此部分患者有强烈保胆的要求,这往往是进行取石保留胆囊手术的先决条件。但胆囊明显萎缩、没有功能或不能排除恶性占位性病变,则是进行胆囊切除术的绝对适应证。

六、必须直面切胆囊手术的严重并发症

据资料显示在美国每年有近百万例腹腔镜胆囊切除术(LC)患者,而发生胆管损伤者达5千例以上。我国还没有准确的数据,但结合我国基层医院医师的素质和经验,以及胆囊结石复杂严重这些实际情况,这一数量比例会明显高于美国。因此,从手术安全性上讲,腹腔镜胆道镜胆囊切开取石术(保留胆囊手术)的安全性要比腹腔镜胆囊切除术大得多。

由于现在腹腔镜手术损伤小,患者腹腔粘连很少,再次腹腔镜手术时,大部分医师都能够很好地处理粘连,并不会太多影响第二次手术;如果过于责怪、批判很多患者乐意接受的取石保留胆囊手术,极力主张切胆手术,就明显有失偏颇。毕竟切胆囊手术绝不是一个十全十美的治疗,我们必须直面腹腔镜胆囊切除术可能带来的胆管损伤,以及随后而来的预后不良等严重后果。

第二节

腹腔镜硬质胆道镜胆囊切开取石术

随着腹腔镜技术的成熟和进步,腹腔镜胆道镜胆囊切开取石术逐渐增多,并以其微创、取石效率高、对腹腔的污染少、腹腔粘连少、并发症少、安全性高等诸多优点受到很多医师和患者的重视和喜爱。

一、保胆取石术方式及其优缺点

(一)开放手术

开放手术胆囊切开的保胆取石术历史悠久,手术切口没有明显改进,只是取石碎石工具得到明显改善。但不能确定切口下方胆囊的准确定位,造成手术切口大,胆囊切口也比较大。特别是肥胖者切口更大,胆囊切口位于腹腔切口深部,加上牵拉,切口对合常不整齐。因此,开放手术损伤最大,无论使用胆道镜取石与否,都带有很大盲目性,基本可以被腹腔镜取石保留胆囊手术所取代。

(二)腹腔镜辅助小切口

腹腔镜辅助下的小切口胆囊切开取石保留胆囊手术,主要是采用了腹腔镜定位胆囊底部、指引胆囊牵至腹壁,保证术者可以在胆囊底部附近切开腹壁,比传统开腹手术相对准确,避免了腹壁切口过长,同时还可以观察腹腔和胆囊的变化。胆囊内取石也都可以采用现代取石工具,包括纤维胆道镜、硬质胆道镜。比完全开放手术有所改进,但切口仍然过长、胆囊壁缝合不好的问题仍然存在。实际为开放手术,损伤仍然很大,肥胖的患者更没有优势可言。

(三)腹腔镜纤维胆道镜胆囊切开取石术

自腹腔镜纤维胆道镜胆囊切开取石术开展以后,微创取石保留胆囊手术才取得了实质性进展。实现了真正意义上的微创取石保留胆囊手术,取石效率有了很大提高,胆囊壁缝合规整了许多,较好地预防了因胆囊切口不规整引起的结石复发。

(四)腹腔镜硬质胆道镜胆囊切开取石术

腹腔镜硬质胆道镜胆囊切开取石术是在腹腔镜纤维胆道镜胆囊切开取石术的基础上发

展起来的新式微创保胆取石术。由于采用了操作鞘管和硬质胆道镜取石技术,使该手术具有胆囊切口更小、对腹腔的干扰污染最小、取石效率最高、腹腔粘连最少、并发症最少、最微创、对腹腔镜胆囊切除手术影响小等明显优点。

二、腹腔镜硬质胆道镜胆囊切开取石术的主要操作步骤

1. 麻醉方式采用气管插管下静脉全身麻醉。

2. 术前应进行 B 超、CT、MRCP 等检查,了解胆囊、胆囊管、胆总管的形态和毗邻关系,了解胆囊管、胆总管是否存在阳性或阴性结石,以作为术中操作和决定切除或保留胆囊的重要参考依据,避免严重并发症的发生。

3. 腹腔镜位于脐,在腹腔镜监视下,在剑突下腹白线处戳孔。

4. 术前在胆囊管处上一个腔镜用血管夹子,可以有效阻止胆囊内结石滑落进入胆总管内,以杜绝继发性胆总管结石的发生,此操作可以列为常规操作。需要注意尽量避开胆囊动脉血管,以减少血管阻断时间,从而减少对胆囊的影响。

5. 胆囊底部可用长针线悬吊在腹壁上(图 7-1)。既起到了悬吊的作用,又减少了第四个戳孔。掉线位于肝脏边缘、胆囊底部的上方,多数情况需要穿过右侧胸腔肋膈角。

6. 胆囊底部切开 5mm 以内的小切口,作为 16F 的鞘管插入胆囊内的入口,切口的部位应位于胆囊边缘,便于后续的缝合操作(图 7-2)。

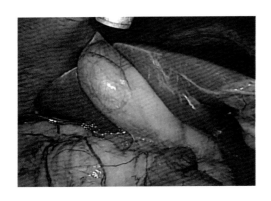

图 7-1　胆囊底悬吊于腹壁(由叶劲松医师提供)　图 7-2　电刀切开胆囊底约 5mm(由叶劲松医师提供)

7. 在右肋缘下胆囊底附近戳孔,使鞘管和扩张器一起经右侧肋缘下腹壁切口进入胆囊内(图 7-3),然后将硬质胆道镜导入胆囊内,进行取石操作。鞘管的直径应大于胆囊切口,以使裂口保持一定张力,减少胆囊内液体溢出。

8. 取石操作结束后,即可在腹腔镜下用可吸收缝线缝合胆囊壁。为预防结石复发,最好只缝合浆肌层,不要穿透胆囊壁(图 7-4)。

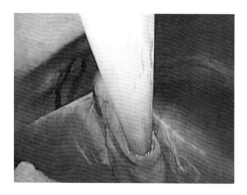

图 7-3　带前锥鞘管插入胆囊内（由叶劲松医师提供）

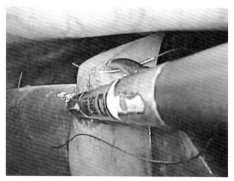

图 7-4　可吸收线间断缝合胆囊壁浆肌层（由叶劲松医师提供）

9. 取石术中最好不要进行碎石操作，而是使用网篮取石，或使用取石钳轻柔取石，因为结石碎渣可能随时滑落入胆囊管造成胆管堵塞。不过给胆囊管临时上血管夹后，结石和残渣进入胆囊管、胆总管的机会就几乎没有了（图 7-5），此时再轻柔冲洗、轻柔吸引，将结石残渣取净。如果结石太大难以取出时，再考虑碎石或将胆囊切口扩大。

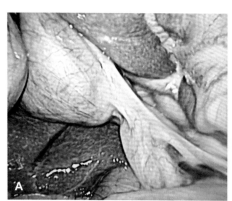
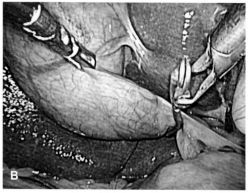

图 7-5　血管夹临时阻断胆囊管
A. 胆囊管和胆囊三角区；B. 胆囊管上血管夹

10. 术前、术中注意观察确认胆囊颈部有无嵌顿结石。需要用取石钳、取石网篮进行仔细操作，尽量不要碎石，将结石完整取出（图 7-6），如已经放置胆囊管阻断夹，则可以放心碎石。对于深在胆囊管内的结石，则需要调整胆囊管阻断夹的位置，确保放置在结石近胆总管一侧，这样才能放心使用取石网篮反复取石，或用取石钳碎石后将结石冲洗出来（图 7-7）。对于壁内结石，包括"彗星征"，只要注意细心观察，还是容易辨认的（图 7-8）。其在显微镜下的组织结构——罗阿氏窦也是非常清楚的（图 7-9）。只要术中仔细辨认寻找并将其取出，就可以减少或延缓结石在短时间内的复发，这也是硬质胆道镜的优势（图 7-10），而纤维胆道镜取壁内结石和胆囊颈管结石就比较困难。

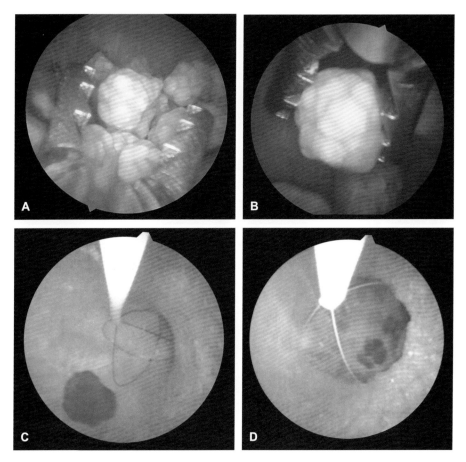

图 7-6　胆囊内取石

A. 取石钳进入胆囊内；B. 取石钳取石；C. 取石网篮进入胆囊内；D. 取石网篮取石瞬间（该组图片由乔铁医师提供）

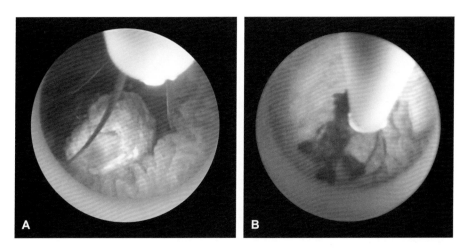

图 7-7　取胆囊管结石

A. 网篮套住结石；B. 取石残渣（该组图片由乔铁医师提供）

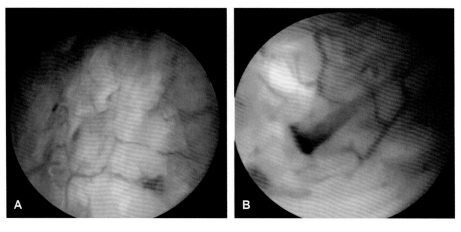

图 7-8 各种壁内结石和彗星征
A. 壁内结石;B. 彗星征(该组图片由沈磊医师提供)

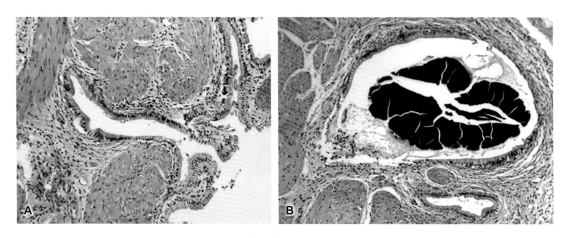

图 7-9 罗阿氏窦和壁内结石形成的镜下图片
A. 罗阿氏窦;B. 壁内结石(该组图片由沈磊医师提供)

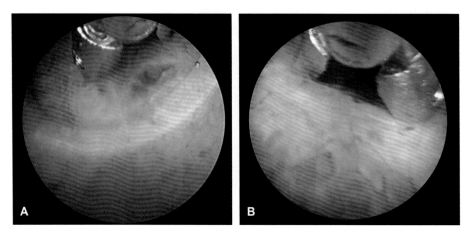

图 7-10 取石钳钳夹壁内结石
A. 发现壁内结石;B. 钳夹壁内结石(该组图片由乔铁医师提供)

11. 绝大多数情况下,不要试图使硬质胆道镜经胆囊管进入胆总管,因为这样会造成胆囊管的损伤,并且进入胆总管的距离是有限的。但可以利用胆总管的压力,协助将胆囊管内的结石冲出,并观察确定胆囊管通畅与否。

12. 取净结石后用可吸收线一期间断缝合胆囊底部切口。对于急性胆囊炎也可以取净结石后放置引流管引流,待4~6周后拔出。最好只做浆肌层缝合,不要穿透胆囊全层,以减少因缝线导致的结石复发。注意不要使用丝线和尼龙线。

13. 对于胆囊内胆囊壁上广泛覆盖有胆固醇结石或结晶的患者(图7-11),因无法取出广泛的结石或结晶,应考虑终止保胆手术,转为切胆手术。分辨率高的彩色B超和CT可显示胆囊壁广泛胆固醇结晶,术前进行此检查便于提前与患者沟通,做好胆囊切除的准备。

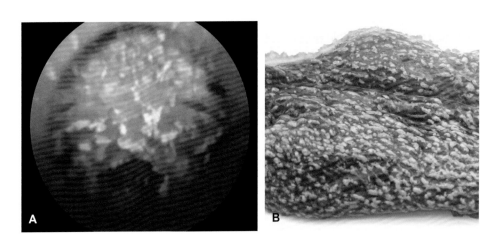

图 7-11   胆囊壁广泛胆固醇结石或结晶
A. 术中;B. 标本

14. 预防腹腔污染的措施。胆囊周围应放置好纱布,以备吸附胆汁和结石残渣。通过腹腔镜可观察、监视胆囊内容物有无流出进入腹腔,如果有结石残渣和胆汁溢出,应及时用吸引器吸出,还要及时将取出的结石放入已经准备好的标本袋中。胆囊的切口应比鞘管略小,以利于封堵胆汁,减少胆汁的溢出。应以脉冲式的冲洗方式冲洗胆囊,冲洗一次,吸引一次,亦可以减少胆囊内液体的溢出,以保持腹腔的干净,减少放置腹腔引流管的概率,进而减少腹腔感染的发生。

15. 预防胆囊结石落入胆总管的措施有:①手术床右侧倾斜,使胆囊处于水平状态,减少结石落入胆总管的机会;②降低冲洗液水压,减少冲洗,减少碎石操作;③对于术前和术中确认胆囊内存在泥沙结石者,应使用腹腔镜血管夹阻断胆囊管,防止结石落入胆总管;④特别是胆囊管小结石,应在解除胆囊管阻断后观察有无胆汁从胆囊颈管进入胆囊,以证明胆囊管通畅;⑤如果认为胆囊管过于细小或相对细小,可用取石网篮进入胆囊管,对相对狭小的胆囊管进行扩张。

16. 术后腹腔多不放置引流管,也可放置引流管。作者鼓励放置引流管,因为此举为安全措施,利大于弊,不必要为此纠结。胆囊结石太大、胆囊切口大于 1cm 者建议放置引流管,且术后应暂时禁食 1 日,以减少胆漏的发生。也有医师认为手术当日饮水,可以促进胆囊蠕动,有预防结石复发的作用。

17. 预防结石复发。术后三个月内应口服消炎利胆药和熊去氧胆酸类溶石药,以减少和延缓胆囊结石的复发。

三、微创保胆取石术的主要并发症

微创取石保留胆囊手术的主要并发症有结石复发、胆囊管结石遗漏、继发胆总管结石,以及发病率很低的与结石相关的胆囊癌。有些可以预防,有些难以预测。但无论怎样比较,都比腹腔镜胆囊切除术(LC)的并发症轻很多,而且,术后腹腔粘连的程度也是很轻的,并不会妨碍今后的 LC。

近些年来,关于取石保留胆囊手术和将胆囊和结石一并切除的手术发生了激烈争论。作者认为,取石保留胆囊手术和切胆囊手术都有其相对的适应证,都有其优点和缺点,必须甄别使用;任何一味支持或反对保留胆囊手术或切除胆囊手术的观点都是不恰当、不可取的,甚至可能是错误的。必须结合患者胆囊的实际情况,特别是术中的情况,医师的实际技术水平,以及患者的要求,综合分析以后才能为患者选择一种合适的治疗方法,才能决定保胆、还是切胆,甚至可以继续观察,不可操之过急。

腹腔镜硬质胆道镜胆囊切开祛息肉术

腹腔镜硬质胆道镜胆囊切开祛息肉术在国内称作保胆囊祛息肉术。

一、适应证

腹腔镜硬质胆道镜胆囊切开祛息肉术的主要适应证是胆囊息肉。

二、仍然存在争议

目前,对胆囊息肉是切胆囊还是保胆囊的争议相对较小,因为大部分胆囊息肉生长缓慢,特别是对于长时间复查都证实是单个息肉的患者,可以考虑腹腔镜硬质胆道镜胆囊切开祛息肉术,起码对单个胆囊息肉是适合的。因为现在的微创手术对机体的创伤已经很小,胆囊息肉生长的速度的确很慢,相当数量的胆囊息肉是有蒂的,处理起来相对简单。

对多发的胆囊息肉争论较大,一是处理相对困难,二是复发恶变的概率相对较大。如果及时术中活检,则可以提高术中检出率。

三、主要操作步骤和注意事项

1. 按照腹腔镜硬质胆道镜胆囊切开取石术的方法建立进入胆囊的通道,切开和缝合胆囊壁开口。

2. 先用针形电刀或电凝棒烧灼息肉根部,然后用钳子抓取息肉。如果息肉蒂较宽,则可在息肉表面烧灼(图7-12)。注意直接抓取容易引起出血。

3. 因为胆囊壁不厚,每次烧灼的时候一定要距离息肉远点,将能量级别降低到最小,反复多次进行烧灼,以避免击穿胆囊壁造成胆囊穿孔、胆囊出血。特别是息肉位于胆囊外侧壁时,需要特别小心,以免烧穿胆囊壁。

4. 烧穿胆囊壁也不必惊慌,只需要在穿孔处用可吸收线缝合2针就可以了。

5. 对于采用钳子钳夹抓取息肉时引起的胆囊壁出血,需要再用针形电刀烧灼止血。电凝止血很彻底,一般不需要用去甲肾上腺素稀释溶液止血。

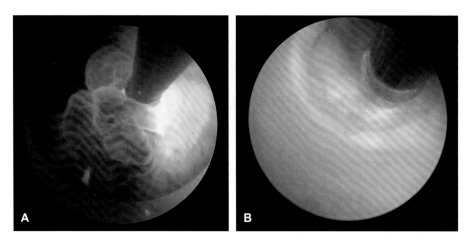

图 7-12　电凝棒烧灼息肉
A.烧灼基底部;B.电凝出血点(该组照片由乔铁医师提供)

6. 确认胆囊内没有出血,才能用可吸收线缝合关闭胆囊切口,以避免产生血凝块,进而引起胆囊结石。

7. 该手术的胆囊切口都不大,术后一般不放置腹腔引流管,但也有少数医师主张放置引流管。鼓励患者早期活动和进流质饮食。

8. 取出的息肉应常规送病理学检查,最好术中等待病理结果。对于胆囊多发性息肉,因其复发和恶变的概率略大,不建议保胆。

扩大的经皮经肝胆囊造瘘术

经皮经肝胆囊造瘘术实际上是为了引流胆囊和胆总管而实施的胆囊造瘘术。扩大瘘管是为了保证引流通畅和今后的胆道镜操作。

一、适应证

主要适应证为多次开腹手术后腹腔粘连严重的急慢性梗阻性胆囊炎、梗阻性化脓性胆管炎和急性胰腺炎等。

二、术前评估和要求

术前必须结合 B 超、CT 判断清楚胆囊与肝脏附着处即胆囊窝的位置和大小。因为胆囊窝的大小直接关系经皮经肝胆囊造瘘术的安全,胆囊的造瘘口必须经过肝脏再引出体外,这样才能减少胆汁漏进腹腔、胸腔,以避免发生胆汁性腹膜炎。胆囊窝小、胆囊系膜明显、胆囊活动度大的胆囊均不适合做该手术。

三、主要操作步骤

1. 所有硬质胆道镜诊疗都应该采用气管插管下全身麻醉,以避免硬质胆道镜诊疗过程中的肝损伤,以及避免呕吐引起的误吸等严重并发症。

2. 根据 CT 和 B 超检查了解胆囊与肝脏的关系   胆囊与肝脏的接触面应足够大,以免穿刺置管术后发生胆漏。如果胆囊与肝脏相依不紧密,甚至有明显的间距,则不适合做此手术,应转为直接穿刺胆囊造瘘术。胆囊有明显萎缩,体积太小,也不适合此类手术。

3. 大部分肝脏是覆盖在胆囊之上的,所以,穿刺置管需要经过肋间隙、胸腔肋膈角、膈肌、肝脏,最后经胆囊床到达胆囊内。穿刺针抽出胆囊积液后,即可将导丝放置进入胆囊内,再用扩张器不断扩张瘘管到 16F,最后将硬质胆道镜和鞘管一起导入胆囊内。

4. 如病情允许,结石少,可直接取石;如病情不允许,结石多,则向胆囊内放置一根粗引流管,引出体外即可,等二期手术再取石。如果是梗阻性胆囊炎,则需要查看胆囊管附近,确定是否有结石需要取出,并确定胆囊与胆总管间是否通畅,以备引流胆总管需要。

5. 经皮经肝胆囊造瘘术,必须穿过胸腔的肋膈角和膈肌,才能进入腹腔、肝脏和胆囊内。如果引流管引流不畅,可导致胆囊压力增高,胆囊内液体可能顺着引流管周边渗入腹腔或者胸腔,从而引起胆漏,甚至胸腔、腹腔感染。因此,尽量清除胆囊内结石,保证引流管通畅是非常重要的。

6. 为保证引流通畅,一般使用全段直径相同、口径较大的软质硅胶引流管。

7. 放置引流管一周左右,需要行胆道造影(图 7-13),以了解胆囊和胆管的通畅情况,以及胆囊与胆总管的关系。

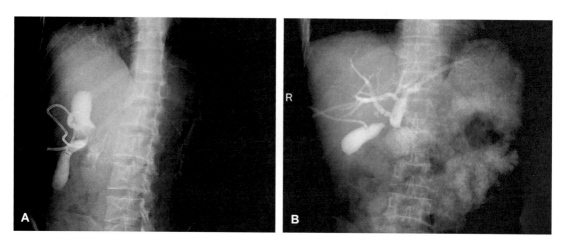

图 7-13 经皮经肝胆囊造瘘术后造影
A. 无胆道手术史;B. 有胆道手术史

8. 胆道镜确认胆囊内没有结石,对比剂进入肠道通畅,理论上 3 周后就可以拔出引流管。按照我们的经验,此类瘘管形成速度比较慢,因人而异,最好 1 个月甚至更长时间后拔出,以免发生胆管胸膜腔胆汁漏的不良后果。

四、经皮经肝胆囊造瘘术与腹腔镜胆囊造瘘术比较

两种造瘘术各有利弊。腹腔镜胆囊造瘘术中,术者可以看清楚胆囊的血运状态,判断有无胆囊坏死。同时在腹腔镜直视下进行手术操作,比较直观,可有效避免误伤肠管和肝脏。

而经皮经肝胆囊造瘘术中,术者不能看清楚胆囊底的颜色和血运状态,不能准确判断胆囊底部有无坏死。特别是老年人的忍耐性比较大,即使症状比较轻,也可能发生了胆囊底坏死,容易被遗漏。如果确实发现有胆囊坏死,则不得不进行胆囊切除术。

不经过肝脏直接穿刺胆囊置管时,一旦胆囊内胆汁流出过多,胆囊会明显缩小,甚至移动;扩张瘘管时容易发生脱管和胆漏,甚至胆汁性腹膜炎的严重后果,因而,现已较少应用单纯的经皮胆囊穿刺造瘘置管引流术。特别是无右上腹部手术史的患者,更容易发生胆漏,应慎重开展此类型引流术。因此,无论采取何种术式,都应确保引流管放置位置合适,术中术后引流管通畅,外固定妥当。一旦出现明显胆漏,则必须考虑行胆囊切除术或手术放置引流管。

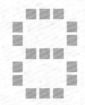

第八章

肝内胆管结石病治疗新策略

肝内胆管结石病治疗方法的演变

一、病因和病理特点

肝内胆管结石病（hepatolithiasis）的病因目前尚不十分清楚，与多种因素有关。因该病高发于贫困地区，因此，卫生状况差和营养缺乏被认为是发生肝内胆管结石病的重要原因之一，并且肝内胆管结石病的发生机理还与肝功能、胆管形态和黏膜结构受损等多种因素有关。近些年来，我国在恶性肿瘤上的科研投入非常多，而对于肝内胆管结石病等良性疾病的投入有限，该类疾病的研究进展也不多，治疗方法和治疗效果也没有明显地改变。重要的是此类疾病在西方国家少见，而在中国贫困地区仍然是常见病，即使在发达地区也并不少见，这就要求我国的医学工作者承担起自己的责任，对该类疾病进行多方面的研究。

肝内胆管结石病的病理特点主要是胆管结石长期慢性炎症引起胆管壁增厚，局部严重时会导致胆管相对狭窄，如结石堵塞，可能出现严重的胆管炎，甚至肝脓肿。伴行的静脉容易发生血栓，可进一步加速肝组织的萎缩。静脉和胆管间粘连紧密，给肝切除术造成比较大的困难。

二、治疗现状

根据《中国肝胆管结石病诊断治疗指南》，肝内胆管结石病被分为区域型（或节段型）和弥漫型两个主要类型[38]。对于区域型（I型），外科决策并无困难，以肝切除为主要治疗方法；而对于弥漫型（II型），由于病灶弥散、病程长、病情重，常常使肝胆外科医师陷入非常被动的境地。弥漫型肝内胆管结石病，尤其是晚期患者的治疗问题，仍然是当前肝胆外科医师面临的重大难题。

起初，肝内胆管结石病外科治疗的主要目标是取净结石和解除胆道狭窄，但出于当时的技术和条件限制，很多结石难以取净，肝内的狭窄也难以解除，给治疗留下很大隐患。随着肝切除技术的进步，实施肝切除术的各种肝内胆管结石患者明显增多，不得不修改策略，采用以区段分类肝内胆管结石的方法为手术切除提供依据。肝切除术既切除了病灶，又解决或者切除了局部狭窄的胆管，似乎是"一举两得"[39]。而实际的情况是，很多术者过度夸大了"病灶",切除了仍然有明显功能的肝脏,而残留的肝脏里常常仍然存在结石,或者新发结石,以至于多次胆道大手术的病例不断出现,最后医师和患者都拒绝手术的情况并不少见。

肝脏虽然很大,肝内胆管结石可能遍布整个肝脏,也可能局限于一叶。切除局限于一叶的,或者已经纤维化萎缩的肝组织,几乎能被大部分外科医师接受。但对于遍布于大部分肝脏叶段的肝内胆管结石,处理起来就十分棘手。有鉴于此,为了治疗胆管结石和胆管狭窄采取大范围切除有功能的肝脏的做法十分不可取。一方面,是因为这样的手术会明显损伤肝脏整体功能。另一方面,肝内胆管结石的发生与早期的营养缺乏和长期的胆管慢性炎症有关,胆管不断产生结石是一个不可逆的疾病过程。连续不断的手术,必定给患者造成连续的重大的肉体上和精神上的伤害,甚至造成有些患者宁死都不愿意再做这种开放性的胆道手术。

三、以腹腔镜和胆道镜为代表的微创外科技术的发展

(一)腹腔镜技术的进步

近三十年来,经典的腹腔镜胆囊切除术(LC)极大地推动了妇产科、普通外科、胸外科、泌尿外科微创外科技术的发展。早期的腹腔镜技术仅限于女性附件切除、胆囊切除和阑尾切除,现在已经逐渐发展到结直肠癌切除、肝癌切除和胰十二指肠切除等特大手术,涉及几乎全部腹腔内器官,并且对于既往多次开腹手术的患者,也能够用腹腔镜继续探查和手术。

(二)早期胆道镜技术

但就微创外科技术在胆道疾病中应用而言,胆道镜的广泛使用始于20世纪50年代。据文献记载,以 cholangioscopy 命名的胆道镜检查,始于20世纪50年代初,并于20世纪60年代进行过总结[40-41]。而以 choledochoscopy 命名的胆道镜检查,几乎于同期广泛用于临床[42],也于同期有过经验性的总结[43-44]。这一阶段的胆道镜仍然是半屈式硬质胆道镜,主要集中应用在肝外胆道,如胆囊手术、胆总管探查取石术、肝切除术,并且以术中和术后处理胆总管结石为主。

到了20世纪70—80年代,纤维胆道镜问世,医师们开始大量尝试经 T 形管瘘管处理胆总管结石残留[45],并提出了胆道镜对外科手术过程的影响[46],还对新式纤维胆道镜的优点进行了总结[47-49];同时也对硬质胆道镜和纤维胆道镜进行了比较,认为硬质胆道镜更好控制方向,但纤维胆道镜为术者提供新的选择,同时继续肯定了硬质胆道镜的某些优势[50]。也有学者认为纤维胆道镜可弯曲、更容易上手,而有经验者采用硬质胆道镜更直接有效,可取得了一样好的治疗结果[51]。

在这一时期,硬质胆道镜慢慢过渡到了纤维胆道镜。而后几十年中,纤维胆道镜和电子胆道镜占据了主导地位,显示出难以替代的作用。

(三) 现代胆道镜技术的辅助地位

经皮经肝胆管引流术(PTCD)用于缓解胆管恶性狭窄引起的黄疸而被广泛开展应用[52]。加上纤维胆道镜的出现,使经胆总管瘘管治疗胆总管结石和肝内胆管结石成为可能,并得以迅速广泛推广[53-55]。对于一些仍然难以从胆总管取出的肝内胆管结石,不得不采用经皮经肝胆道镜取石(PTCL)。随着胆道镜图像可经电视直接放大,胆管图像也更加直观精细[56],极大方便了操作者和旁观者,肝胆外科正式进入电子胆道镜的时代[57]。

由于纤维电子胆道镜的进步,硬质胆道镜的使用逐年减少,甚至被遗忘;众多取石碎石工具也没有很好发挥应有的作用,而随着肝切除技术的进步和普及,肝内胆管结石的治疗已经演变成以手术切除为主的治疗。但是,对弥漫性肝内胆管结石如何治疗? 何时为最佳手术时机? 与开放手术、腹腔镜手术治疗的关系? 如何发挥他们的技术特长? 对于这些理论问题、实际问题,还没有达成统一的认识。主要原因在于,既往的胆道镜技术、腹腔镜技术和传统手术并不能将肝内胆管结石取净,更不能很好解决肝内胆管的狭窄问题,只能通过肝门部的胆管整形和胆肠吻合手术解决肝门部的狭窄问题。

随着肝切除技术水平的提高,肝切除术逐渐成为治疗肝内胆管结石的主要方法,而胆道镜技术,特别是硬质胆道镜技术,都作为手术治疗的补充手段,并没有被很好地去研究和发展,研究文章较少。

(四) 学习泌尿外科的取石技术和理念

近二十年来,随着泌尿外科内镜技术突飞猛进的发展,为胆道镜的应用提供了很好的例证。取净结石、保护肾功能一直是泌尿外科处理肾结石的重要原则。也就是说,泌尿外科医师绝不轻易为治疗肾结石而切除肾脏,都会想尽办法清除结石、保留肾脏,挽救肾功能。

泌尿外科长期以来治疗肾结石的思想和策略一直就是取石,还要早取石、早碎石,以减少结石和输尿管梗阻对肾功能的损害,几乎不会主动做肾切除。这样的思想和治疗策略,造就生产出大量的泌尿外科取石碎石器械和工具,从而将胆道结石的内镜治疗方法和策略远远抛在后面。肾结石治疗的策略和思路应该引起普通外科、肝胆外科、胆道外科医师的反思。

我院是全国乃至全世界做经皮肾镜取石最多的医院,我们有机会借鉴泌尿外科的经皮肾镜技术,结合肝胆解剖和肝胆疾病的特点,对硬质胆道镜进行了近二十年的临床应用研究,才取得了显著的技术进步。

肝内胆管结石有两个主要病理特点,一是肝内胆管存在结石,二是肝内胆管存在绝对或相对胆管狭窄。并且胆管结石和胆管狭窄往往同时并存,互为因果,互相影响,取净胆管结石就可以减轻结石对胆管的炎症刺激,有助于减轻胆管的慢性炎症和增生狭窄,最终减少、延缓胆管结石的复发。

四、硬质胆道镜关键性技术的进步

为能够采用微创外科技术治疗肝内胆管结石和胆道狭窄,近年来我们成功开展了硬质胆道镜切开成形术解除胆道狭窄、梗阻,总结出取净肝内胆管结石的各种硬质胆道镜手术和取石碎石方法,推动了整个胆道镜技术的进步,更极大推动了肝内胆管结石、胆道狭窄、胆肠吻合口狭窄微创外科治疗。

我们在如下十个主要方面开展了创新性工作:

1. 正式命名 E-PTCD,对指导临床实践、防范风险有重要意义。

2. 与纤维胆道镜相比,硬质胆道镜及其附属的各种操作器械、鞘管具有明显的优势,对处理复杂、多发、铸型的肝内胆管结石和胆管狭窄十分有效。

3. 硬质胆道镜切开成形术(PTCS-IP)的成功,表现出硬质胆道镜可以解除包括胆肠吻合口狭窄在内的任何部位胆管狭窄的能力。

4. 一期建立扩大的胆管瘘管通路,尽量等瘘管形成后再做二期手术,这样可以大大减少胸腹腔和心血管严重并发症。

5. 硬质胆道镜和 B 超双重引导下的经皮经肝胆管引流术更加安全,既扩大了胆道镜诊疗范围,又可以取净肝内任何部位的结石。

6. 经皮经肝硬质胆道镜切开成形术加球囊持续扩张成形术治疗胆肠吻合口狭窄、胆管狭窄,能够取得与开腹手术一样的治疗效果。

7. 经胆总管 T 形管瘘管通路仍然是硬质胆道镜导入肝内胆管最安全、最常用的路径,大部分肝内胆管结石都可以经此通路取净,并完成治疗。联合经皮经肝左管入路可以覆盖几乎全部肝内胆管,是治疗肝内胆管结石最佳的入路。

8. 全面系统认识硬质胆道镜手术并发症的发生机制和应对办法是硬质胆道镜技术的重要安全保证。

9. 减少肝损伤,保护肝功能,减少、延缓肝切除,为肝移植手术保留完整结构是延长患者存活时间的最主要措施。要把此理念贯穿于治疗始终。

10. 需要全面系统地学习硬质胆道镜微创技术理论,合理利用硬质胆道镜的优势,尽力规避和减少硬质胆道镜所产生的并发症,只有这样才能取得最好的治疗效果。

五、需要采用新的肝内胆管结石分类方法

在新技术来临之时,需要以肝内胆管结石的多少、大小和硬质胆道镜诊疗难易程度为基础,对肝内胆管结石进行分类。结合胆道镜实际情况,作者建议将肝内胆管结石分为以下七

种类型:①简单结石(1~3 颗);②多发结石(4~7 颗);③复杂结石(8~10 颗);④广泛结石(11~20颗或左右肝);⑤铸型结石(单个结石直径 2~3cm);⑥特大铸型结石(3cm);⑦肝纤维化结石。

建议依据肝内胆管结石的分类,制订不同的手术分类和收费标准。

以往都是按照结石分布来分类,目的是指导肝切除手术,以结石分布集中的肝叶为手术切除对象。结石分布多的,无论存在多少有功能的肝组织,都可能被作为手术切除的对象,十分可惜。

以硬质胆道镜技术为基础的结石分类法则不然,其是以结石多少和取石难易程度来分类的。只要有比较多的正常肝组织就应该以取石手术为主。只有当胆管结石导致肝组织明显萎缩、纤维化了,才可以考虑做这一区段的肝切除术。

六、迫切需要加强保留肝组织、保护肝功能的意识

肝内胆管结石一般进展缓慢,常常经历十多年的无症状期,多数患者出现很多结石后才出现腹痛和胆道感染症状,其无症状期比胆囊结石无症状期长。仅以广东、广西的肝内胆管结石患者为例,多数患者无黄疸或低黄疸,取净结石后,肝内胆管明显缩小,肝组织明显增生,肝内胆管结石复发的时间间隔明显延长,患者亦无明显症状。手术切除仅仅限于那些肝内胆管结石聚集,肝组织已经极度萎缩、纤维化,且有功能的肝组织非常少的肝叶。尽早取出胆管结石,对保护肝功能至关重要。

对于肝右叶胆管结石的肝切除术要十分慎重。因为切除的胆管结石相对较少,切除的有功能肝组织反而较多,且肝右叶切除术后的并发症较多,患者死亡率较高。同时肝组织切除过多将会严重影响残留肝组织的功能和胆汁分泌,而胆汁分泌量和流动性的减少,势必增加胆管结石的复发。

肝脏形态结构被破坏以后,特别是肝左叶切除后,硬质胆道镜肝内胆管入路就会被切断,这将导致硬质胆道镜取右肝结石的手术难以完成。由于现在腹腔镜分离腹腔粘连的技术非常成熟,二三次开腹手术后仍然能够成功分离腹腔粘连。只要肝脏形态完整,就比较容易找到胆总管。一旦肝叶切除后,无论是寻找胆总管,还是经皮经肝穿刺置管都将非常困难,也会给肝移植造成无法下手的尴尬境地。相反,采用硬质胆道镜技术治疗肝内胆管结石,对今后腹腔镜治疗和开腹手术的影响很小。

总而言之,应慎重切肝,尽量保留完整的肝脏形态,只有这样才能为硬质胆道镜手术创造条件,为肝移植留后路,从而延长患者的存活时间。

七、胆道镜角色的转换

硬质胆道镜在有效快速清除肝内各部位胆管结石和切开胆管狭窄这两个关键技术上取

得了重要进步,在治疗肝内胆管结石、胆管狭窄、胆肠吻合口狭窄上起到了关键作用,难以替代。所以,硬质胆道镜技术已经从肝内胆管结石手术治疗的辅助手段转变成为影响、主导手术方式的最重要因素。

也就是说,今后应围绕硬质胆道镜的技术特点,专门设计治疗肝内胆管结石、胆道狭窄的手术方案,并将此作为首选方案。再结合腹腔镜手术、开腹手术、经皮经肝手术的各自优势综合进行考虑,为患者设计最合适的治疗方案。由此可见,硬质胆道镜已经从过去的配角转变成了主角。

八、硬质胆道镜技术与切肝技术的关系

硬质胆道镜技术可以取净肝内胆管结石、解除胆管狭窄,但进入肝内胆管的路径有十分明确的要求,那就是首先选择经胆总管入路,其次选择经皮经肝左管入路,最后不得已时才选择经皮经肝右管入路,这样做的主要目的是保护右肝。这就要求胆总管及其附近的组织结构容易辨认,开腹手术次数不能多,最好保持尽量多的原肝脏形态,以利于建立经皮经肝入路胆道瘘管通路。如果这些条件被扰乱,就会给进入肝内胆管造成很大麻烦;难以完成建立胆管瘘管通路,难以完成硬质胆道镜诊疗肝内胆管结石和胆道狭窄的任务。

由此可见,任何扰乱胆总管及其附近区域,以及肝左、右管附近区域组织器官结构的手术都是不可取的,都会阻断硬质胆道镜肝内胆管的入路,妨碍硬质胆道镜取净结石和解除胆道狭窄梗阻的操作。而硬质胆道镜微创技术所进行的诊疗不会妨碍肝切除、肝移植手术的开展。

硬质胆道镜主导的肝内胆管结石病治疗原则

基于硬质胆道镜技术的进步,我们需要结合传统外科技术理念,从以下几个方面重新认识治疗肝内胆管结石的总体原则。

一、继续坚持黄志强院士倡导的肝内胆管结石治疗总原则

我们现阶段应该继续坚持已故黄志强院士最先倡导的,经过中华医学会外科学分会胆道外科学组增补修改的"去除病灶,取尽结石,矫正狭窄,通畅引流,防治复发"这个肝内胆管结石病治疗总原则。无论采取什么样的治疗措施,都应该遵循以上治疗原则。但受以往胆道镜技术不成熟的限制,在执行取尽胆管结石、解除胆道狭窄梗阻这两个重要原则方面,常常难以实现令人满意的结果。而现在,硬质胆道镜微创技术在取尽胆管结石、解除胆道狭窄梗阻的问题上取得了重要的进步,比传统手术更精准、更确切、效果更好,肝内胆管治疗范围更广。因此,现在的硬质胆道镜微创技术更彻底、更有效地执行了肝内胆管结石病治疗原则,同时,使患者所受到的损伤更小,获得的治疗效果更好,为预防结石复发创造了很好的前提条件。可见,目前治疗和预防肝内胆管结石复发的状况已经比传统的外科手术治疗方法有了很大的进步,我们必须适应这一技术的进步,以便为更多的患者服务,从而减少患者的痛苦、延长患者的寿命。

二、坚持以硬质胆道镜微创技术为主导的治疗原则

下面我们针对黄志强院士肝内胆管结石治疗的基本原则做具体比较和分析。

(一)取尽结石

在外科医师开始治疗肝内胆管结石病的早期阶段,取肝内胆管结石都是开腹手术过程中直接用取石钳在胆管内盲目取石,即使是胆总管结石,也不容易完全取尽,造成结石残留。而肝内胆管结石更加深藏于肝脏内部,想用普通取石钳取尽结石是非常困难的。

虽然硬质胆道镜出现早,但那个时期硬质胆道镜的取石碎石工具很少,照样无法取得满意的效果。而随着纤维内镜精细化、小型化后,纤维胆道镜的优势显现出来,但其却存在易损、

维修成本高、操作工具少、碎石取石能力有限的缺点。后来，随着硬质胆道镜摄像技术和取石、碎石工具的不断发展，取石能力和效率得到极大提高，硬质胆道镜和纤维胆道镜可以通过胆总管瘘管或经皮经肝胆管瘘管将肝脏任何部位的胆管结石取出，特别是既往难以取出的铸型结石、隐蔽结石，扩大了治疗范围，有效保留了更多的肝组织，保护了肝功能，扩张的胆管明显缩小，被结石挤压的肝细胞肝组织得以恢复再生。随着受到保护而保留下来的正常肝组织的增多，相应地，也就有可能、也有必要减少以结石为理由的肝叶切除手术。

（二）矫正狭窄

早期解除狭窄梗阻的方法只有通过开腹手术，打开胆总管，将肝左、右管的狭窄处做切开成形术，或者通过开腹手术做胆肠吻合口狭窄的切开成形术或再次吻合术。而现在的硬质胆道镜已经能够进行任何部位的胆道狭窄切开成形，并用气囊引流管持续扩张和引流。可见，治疗胆道狭窄的手术方法已经发生了根本变化，并实现了手术的微创化，这将进一步减少以胆道狭窄梗阻为理由的肝叶切除手术。

从大部分肝内胆管结石患者晚期才出现黄疸这一客观情况来看，胆管结石比胆管狭窄的危害性要严重得多，因此，处理胆管结石就显得尤为重要。

（三）去除病灶

切除病灶是目前外科治疗最常用且最没有争议的治疗方法，而病灶明显纤维化是最重要的手术指征。虽然此观点没有争议，但对于肝纤维化的程度还没有具体要求，可导致医师对病灶的认识出现偏差，把"病灶"明显扩大化。

随着肝脏手术技术的进步和普及，尤其是腹腔镜肝切除技术的进步，肝切除已经成为治疗肝内胆管结石病的首选，并且有明显扩大化的趋势。也就是说，在临床实际工作中，有较多具有肝功能的肝叶、肝段被过度切除了。

与此相反，随着胆道镜技术的进步，特别是硬质胆道镜技术的推广，肝内胆管结石伴有肝组织轻度纤维化和萎缩的肝叶已不再作为肝切除的指征。应当通过硬质胆道镜取石和解除胆管狭窄梗阻，使扩张的肝内胆管缩小，让受挤压的肝组织恢复再生，以利于长期维护肝功能，从而有效延长患者的寿命。

相信在不久的将来，以肝切除治疗肝内胆管结石的病例将逐步减少。

（四）通畅引流

过去引流管多放于胆管内，经胆总管或胆肠吻合口引出。随着经皮经肝胆道引流技术的成熟，特别是 E-PTCD 的提出，以及胆道狭窄切开成形术的开展，现在已经能够将较粗的引流管(16~18F)放入胆管，实现充分引流，为肝内胆管结石下一步的治疗创造了有利条件。

（五）防治复发

由于硬质胆道镜在取净结石、解除胆道狭窄梗阻方面做得比传统手术更加微创,效果更好,是传统外科手术、腹腔镜手术难以实现的,为预防和溶解新生的胆管结石提供了空前的条件和机遇。因此,建议在硬质胆道镜取尽胆管结石和解除胆道狭窄梗阻以后,积极服用消炎利胆药、熊去氧胆酸等排石、溶石药物,以降低胆管结石的复发率,推迟胆管结石复发时间和再手术时间。

即使肝内胆管结石复发,我们仍然可以继续采取以硬质胆道镜微创技术为主的治疗方法,使患者承受最小的创伤,达到最佳的治疗效果。

可见,硬质胆道镜技术已经较好地实现了取净胆管结石、解除胆道狭窄梗阻,并为防治胆管结石复发创造了条件,实现了微创化治疗。因此,在治疗肝内胆管结石、胆道狭窄的过程中,需要坚持以硬质胆道镜微创技术为主导的治疗原则。

三、坚持取尽结石、保留肝组织、保护肝功能、延缓肝切除的原则

肝内胆管结石长期存在于胆管内,必定造成胆管的被动扩张,以及胆管开口相对或绝对狭窄;结石堵塞胆管开口导致胆汁引流不畅,形成梗阻性胆管炎,后者将进一步损伤胆管黏膜和肝细胞,导致肝小叶炎症性纤维化和肝组织萎缩。尽早取尽肝胆管内结石是目前阻止、延缓肝组织胆汁性肝硬化,延缓施行肝切除术唯一有效的治疗方法。现在的硬质胆道镜微创外科技术已经能够做到取尽结石、解除胆道狭窄梗阻、实现通畅引流,很好保留了肝组织,保护了肝功能,既可以有效延缓患者胆汁性肝纤维化进程,延长肝组织萎缩形成的时间,又可以延长其被切除的时间,进而有效延长患者的存活时间。

四、坚持一期建立瘘管通道、二期手术、保证手术安全的原则

通过腹腔镜放置胆总管 T 形管,以及通过 E-PTCD 建立肝内胆管瘘管通道,就是在胆总管上和肝脏肝内胆管上人为地做出一个比较大的瘘管。但是,在这个瘘管通道还没有形成以前,质地柔软的肝脏及其血管容易被硬质胆道镜挤压、撕裂引起出血,增加了操作难度和危险程度;再加上胆道引流的碎渣和污水极易进入宽大的腹腔、胸腔,导致腹腔、胸腔的感染。因此,对于肝内胆管结石较多的患者,无论是经胆总管硬质胆道镜取石,还是经皮经肝硬质胆道镜取石,都应尽量减少早期的手术操作,以通畅引流为主,待瘘管形成再行二期手术。只有这样,才能保证手术的安全。

五、充分利用硬质胆道镜的技术优势,合理使用纤维胆道镜

硬质胆道镜、纤维胆道镜各自的优缺点在前部分章节里已经有明确的阐述。在我们医院绝大多数情况都是使用硬质胆道镜,纤维胆道镜仅在胆管角度大的地方才尝试使用。只要耐心细致地使用硬质胆道镜和纤维胆道镜,将二者的技术优势发挥好,就可以处理任何部位的胆管结石和胆道狭窄。

六、坚持阶段性程序性治疗原则

肝内胆管结石病,特别是广泛性的肝内胆管结石,以往的外科手术方法是难以从根本上清除干净胆管结石、有效解除胆道狭窄梗阻的。而现在,只要依靠硬质胆道镜微创技术,慎重切肝,保存进入肝内胆管的路径,反复多次采用硬质胆道镜手术取石、切开狭窄治疗,就能取得理想的治疗效果,硬质胆道镜是该类患者的最佳选择。但鉴于肝内胆管结石的复杂性和硬质胆道镜的特性,迫使整个治疗过程需要分阶段进行,所需要的时间相对较长。切不可妄想通过一次手术解决问题;应该根据各种影像技术图片和胆道镜结果,为患者制订合理的阶段性、程序性治疗方案,逐步解决肝内胆管结石和胆道狭窄问题。

硬质胆道镜手术治疗肝内胆管结石病的程序性安排

半个多世纪以来国内外手术治疗肝内胆管结石的经验表明,无论开腹手术或者腹腔镜手术都难于通过一次手术治愈肝内胆管结石。除手术创伤引起的出血、胆漏、感染等并发症外,胆管结石残留、胆管结石复发也是术后最主要的并发症。由于近几年硬质胆道镜技术的进步和逐步成熟,在治疗胆道狭窄和取净结石两个方面取得了突破性进展;现在对于肝内胆管结石的治疗,我们已经可以采用硬质胆道镜技术实现取净结石、解除胆道狭窄梗阻这两大重要目标,已经明显改变了肝内胆管结石的治疗思路,但这一过程比较复杂,治疗周期比较长,迫切需要有一个程序性安排。

一、肝内胆管结石难以一次性治愈的原因

(一)胆管解剖形态和结石分布

1. 胆管解剖形态复杂 肝内胆管呈树枝状,由肝门部向上和左右分散,是最复杂的解剖形态之一,从自然腔道进入肝内胆管非常困难。

2. 结石分布广泛 肝内胆管结石可能分布于肝左、右叶的广泛区域,患者已经做过多次胆道手术,肝脏形态已经发生明显变化,胆肠吻合口的位置和方向也可能发生改变;想通过仅仅一次手术,就达到治疗目的非常困难,只能通过再次胆道镜手术,或者另取胆管通道才能完成治疗全过程。

因此,在做任何经胆总管瘘管和经皮经肝硬质胆道镜手术前,必须认真考虑以上可能的困难因素。只有循序渐进地、有步骤地、逐步稳妥地推进治疗,逐步解决问题,方可最终实现胆道镜下的微创手术目的,达到甚至优于开放手术和腹腔镜手术的治疗效果,逐步取代相当部分的开放手术和腹腔镜肝切除手术,延缓肝叶切除的时间。

(二)手术路径复杂危险性高

由于 E-PTCD 可损伤肝脏血管、胆管、肝脏周围器官,以及水、胆汁和细小结石容易进入腹腔、胸腔,造成腹腔胸腔和胆道严重感染等一系列危险因素的存在,硬质胆道镜手术的复杂性和危险程度都远高于肾脏及泌尿系统,想通过一次胆道镜手术解决问题是不现实的。

对肝内胆管结石的患者,必须根据具体病情进行诊断治疗的阶段性、程序性设计,逐步分

期、分步骤完成,只有这样才能充分发挥硬质胆道镜微创手术安全有效的特性。而建立安全通畅的胆管瘘管通道是实现这一目标的先决条件。

二、程序性治疗的主要阶段

依据我们的临床实践经验,应按照以下程序稳步进行治疗。

（一）使用已有或重新建立胆管瘘管通道

1. 使用已经建立好的胆管瘘管通道　按手术预案建立的胆管瘘管固然是好,但很多却是在术中按需临时放置的。如在做开腹手术或者腹腔镜手术治疗胆总管结石术中意外发现肝内胆管结石;或者在做一侧肝叶切除时,发现另外一侧仍然有大量肝内胆管结石。对于这些复杂意外的情况,术者术中往往只处理了胆总管结石,部分处理或者完全不能处理肝内胆管结石,只好在胆总管放置 T 形管引流,结束手术,转送上级医院处理。这种瘘管需要保护好,等待应用胆道镜的治疗。

2. 建立新的胆管瘘管通道的三种路径

(1) 通过腹腔镜胆总管探查建立胆管瘘管通道:即通过腹腔镜在胆总管内放置 T 形管,将其引出体外,重新建立胆总管瘘管。即使曾经做过胆总管探查手术的患者,多数仍然能够在腹腔镜下再次成功找到胆总管。只要 T 形管的位置放置合适,经胆总管行肝内胆管取石仍然可行,可以将大部分结石取净。这个通路是取净肝内胆管结石最常用、最主要的通道,也是硬质胆道镜入门级别的最重要手术。如果肝脏远端胆管结石不好取,角度大,可以再采用胆道镜、B 超双重引导下 E-PTCD 建立合适方向的瘘管通道,即双通道,以利于取更大范围的胆管结石。

(2) 通过 E-PTCD 建立胆管瘘管通道:该方法不仅仅是建立通道,还需要找准合适的穿刺进入点,以方便、配合即将到来的硬质胆道镜手术。根据我们的经验,肝左管及附近的矢状部最宜作为胆管入口,不仅可以将硬质胆道镜导入胆总管和肝右管,还可以进入肝左管的上下段。

(3) 通过开腹手术建立胆管瘘管通道:该方法是不得已的方法,是腹腔镜等其他方法失败后的选择。但从保护肝组织和功能看,仍然比经皮经肝手术要好。切开胆总管,放置 T 形管,建立胆总管瘘管通路,是最常用的路径。

（二）充分引流胆管

胆管瘘管建立后,大部分患者需要进行充分引流。一是为了保证胆管瘘管的管壁能够生长到足够厚和结实,以利于今后的硬质胆道镜操作,以及避免胆道内的结石碎渣和污水流入腹腔、胸腔。二是为了减轻胆管内隐藏的或已经存在的感染、减少可能的胆道出血,提高胆管内的能见度,以利于寻找小的隐形的胆管开口和胆肠吻合口开口。充分引流,再加上联合使用类固醇皮质激素和抗胆碱药,减少手术操作时间,有助于预防胆心综合征、胆心反射、顽固性低血压等严重心血管并发症的发生。

(三)清除肝内胆管结石、解除肝内狭窄梗阻

由于手术时间的限制,肝内多发结石常常难以一次清除干净。只有在彻底清除肝内胆管结石和解除肝内胆管狭窄梗阻以后,才能全面探查清楚肝内胆管的情况。

(四)术后长时间充分引流

对于胆管取石、胆管狭窄切开和胆管黏膜炎症的治疗效果,需胆管引流一段时间后才能够了解。必须留有足够的时间保持通畅引流,让胆管内细小的结石残渣甚至絮状物随着体位运动和"结石垮塌效应"全部进入主要胆管,以便于胆道镜取出。同时,长期的引流还能够使那些长期受结石挤压的肝细胞出现恢复性生长,使扩张的胆管缩小,进而减少胆管结石的复发。因此,切不可急于求成,过早停止胆管引流。

(五)结束治疗的时机

结束治疗应该有三方面的依据,一是经过胆道造影和胆道镜检查证实胆道通畅、胆管内无结石和结石残渣、无胆道狭窄梗阻、胆管黏膜光滑;二是 B 超、CT、MR 等影像学检查证明无结石;三是夹闭引流管后无不适反应。

(六)肝移植

对于肝硬化、脾大、腹水明显,胆管黏膜破坏严重,胆汁分泌量很少,黄疸严重的晚期患者,理论上最好的治疗应该是肝移植。但是,这种晚期患者经过多次腹部手术,肝脏管道和周边形态结构已经遭到严重破坏,腹腔粘连非常严重,仅行全肝切除都十分困难和危险,大多数患者已经失去了进行肝移植手术延长生命的机会。

因此,作者最后呼吁应尽量采用硬质胆道镜微创技术来治疗肝内胆管结石患者,取尽肝内胆管结石、解除胆道狭窄梗阻。同时,在整个治疗过程中要以经胆总管入路为主,经皮经肝左管入路为辅,尽量减少肝切除和破坏肝脏结构的手术,尽量保留有功能的肝组织,特别是占总量 70% 的肝右叶组织。这样,不仅能有效延长患者的寿命,也可为今后可能的肝移植手术留下相对完整的组织和管道结构,使肝移植能够顺利进行。

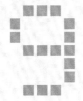

第九章

胆肠吻合口狭窄治疗新策略

胆肠吻合术是肝胆外科最基本、最重要的大手术。由于该手术既有病灶切除，又有胆道重建，因此，该手术具有较高的技术要求。

肝管空肠吻合术是目前最常用的胆肠吻合术式，胆总管十二指肠吻合术、胆囊空肠吻合术较少使用。由于胆肠吻合术的时机和原因差异很大，胆肠吻合口狭窄发生的时间跨度也很大，少则几周，长者可达二十多年。

胆肠吻合术常常是不得已而做的改变正常胆道和胃肠道通路的手术，原因有很多，吻合方式也有很多，目的都是维持胆道内胆汁进入胃肠道的消化液通路。其中比较流行的术式是肝管空肠吻合术，胆总管十二指肠吻合术已较少使用。各种术式维持理想状态的时间差异很大，有长有短，甚至仍然可以见到胆囊空肠吻合术维持较好状态达 20~30 年的病例。故一定要比较各型胆肠吻合术孰优孰劣的话，其实仍然不是件容易的事情。

胆肠吻合口狭窄的原因、诊断和预防

目前胆肠吻合的主流手术方式是肝管空肠吻合,但就具体的吻合方式来说,是做端侧吻合好,还是做侧侧吻合好?一直存在争议。在我们治疗过的胆肠吻合口狭窄患者中,绝大多数的手术方式是端侧吻合。虽然侧侧吻合病例数较少,但其中却少有吻合口狭窄,多数仅仅是存积在胆总管内的结石,清除肝内外胆管的结石即可完成手术治疗,治疗相对简单。这种现象的发生,除有侧侧吻合口径大的因素外,还可能与侧侧吻合时胆管和小肠吻合口附近的营养血管干扰较少有关,特别是胆管一侧干扰较少。因此,作者认为,对不需要切除远端胆总管的患者,应尽量做胆肠侧侧吻合术,以减少术后胆肠吻合口狭窄的发生。其实,最复杂的"盆式"胆肠吻合也是一种侧侧吻合,只是吻合口很大。

由于胆肠吻合术的术式较多,并且胆管形态和胆管损伤的部位,以及严重程度存在巨大差别,作者在此仅以肝管空肠吻合术为例,简要阐述发生胆肠吻合口狭窄的具体原因,仅供复习参考。

一、胆肠吻合口狭窄的原因

1. 胆管细小,严重影响胆肠吻合手术操作,甚至缝合挂住了对侧胆管壁。
2. 胆肠吻合口位置较高,增加了手术操作难度,影响可靠性。
3. 肝切除范围大,多个胆管与空肠吻合,增加了手术操作难度。
4. 肝左、右管并行或接近,没有做肝左、右管合二为一的整形。
5. 肝外胆管游离过长,血供差,导致慢性坏死或瘢痕挛缩。
6. 胆肠吻合口两侧空肠没有悬吊,导致胆管和小肠牵拉过度,造成狭窄。
7. 缝线松脱,导致胆漏,引起慢性炎症增生性瘢痕狭窄。
8. 胆管壁周围出血,反复缝扎胆管,造成缝合性和异物刺激性狭窄。
9. 缝合不严密或有明显的漏缝,导致胆漏,特别是正常的胆管壁。
10. 胆管周围水肿严重,难以缝合或缝线滑脱,发生胆漏、瘢痕挛缩。
11. 肠管系膜血管被缝扎,导致肠管缺血坏死、瘢痕增生。
12. 空肠远端存在梗阻,或小肠间吻合口狭窄,导致上方胆肠吻合口胆漏。
13. 支撑管进入吻合口外,引起胆漏、吻合口不愈合、瘢痕增生。

14. 连续缝合打结过紧,直接导致吻合口狭窄,以腔镜手术多见。

15. 空肠壁缝入吻合口过多,导致吻合口瘢痕过多。

16. 细小的胆总管与空肠侧侧吻合,致使胆管缩窄。

17. 吻合器吻合,密集的铁钉长期刺激,引起瘢痕过度增生。

18. 缝针过于密集,导致异物刺激性瘢痕增生。

19. 不可吸收的丝线或尼龙线缝合,刺激瘢痕增生。

20. 胆管残端附近存在不可吸收的止血材料,长期刺激瘢痕增生。

根据以上原因,在胆肠吻合术过程中应当结合具体情况加以预防。

二、胆肠吻合口狭窄的诊断

大部分胆肠吻合口狭窄的诊断并不困难,只是在胆肠吻合口狭窄的早期,诊断常有困难。目前主要依据患者有胆道感染的表现以及 B 超、CT、MRCP、胆道造影等影像学检查发现胆肠吻合口近侧胆管有扩张或轻度扩张,即可诊断为胆肠吻合口狭窄。早期诊断有明显困难,主要原因是狭窄早期仅有胆道感染,却少有胆管扩张和胆管结石,可能需要几周,甚至几个月的观察才能够发现胆管扩张,才能取得胆肠吻合口狭窄的明确诊断。如术前已有胆管扩张、相对狭窄,术后胆道造影通畅,应疑有胆汁分泌量不足、肠液反流引起的胆道感染。因此,需要结合临床连续观察一段时间,才能够诊断清楚。作者的经验是,对任何一次胆肠吻合术术后出现的胆道感染都必须高度重视,应首先排除胆肠吻合口狭窄的可能性,做到有备无患。

三、早期胆肠吻合口狭窄的诊断常受到质疑

早期诊断胆肠吻合口狭窄有比较多的困难。仅以胆道感染一项作为诊断的依据,而没有胆管扩张、胆管结石就显得非常片面,需要严密观察。一些早期出现胆道感染的患者,随着术后观察时间的延长,狭窄瘢痕逐渐软化,吻合口反而不狭窄了,有些患者的胆道感染症状会逐渐减轻(图 9-1A),甚至短期内可以不需要再手术。有些患者的发热原因是胆管局部结石,而非胆肠吻合口狭窄,需要区别对待,根据具体情况,局部取结石即可(图 9-1B)。

小肠 - 小肠吻合口狭窄引起的小肠不全梗阻,也可以导致继发性梗阻性胆道感染和胆管结石(图 9-2)。

MRI 可见右上腹部存在局限性小肠扩张,胆管引流出大量的肠液,胆道造影可见肝门部局部肠管扩张明显,对比剂进入肠管非常缓慢。

半肝切除后,残存肝组织明显减少,以及胆汁性肝硬化的患者,其胆汁分泌量明显减少,也容易发生反流性胆管炎,容易被误诊为胆肠吻合口狭窄。

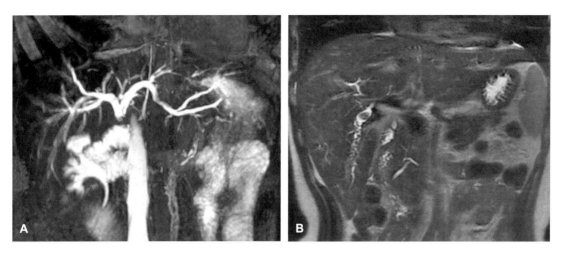

图 9-1 胆肠吻合口可疑狭窄 MR 改变

A. 腹腔镜胰十二指肠切除术术后一年,胆管略扩张,无明显结石,胆肠吻合口狭窄不明显;B. 先天性胆总管囊肿术后二十年,右前叶胆管局部扩张伴结石,胆肠吻合口狭窄不明显

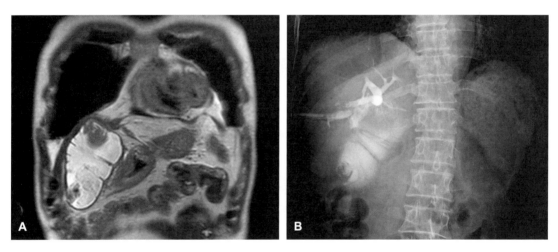

图 9-2 胆肠吻合口输出袢小肠不全梗阻

A. 术前小肠扩张;B. 胆道造影小肠扩张流出缓慢

四、胆肠吻合口狭窄治疗的禁忌证

已经有明显肝硬化、肝萎缩、脾大、肝内胆管充满结石、胆管无明显扩张应列为手术禁忌。这类患者不仅不能进行微创手术,甚至已经失去了采用普通手术治疗的时机,唯有肝移植术才有治愈的希望。但这时患者已经历过多次手术,肝脏及周围组织器官改变较多,胆管和胃肠道多已改道,肝脏形态严重破坏,手术解剖非常困难,大多已经失去了肝移植的机会。

从我们的临床经验看,对于胆管比较粗、合并胆管结石、无明显黄疸的胆道感染患者,为了抢救患者,仍然值得进行慎重的经皮经肝硬质胆道镜下的取石和引流,以缓解症状,延长患者的存活时间。而那些有胆汁性肝硬化、脾大,且黄疸时间长的患者,其全身情况都很差,已经属于晚期患者,做经皮经肝硬质胆道镜取石的危险性很大,长期疗效也不好。

五、胆肠吻合口狭窄的预防

前面已经简述了导致胆肠吻合口狭窄的各种原因,应该针对其中的各种原因,在术中采取相应的措施进行预防。

在这里,需要重点介绍的是预防胆肠吻合口狭窄的手术方式,特别是第一次行胆肠吻合术时应该采取的手术方式,即陈孝平院士发明和倡导的"插入式"吻合法[58]以及"半托式"吻合法[59],以保证胆管进入肠腔内,减少瘢痕形成,特别是当胆总管直径比较小的时候更加适合采用插入式。"插入式"吻合法最早用于狗辅助性肝移植的胆道重建[60],减少了缝线局部的异物刺激和缝合技巧方面的苛刻要求,可能更适合于预防胆肠吻合口狭窄。

(一)"插入式"吻合法的具体操作步骤

1. 在肝门部将肝管整理出 0.5cm 的长度,不可以超过 1cm,肝管周围需要附着一些结缔组织。因为肝管残端过长,或胆管壁太光滑、太裸露、太游离,会造成胆管末端长期供血不足或供血障碍,导致术后胆管残端萎缩瘢痕化,严重者可能导致胆肠吻合口狭窄,如果胆管坏死面积较大,还可能发生术后早期胆漏。

2. 将肝管残端插入相应口径的空肠系膜对侧缘的肠造口内,即用空肠造口套住肝管残端,空肠覆盖住肝门部胆管。如果肝管比较粗,可以用可吸收缝线将空肠切口边缘浆肌层缝合到肝管外层的结缔组织上。

3. 用可吸收缝线将空肠造口周边的浆肌层间断与肝管周围的浆膜和韧带组织缝合几针,起悬吊减张作用。

4. 一般不需要在肝管内放引流管,但可根据吻合口口径大小和缝合可靠与否等情况决定是否在胆肠吻合口内放置支撑引流管。

(二)"半托式"吻合法的具体操作步骤

1. "半托式"吻合法主要针对肝方叶部分切除后,肝断面上多根胆管的胆肠吻合,以及胆肠吻合口切除再吻合术的改良和简化。目的是简化手术操作过程,减少手术操作难度。

2. 先将肠壁与肝断面上胆管的下半部分吻合,上半部分只缝在肝组织上,外层加固悬吊。

3. 胆肠吻合口切除再吻合时，先切除原吻合口上 2/3，保留下 1/3，再重新吻合上 2/3。

所以，胆肠吻合口的长期效果与局部条件和技术操作水平有很大关系。

六、预留空肠盲襻取石通道

肝内胆管结石容易复发，再次手术将会给患者造成很大损伤，经皮经空肠路径取石是创伤比较小的方法。如果将空肠盲襻固定在接近于上腹壁中部的位置并有明显的标记，有助于今后执行经皮小肠穿刺置管术。标记的方法可以利用小肠残端的闭合钉子，也可以用钛夹在小肠末端做标记，以便于在 X 线和 CT 片上显示清楚盲襻的准确位置。当需要时，就可以在 B 超引导下对空肠盲襻进行穿刺置管引流，建立进入肝内胆管的瘘管通道，为再次胆道镜取石创造条件。

开腹手术治疗胆肠吻合口狭窄

采用开腹手术可以对已经狭窄的胆肠吻合口进行重新整形或者重新吻合,但面临的困难和不确定因素很多。作者介绍开腹手术,主要是针对一部分患者,采用硬质胆道镜治疗,效果仍然不佳,必须通过开腹手术矫正狭窄,才能取得好的治疗效果。包括极少数无法找到胆肠吻合口狭窄开口的患者,以及狭窄段较长、容易复发的患者。其中部分病例适合行腹腔镜再吻合术。

一、开腹进行胆肠吻合再手术

胆肠吻合术术后引起吻合口狭窄的原因不同,并且吻合口瘢痕愈合越多,术后狭窄的危险越大。必要时可以对胆肠吻合口进行再手术,以期使胆肠吻合口达到最理想的效果[61]。

(一) 再手术的条件

1. 无论开腹手术还是腹腔镜行胆肠吻合术,术后反复发生严重胆道感染,并发生胆管结石的患者。

2. 术后没有放置胆肠吻合口支撑管,短期即发生胆道感染甚至黄疸的患者。需要重新吻合或需要放置引流管和胆肠吻合口支撑管的患者。

3. 胆肠吻合口肝总管较长或者狭窄段较长是进行再次吻合的前提条件。

4. 胆管炎很严重,需要急诊手术。急诊手术的目的是引流胆管,控制胆管炎,挽救患者的生命。

(二) 再手术的具体手术方式

1. 胆肠吻合口切开加胆管引流术　即在确定胆肠吻合口的位置以后,将胆肠吻合口前壁切开,再放射状切开狭窄的吻合口,通过远端空肠截孔,沿胆肠吻合口向肝内胆管放置一根剪有侧孔的引流管,经空肠引出体外,再缝闭吻合口,为后续胆道镜诊疗留下肝内胆管和胆肠吻合口的瘘管通路。直接在胆管放置引流管可引起术后胆汁丢失严重,该方法不可取,不利于患者术后的康复。引流管应保留侧孔,经空肠管引出,或在吻合口放置长短臂 T 形管,经空肠截孔,引出体外。

2. 胆肠吻合口切除再吻合术　即将原胆肠吻合口从肝脏面剥离显露出来,切除吻合口瘢痕部分,再将已经变软的胆管和小肠缝合。条件是胆总管、肝管需要足够长。腹腔镜手术也能够较好完成这一手术。

3. 改良胆肠吻合口切除再吻合术　建议采用保留后 1/3 吻合口的"半托式"吻合法。为减少手术操作难度,先切除吻合口前方 1/2 或 2/3 吻合口瘢痕,保留后方 1/2 或 1/3 的吻合口瘢痕,以保证小肠仍然悬挂在肝门部,保持吻合口的稳定性以及胆道的连续性,同时避免门静脉损伤。再将变软的小肠前壁与变软的胆管前壁吻合。如果仍然困难,可以将小肠缝合在胆管壁周围的瘢痕组织上。这样就能保证在原位置进行胆肠吻合口狭窄的整形手术,避免了更多更复杂的肝切除和小肠手术,既省时省力又安全。

二、开腹经肠硬质胆道镜切开成形术治疗胆肠吻合口狭窄

具体的操作步骤如下。

1. 开腹探查找到胆肠吻合区域后,确认胆肠吻合口位置已经很高,紧贴肝门部,难以完成胆肠吻合口切除再吻合术,即在空肠远端截孔,将硬质胆道镜和鞘管一同放进空肠,朝胆肠吻合口方向缓慢推进,见到炎性红肿的乳头样组织并有胆汁流出,就找到了胆肠吻合口狭窄开口。

2. 硬质胆道镜导入空肠以后,进行的胆肠吻合口和肝内胆管的其他操作,与前面章节的内容完全相同,不再赘述。

3. 术后放置相对粗的引流管进入肝内胆管充分引流,并维持 3~6 个月。再根据机体塑型以及狭窄瘢痕切开的满意程度决定是否再一次实施切开成形术。

开腹或经腹腔镜找胆肠吻合口空肠盲端(图 9-3)、经预留的空肠进入空肠寻找胆肠吻合[62-63],以及经胃空肠将十二指肠镜送达胆肠吻合口都是可以选择的经空肠侧入路的有效方法,只是手术医师需要结合实际情况,选择最熟悉的路径和方法。

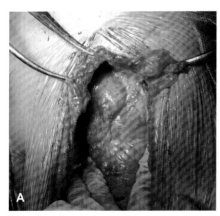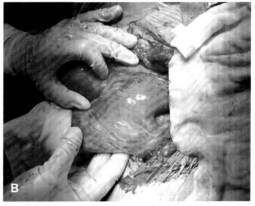

图 9-3　开腹手术确认胆肠吻合
A. 胆肠吻合空肠袢残端;B. 空肠 - 空肠端侧吻合口

第三节

经腹腔镜经肠硬质胆道镜切开成形术治疗胆肠吻合口狭窄

一、腹腔镜技术的提高有助于完成本手术

采用腹腔镜技术治疗肝胆胰良、恶性疾病不断增多,行腹腔镜胆肠吻合术的病例也在不断增多;同时随着腹腔镜分离粘连技术的提高,现在1~2次开腹手术后仍然可以完成腹腔镜肝胆手术的病例不断增加,技术娴熟者已有能力分离出肝门部胆肠吻合口、或者胆总管。再加上硬质胆道镜会比纤维胆道镜能够更准确、更快地找到胆肠吻合口,使得硬质胆道镜经空肠处理胆肠吻合口狭窄更加容易。

二、找到胆肠吻合空肠盲襻、确定胆肠吻合口位置

术前能够复习之前的手术记录,了解手术情况,分析辨别是结肠前还是结肠后,甚至空肠盲端的朝向非常重要。我们在临床实践中,甚至还会遇到实际情况与手术记录有较大出入的情况,需要特别小心。

找到胆肠吻合空肠盲襻后,就可以选择进入空肠的截孔。截孔部位需要结合肝内胆管病变和肝脏的具体形态综合考虑。进入空肠后,硬质胆道镜移动的范围比较大,即使是侧侧吻合,也可以比较方便进入胆总管下段。因为肠管质地比较软,在胆肠吻合口附近移动镜子都比较容易。但对于已经做了半肝切除的患者,由于肝脏移位太多,就需要注意镜头进入方向的选择。

进入肠管以后的操作与开腹手术和经皮经肠硬质胆道镜的操作相同,但因为瘘管路径较长,引流管的放置就比开腹手术困难一些,需要比较粗大的鞘管,甚至金属鞘管的支持,才能放置好。放置粗大的引流管是本手术的优势。

手术完毕后仍然需要反复检查有无肠管的损伤、有无遗漏的结石,一旦发现就需要及时修补,以避免发生肠漏。

三、避免了对肝脏的损伤

需要特别强调的是,经腹腔镜经肠硬质胆道镜下切开胆肠吻合口狭窄这一手术方式虽然看起来有些复杂,但非常适合于胆肠吻合术术后早期出现的胆肠吻合口狭窄患者。一方面,因为胆肠吻合口狭窄早期胆道感染的症状明显,但胆管扩张并不明显,做 E-PTCD 会遇到明显的困难;另一方面,如果患者比较年轻,肝脏损害将非常明显,也可能继发胆管结石,这些都可能对患者的长期生活质量和预后产生影响。

对胆管扩张不明显或者年轻的患者,应尽量采用经腹腔镜经肠的途径和原位切开胆肠吻合口的方法治疗胆肠吻合口狭窄,以保护肝脏形态和功能。特别是儿童时期做胆总管囊肿切除胆肠吻合的患者,长大成人以后多半都有胆肠吻合口狭窄,但肝脏质地形态都很好。

对于年轻患者,不能一味追求损伤肝脏的经皮经肝硬质胆道镜手术,应该以保护肝脏为长远目的,对该类患者实施经腹腔镜经肠硬质胆道镜切开成形术。这一治疗过程全部都是在腹腔镜和硬质胆道镜下完成的,是一种比较好的微创治疗。

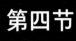
经皮经肝硬质胆道镜切开成形术治疗胆肠吻合口狭窄

经皮经肝硬质胆道镜切开成形术已经在前面的章节中详细介绍[8],本节主要简要介绍该手术治疗胆肠吻合口狭窄的考虑和注意事项。

一、主要适应证

对于多次开腹手术、拒绝再次开腹手术、拒绝经腹腔镜手术的患者,经皮经肝硬质胆道镜切开成形术治疗胆肠吻合口狭窄仍然不失为一个理想的治疗方法。只是为了避免发生胸腔、腹腔的感染,减少胆心综合征和胆心反射等严重并发症的发生,需要建立完整的瘘管通道、延长患者的治疗时间。

二、主要注意事项

1. 建立封闭的胆道瘘管 建立封闭的胆道瘘管的同时,充分引流胆道,充分显露胆管内黏膜,减轻胆管黏膜水肿,这对寻找胆肠吻合口以及胆管开口十分必要,对决定手术方式、清除干净胆管结石也有重要作用。

2. 经皮经肝路径首选肝左管瘘管 进行 E-PTCD 应首选肝左管。而选择肝右管穿刺置管的操作难度和危险性都会明显增大;主要是穿刺路径长,准确度变差,又必须经过胸腔肋膈角,胆管引流不通畅的话,容易造成胆管胸膜腔漏,甚至脓胸,且需要更加注意保护引流管。

由于胆肠吻合手术方式和角度的不确定性,可能给硬质胆道镜诊疗造成很大麻烦,需要在对侧肝脏胆管再穿刺置管建立瘘管通道,以保证镜下切开成形术的完成。当然,纤维胆道镜也可以进行针形电刀或者钬激光切开成形术,但其稳定性差,只有非常有经验的医师才能完成。

3. 切开胆肠吻合口狭窄的时机　清除肝内胆管结石、减轻胆管黏膜水肿、找到胆肠吻合口开口是进行胆道镜切开成形术的前提。最好在取石 2 周后再行切开成形手术。如果结石不多、胆管黏膜水肿较轻、角度合适、胆肠吻合口开口清楚,仍然可以在清除胆管结石后立即进行硬质胆道镜切开成形术。但必须遵循放射状切开、只切瘢痕、不切软组织的原则,目的是避免损伤与胆管并行的血管。

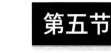

第五节

硬质胆道镜治疗胆肠吻合口狭窄的手术时机

任何手术都有相对合适的手术时机和期限,只有恰到好处地选择好手术时机,才能够发挥出手术治疗的最大效益,避免可能的手术风险。

一、经腹腔镜硬质胆道镜治疗胆肠吻合口狭窄的时机

任何一次胆道感染和较长时间的胆道梗阻都会严重损伤胆管黏膜,为今后胆管结石的发生留下隐患。因此,应尽可能早地对胆道狭窄、胆肠吻合口狭窄进行治疗,以解除胆道梗阻,保护肝功能。

但从手术操作的难易程度上看,经皮经肝硬质胆道镜胆肠吻合口狭窄切开成形术的困难程度和危险程度明显增大,经腹腔镜经空肠硬质胆道镜切开成形术治疗胆肠吻合口狭窄的安全性要明显增高。

虽然在分离腹腔粘连,以及在寻找胆肠吻合口及其空肠盲端的过程中可能存在诸多困难,但从腹腔镜手术对整个肝脏近期和远期影响看,经肝门部胆管进入肝内胆管所进行的硬质胆道镜手术相对安全很多,并且并不妨碍今后再进行经皮经肝穿刺置管引流术。

所以,对有明显症状并反复胆道感染、肝内胆管结石已经产生的患者,即使肝内胆管扩张不明显,也应尽早实施经腹腔镜经空肠硬质胆道镜切开成形术治疗胆肠吻合口狭窄。只有这样才能尽早减少胆道感染造成的胆管黏膜损伤,减少继发性肝内胆管结石的发生。

二、经皮经肝硬质胆道镜切开成形术治疗胆肠吻合口狭窄的时机

经皮经肝硬质胆道镜切开成形术治疗胆肠吻合口狭窄的时机可以相对推迟延后。主要是因为施行 E-PTCD 需要考虑肝内胆管的直径大小。在胆肠吻合口狭窄早期,肝内胆管常常没有明显扩张(图 9-2),而胆管扩张不明显将严重影响胆管穿刺置管的成功率和瘘管通道质量。

另外一个重要原因是,仅有胆道感染症状,而肝内胆管没有明显扩张,尚不足以证明胆肠吻合口已经狭窄,需要严密观察。这种感染有可能是因为各种原因引起的胆汁分泌减少,如大范围肝切除术,或 EST 后没有十二指肠乳头阀门限制造成的肠液反流。倘若肝内胆管已经

明显扩张,也需要与以前的影像学资料对照,判断是否术前已有胆管扩张。不过,胆管明显扩张,恰好说明肝内胆管损伤已经比较明显,需要尽快治疗。

然而,E-PTCD 可能损伤肝脏和胆管,增加肝组织萎缩和胆管结石的发生,所以,经皮经肝硬质胆道镜切开成形术只能作为备选手术。

由于技术操作方法和理论上的不断进步,硬质胆道镜在有效快速清除肝内各部位胆管结石和切开胆管狭窄这两个关键技术上取得了重要进展,并在减少手术并发症上建立了一套完整的理论体系,特别是对于胆肠吻合口狭窄这类患者,硬质胆道镜切开成形术是专为它设计的。

三、开腹手术的时机

由于开腹手术治疗胆肠吻合口狭窄创伤大,会给今后的治疗造成解剖关系不清、腹腔粘连进一步加重等非常多的障碍;而包括腹腔镜和硬质胆道镜技术在内的微创外科技术在此方面却取得了非常显著的进步,因此,应慎重实施开腹手术治疗胆肠吻合口狭窄,并尽量逐渐减少。即使是急诊手术,也应该以经皮经肝胆管引流术为主,先解决胆道感染,待病情缓解后,再考虑其他手术治疗。对于不适合微创手术治疗,或经过多次微创手术失败的患者,再慎重考虑开腹手术治疗,并依据狭窄的原因,选择合理、合适的手术术式,以减少手术风险,提高患者的长期生存率。

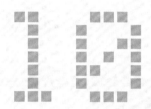

第十章

硬质胆道镜诊疗并发症的防治

任何有创的检查和治疗必定带来相应的并发症,有些轻微,有些严重,总结分析相关问题有助于今后在临床实践中预防处理好这些并发症。

应用硬质胆道镜技术的时间并不短,但实际开展的单位并不多,应用范围并不大,其中有三个方面的原因,一是没有对硬质胆道镜诊疗并发症产生的原因进行深入细致地分析研究,没有对合理预防和处理并发症提出有效的方法;二是没有掌握硬质胆道镜切开成形术处理胆道狭窄,以及如何取净肝内胆管结石的关键技术;三是没有总结形成系统的、完善的硬质胆道镜技术理论,没有处理好与腹腔镜手术、传统开腹手术的关系。认真预防和处理好硬质胆道镜诊疗过程中的各类并发症,将为推广硬质胆道镜技术的应用扫清最大障碍。

虽然硬质胆道镜诊疗并发症较多,有些还很严重。但是,只要经治医师认真对待,做好预防措施,可较好控制硬质胆道镜诊疗过程中所产生的并发症。

第一节

出血

出血（hemorrhage）包括胆管黏膜出血、肝脏创面出血、门静脉损伤、肝静脉损伤、肝动脉损伤、狭窄切开时出血、腹壁出血、胸壁出血等。

一、胆管黏膜出血

（一）常见原因

胆管黏膜出血主要有胆管炎症引起的胆管黏膜出血，以及胆道镜诊疗过程中损伤胆管黏膜而发生的出血。

胆管黏膜出血经常发生在比较严重的胆道感染之后，胆管黏膜出现水肿、局部坏死、溃疡，以及出血。如果胆管黏膜溃疡附近存在较大的动脉或形成炎性静脉丛，则出血量可能较大。由于胆管黏膜炎症水肿严重，胆道镜诊疗过程中极易损伤胆管黏膜，造成出血。

（二）预防

1. 充分引流胆管，减轻胆道感染，使胆管黏膜水肿减轻甚至消失。

2. 减少网篮拖拉取石操作造成的胆管黏膜划伤，多采用机械碎石、钳夹结石、用水泵冲洗排石。如果出血量较大，应停止手术操作。

3. 胆管内的任何操作必须非常轻柔，特别是在硬质胆道镜顶端接触胆管壁时绝不可以暴力操作，否则，将损伤胆管甚至肝组织，以及肝组织内的血管。

（三）处理

合理控制血压，继续充分引流胆道，适当使用生长抑素、制酸药、止血药，甚至可以直接向胆管里注入稀释后的去甲肾上腺素、凝血酶等局部止血药。对于胆道镜下可见的明显胆管黏膜出血，可以尝试在硬质胆道镜下用针形电刀止血，或钬激光烧灼止血。

胆总管内如放置形状不恰当的 T 形管，如半管，可导致 T 形管固定不牢，容易在胆管内晃动、摩擦，损伤胆总管壁，甚至刺穿血管造成大出血。应尽可能使用完整的 T 形管，以保证 T 形管对胆总管的完整支撑，从而减少半管、多菱角对管壁的摩擦损伤。

二、肝脏创面出血

(一) 原因

指损伤肝组织引起的小血管出血,多数发生在首次 E-PTCD 中,以及随后进行的硬质胆道镜诊疗过程中,即扩张胆管瘘管和硬质胆道镜挤压新鲜瘘管的过程中。也可发生在二次经瘘管进行的任何经皮经肝的胆道镜诊疗过程中。此类并发症较少发生在纤维胆道镜的诊疗过程中,因为纤维胆道镜没有力量撬动肝脏。建议在瘘管通道没有形成好以前,应尽量避免撬动肝脏和胆管的操作,以免造成肝组织撕裂损伤。

(二) 预防

1. 避让血管 胆管穿刺路径中和扩张过程中,应尽量避开门静脉和肝静脉,甚至肝动脉。由于周围肝动脉较小,B 超不易发现,容易被忽视。但是,还是应该尽量注意,因为肝动脉出血相对来说比较难处理。

2. 缓慢扩张 扩张过程中,一定要逐步由小到大进行扩张,切不可操之过急,并在 B 超监视下进行。这样操作,一方面可以减缓、减少甚至避免因扩张对肝内血管的较大损伤;另一方面,缓慢操作有利于肝脏创面上毛细血管的血凝块形成,减少出血。

3. 保持压力 整个穿刺扩张过程中,穿刺针、扩张管和鞘管应尽可能持续放置在新的瘘管中,以保持鞘管对新的瘘管壁的压力,从而减少创面出血。

4. 充分麻醉 穿刺扩张过程中保持完全的麻醉和肌肉松弛非常重要,任何操作过程中,患者自主呼吸及烦躁抽搐的出现都会严重影响操作,甚至撕裂肝脏,进而造成很大的危险。因此,在进行关键操作时,常常需要停止呼吸机,减少呼吸时膈肌运动对肝脏的影响。

5. 减少操作 新的肝脏瘘管形成前,应尽量减少操作,特别是用力撬动肝脏和胆道,这样的操作非常容易撕裂新的肝组织,造成新的损伤和出血,而且是非常危险的操作,应严格禁止这样的操作。

(三) 处理

只要没有损伤肝内门静脉和肝静脉,持续用鞘管压迫 5~10 分钟,绝大部分的肝脏创面出血都可以做到压迫止血。同时向管道里注入适量的去甲肾上腺素稀释液也是有效的措施。但该药容易进入血液,可造成临时性血压增高,影响心脏的功能,但大多数是可控的。

出血较多时可以先将引流管放进鞘管内,然后拔出鞘管,在剑突下用纱布垫加压挤压肝表面,压迫止血。这样的操作对肝右叶则不起作用,这也是我们要尽量选择肝左管,减少做肝右管穿刺置管的原因之一。

三、门静脉、肝静脉、肝动脉损伤

（一）原因

在经皮经肝胆管穿刺置管、扩张瘘管的过程中由血管撕裂引起。硬质胆道镜在穿刺置管过程中发挥着非常重要的作用，能够清楚显示导丝从瘘管进入胆管。因此，新的穿刺窦道内如果发生门静脉、肝静脉和肝动脉损伤，通过胆道镜都能够比较容易发现。出血量比较大时，甚至可以看见血管破口，但难以辨别是肝静脉还是门静脉，小的肝动脉出血比较容易辨别，常为点状喷射样出血。

（二）预防

首先，B超监控并设计穿刺路径，穿刺路径中避开大血管是避免大血管损伤的首要方法。其次，缓慢扩张肝脏瘘管、设立穿刺置管界限，这是预防门静脉、肝静脉和肝动脉出血的重要措施。特别是第一次胆管穿刺置管扩张中，要禁止撬动硬质胆道镜，以免撕裂肝组织及血管，造成大出血（图10-1A）。

（三）处理

1. 鞘管压迫　一旦镜下确认大血管损伤出血，应立即将含有扩张器的鞘管置于肝组织瘘管内，持续压迫，以减少鞘管壁与肝脏创面间的间隙，并耐心等待瘘管壁旁和血管壁旁的血栓形成，同时B超确认鞘管位于损伤的血管外。应缓慢逐步退出堵塞血管的引流管，以利于血栓形成，减少出血（图10-1B）。

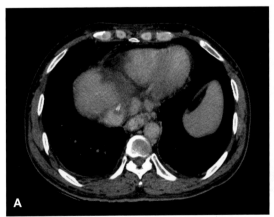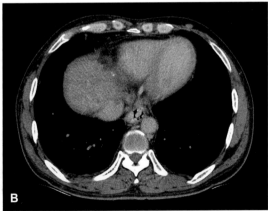

图 10-1　下腔静脉损伤

A. 引流管进入下腔静脉形成附壁血栓；B. 退管后附壁血栓

2. 引流管压迫 血管破口血凝块形成、出血控制以后,应将鞘管内扩张器换成相同型号的引流管,继续压迫止血,同时夹闭引流管(图 10-2)。引流管应放置在肝组织内,切不可放置在静脉血管内,以保证血管壁破口处的血凝块形成,封堵血管破口,同时避免血管内血栓形成。如果肝组织损伤较多,创面较大,还可以向引流管内注入适量去甲肾上腺素、凝血酶等止血药保留半小时左右。引流管的实际位置,术中用 B 超确定,术后用 CT 确定。

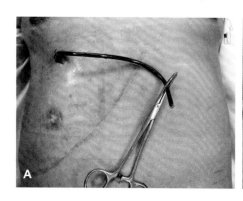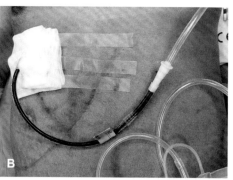

图 10-2 引流管压迫止血
A. 术中夹闭观察;B. 术后 18 小时

3. 电凝止血 鞘管压迫对于肝动脉出血的控制效果相对差些。当胆道镜看见动脉出血时,不必惊慌,在压力水冲洗的情况下,都能准确定位,再用针形电刀止血,大部分都能很好控制。少部分患者需要肝动脉介入栓塞治疗,但有异位栓塞胆管动脉、严重损伤胆管的可能。

4. 体外压迫止血 鞘管取出后,应将引流管放置在瘘管内,夹闭引流管,并在剑突下覆盖块状纱布,用手或腹带持续加压,可较好挤压左外叶穿刺部位,非常有利于止血。

5. 肝切除术 无论肝左叶还是肝右叶胆管穿刺置管,如果血管损伤过大,不能迅速压迫止血,可以考虑迅速开腹。根据具体出血部位,手术控制出血,肝左、右管或胆总管放置引流管,便于以后胆道镜经此瘘管进行诊疗。而实际情况是,大部分患者的肝脏硬化严重,已经经受不了这么大的手术了,手术需要慎重。

由此可见,肝右叶出血比较难处理,肝左叶大出血可行左外叶切除,比肝右叶手术安全很多,这也是经肝左叶穿刺胆管置管比经肝右叶安全的主要原因之一。

四、狭窄切开时出血

(一)原因

系过多切开狭窄瘢痕组织所致。胆道狭窄、胆肠吻合口狭窄是胆道的严重问题,通过我们采用经皮经肝硬质胆道镜切开成形术治疗狭窄以后,这个问题已经得到比较好地解决。但在针形电刀切开狭窄瘢痕的过程中,如何避免出血,仍然是大家普遍关心的大问题。

（二）预防

1. **确定胆肠吻合口周围的结构**　采用针形电刀施行胆道狭窄切开成形术时,必须通过各种影像学技术清楚了解胆道狭窄周围的组织结构,特别是胆肠吻合口狭窄的部位和形态,一定要确定其周围门静脉、肝动脉的走行关系。施行电切时,要仔细操作,并请麻醉师停止人工呼吸几分钟,以便于狭窄切开的精准操作,保证手术的安全。

2. **控制切开的深度**　切开的深度仅限于切开狭窄处的瘢痕组织,切到组织变软为止。由于狭窄形状不一定规整,一次手术多不能有效切开狭窄瘢痕,常需要多次切开。这种逐步切开狭窄瘢痕的原则非常重要,能够很好地避免电刀切割过深,损伤到周围的血管,从而保证手术的安全。在针形电刀或者钬激光导线外增加套管,可以明显增加这些细线的操作稳定性。

（三）处理

无论是切开胆管狭窄瘢痕过程中发生的出血,还是切开胆肠吻合口狭窄过程中发生的出血,一般都是点状出血,都不必紧张,采用针形电刀或钬激光点击烧灼出血点,都能够迅速控制出血。具体操作可见硬质胆道镜切开成形术章节。

五、胸壁出血、腹壁出血

将原有瘘管扩大以后,有时可能损伤腹壁或者胸壁上的小动脉,引起出血,甚至持续不停。主要的血管是腹直肌上的小动脉或者肋间动脉。一般只需要用鞘管持续压迫几分钟就可以停止出血。如果是术中发现,就在硬质胆道镜下电凝止血。如果是术后发现,并且持续不停,则需要在局部麻醉下,先插入导丝,拔出引流管,再在硬质胆道镜下电凝止血。

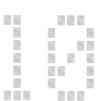

第二节

胆道感染

一、术后胆道感染发生的原因

（一）基础疾病原因

胆道感染（biliary tract infection，BTI）或胆管炎（cholangitis）是一个非常突出的硬质胆道镜并发症。需要使用硬质胆道镜的患者，大多是有较多胆管结石、胆道狭窄、胆道梗阻、反复胆道感染、长期慢性疾病，其身体体质受到很大影响。另外，经过反复抗感染治疗后，患者胆道内的胆汁和胆结石中还可能存有较多耐药细菌。对于这些疾病特点，经治医师要充分考虑到，并高度重视。

（二）医源性原因

1. 硬质胆道镜有冲洗和碎石功能，较高的胆道压力可能引起胆管内毒素和病菌逆行进入血液，引起毒血症和菌血症。

2. 胆道细菌和毒素经血管破口直接进入血液。

3. 急性胆管炎时细菌更容易逆行进入血液引起菌血症。

4. 近端胆管感染合并肝脓肿。主要原因是近端胆管比较小，受引流管挤压挤占胆管空间的影响，导致近端胆管不全梗阻，进而产生胆管局部感染，严重者可产生新的结石，甚至局部肝脓肿。可见，在不够大的胆管进行硬质胆道镜诊疗会带来相应的并发症，需要尽早处理。

二、胆道感染的预防

1. 保证 E-PTCD 后胆管引流通畅是减少术后胆道感染最重要的预防措施。因此，必须采取一切必要的措施将较粗大的引流管放置到肝内主要的胆管，以保证术后胆管引流的绝对通畅，一旦发生胆道感染，就能够做到充分引流，控制感染。

2. 建立胆管瘘管通道后，引流胆管的时间要足够长，一般为一个月以上。

3. 硬质胆道镜诊疗过程中，应经常性地减少胆道冲洗的压力，既可以减少毒素和病菌进入血液，还可以减少术后胆道感染和胆心反射的发生。

4. 及时清除主要胆管内的结石、及时清除导致胆道梗阻感染的结石是非常重要的预防措施。如果没有清除梗阻部位的结石，术后就达不到引流主要胆管的作用，可能为术后胆道感染的抢救治疗埋下巨大隐患。

5. 限制胆道镜操作时间，把手术操作时间控制在 2 小时以内，是预防控制胆道感染极其重要的措施和理念。对于第一次硬质胆道镜的操作时间更加需要严格控制，只要引流管放置到主要胆管，就应该减少甚至停止手术，等胆道引流比较充分了再行二期手术。

6. 如果一侧胆管穿刺置管失败，应另择胆管穿刺置管或采取开腹手术，并在主要的胆管内放置比较粗大的引流管，以保证患者在术后出现急性化脓性胆管炎时有足够充分的引流通道，从而保证术后患者的安全。

三、胆道感染的治疗

（一）胆管引流通畅和使用敏感抗生素

1. 胆管引流通道建立之时，就应该对胆道引流液进行收集并送细菌培养和药敏试验，为更换抗生素提供依据。要适量补液，保证足够的血液循环容量，预防低血容量性低血压，保证心脏、肾脏等人体主要器官的血液灌注。

2. 对血压低、有长期胆道病史的患者，可适量使用类固醇皮质激素和抗胆碱药，以提高机体应激反应能力。

3. 对持续高热的患者，要常规进行血液细菌培养和药敏试验，以预防菌血症的发生，从而有针对性地进行抗感染治疗。

（二）针对胆道感染的再手术

1. 对引流量少的患者，应进行胆道造影，了解胆道内有无梗阻，如发现胆道梗阻，病情难以控制，应在梗阻侧进行取石，或做新的经皮经肝胆管引流术，必要时开腹手术引流主要胆管，以挽救患者的生命。

2. 对局部仍然有胆管结石导致的胆道感染，应尽早进行取石手术。因胆管相对过小而引起的近端胆道感染，应尽早结束治疗，维护近端胆管的通畅，或在胆管其他部位重新穿刺置管引流。

3. 对已经形成的肝脓肿，则要按照肝脓肿治疗，我们推荐扩大的经皮经肝脓肿穿刺置管引流术，建立大的引流通道，有效引流，还可以使用硬质胆道镜清除脓腔内坏死组织。

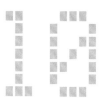

第三节

腹腔感染

一、腹腔感染的来源

腹腔感染（abdominal infection）主要是胆道致病菌进入腹腔而引发的感染。腹腔感染的主要来源有胆总管胆漏、新建瘘管创面胆漏、肝脏切除断面胆漏、末梢胆管漏和大量胆管结石残渣落入腹腔，以及胃肠道液体进入腹腔，没有及时引流和吸收。

腹腔感染可以是革兰氏阴性细菌为主的混合性感染，也可以是真菌感染。如果腹腔积液没有及时引流，还可以造成肝周、肠间、盆腔的积液或者腹腔脓肿（peritoneal abscess）形成。处理不及时，可能导致患者的休克、死亡。

二、腹腔感染的解剖学因素

肝脏是大部分裸露在腹腔内的大型实质性器官，除肝的脏面因手术的原因容易与胃肠道产生粘连外，肝脏的膈面与膈肌发生粘连的机会并不多，即使是多次手术的患者，其膈面与膈肌发生粘连的程度也是非常轻的。这就是肝脏与其外周器官发生粘连的特点。

而我们所实施的扩大的经皮经肝胆管引流手术，必须经过胸壁、腹壁、胸腔肋膈角、膈肌，最后经过腹腔这个隐藏的巨大空间才能到达肝脏实质表面，进入肝实质内的胆管。这一解剖特点表明，在肝内胆管通向体外的窦道没有形成以前，进出肝内胆管的液体是很容易进入腹腔的，特别是胆汁和结石中存在有大量的耐药细菌，为术后的腹腔感染留下了明显的隐患。

因此，腹壁、膈肌与肝脏表面之间存在的这个隐性腹腔空间必须引起手术医师的高度重视。这一解剖学特点与经皮肾镜的操作有非常大的不同。肾盂造瘘口瘘管通道上并不存在这个解剖间隙，况且肾盂还可以经输尿管、膀胱与外界相通，在该区域很少出现尿漏的问题。

三、腹腔感染的预防

1. 减少第一次手术操作时间　针对经皮经肝胆管引流术的路径解剖学特点，以及硬质胆道镜诊疗的特点，在第一次建立胆管外引流大型通道时，应针对性地减少手术操作时间、减少手术冲洗的水量,以建立通畅的胆管引流通道为主要目的,绝不恋战,争取把进入腹腔的水、胆汁和结石碎片降到最少。

2. 引流管要通畅　引流管放置要深,引流管的侧孔应靠近头部起始部,保证放置在肝脏实质内。如果侧孔接近腹腔、胸腔附近,引流的胆汁容易进入腹腔、胸腔。待 4~6 周后,腹壁、膈肌与肝脏之间的窦道形成后,就可以形成了一个完整的与腹腔隔绝的窦管通道,此时再进行硬质胆道镜、纤维胆道镜的操作不迟。

四、腹腔感染的治疗

1. 尽早下床活动　腹腔冲洗液中包含的病菌总数相对较少,从腹腔积液到腹腔脓肿形成常需要7~10天的时间。一旦发生腹腔积液难以吸收或局限,要引起重视,并进行积极处理。要鼓励患者术后多活动,让腹腔积液分散吸收或尽量向盆腔移动集中。

2. 穿刺引流　一旦发现腹腔出现局限性积液,应积极在 B 超引导下进行腹腔穿刺抽取积液,或放置引流管引流。

3. 手术引流　对于已经形成的盆腔脓肿,只能经过阴道或者直肠进行脓肿切开引流,同时做好细菌培养以备后用。如果胆漏量很大,还需要在肝门部或肝内重新放置胆管引流管,保证引流通畅,以减少胆汁流入腹腔,加快瘘管愈合。

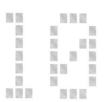

医源性胆管损伤和胆漏

医源性胆管损伤包括肝内胆管损伤和肝外胆管损伤。常见于建立胆管体外引流通道过程中和硬质胆道镜诊疗过程中,并可能产生相应的胆漏。

常见的胆管损伤部位包括肝左管、末梢胆管。

一、胆管侧壁损伤和贯通伤

(一)原因

主要是胆管穿刺置管过程中,胆管比较细,当穿刺方向偏向胆管一侧,扩张器尖头用力过大时,就可以损伤撕裂胆管侧壁。部分原因是没有采用 B 超监视扩张器尖端,没有设定操作界限,盲目用力,致使扩张器从胆管壁侧壁穿透或正面贯通。

(二)预防

1. 在 B 超监视引导下进行操作　预防措施主要是坚持在 B 超监视引导下进行胆管穿刺扩张的操作,设定操作界限和距离,特别是方向的把控,如观察到扩张器尖端将胆管前壁压迫变形,应立即停止前进操作,切不可过度。

2. 由小到大逐级扩张　第一只扩张器扩开胆管前壁非常重要,是保证后续扩张能够安全进行的前提。如果第一只扩张器未能将前壁破口打开足够大、足够深,则后续的扩张器会因为自身口径过大难以进入胆管,甚至滑过胆管。

3. 采用球囊从胆管内向外扩张胆管漏口也是非常有用的好办法,可以明显减少胆管的损伤,但增加了器材费用。

4. 选择了较细的胆管进行穿刺是胆管穿刺失败的主要原因。因此,不能勉强进行细胆管穿刺置管,应该选择比较粗的肝左、右管或者胆总管上端进行穿刺置管,可明显提高成功率。

(三)处理

镜下证实发生胆管侧壁伤、或者贯通伤时,不要紧张。可以用针形电刀进一步切开胆管开口,尽量放置引流管进入主要胆管即可完成手术。即使不能将引流管放进胆管,只要胆管比较粗,放在其附近也可以,待引流几周后,瘘管形成,仍然可以进入胆管。如果胆道镜下没有看见主要胆管,则表示穿刺置管失败,此时需要 B 超探查或选择中央胆管甚至胆总管上段重新穿刺置管。

二、末梢胆管损伤

(一) 原因

肝内胆管结石常常沉积在肝脏的末梢胆管。在取石碎石过程中,可能将已经很薄的末梢胆管外侧的肝组织击穿,造成胆漏。也可能是即将自然破口发生胆漏,只是由于硬质胆道镜取石的偶然原因,才将末梢胆管击穿。

(二) 处理

将引流管放置到该区域的主要胆管,行充分引流即可。因末梢胆管已经很细,只是在硬质胆道镜冲洗压力下,破口显得大而已,只要引流通畅,就不会有大问题。引流袋放在身体水平面以下,以利于虹吸引流。当然,术后也应当给予患者 B 超和 CT 检查,确定有无腹腔积液、胆漏。

三、胆总管不全梗阻和肉芽肿

(一) 原因

1. 早期　多由于胆总管直径偏大、漏口偏大,早期拔管以后网膜直接填塞进入胆总管导致胆总管堵塞。患者可出现轻度黄疸,极少出现胆道感染。预防的办法就是拔出 T 形管的时间尽量在 3 周以后,或者继续放置一根略细的引流管支撑几天。

2. 晚期　胆总管瘘管附近长期放置 T 形管、引流管,或者胆管本身的长期炎症,常引起引流管和胆管壁之间的摩擦,造成胆管壁黏膜的轻微损伤,从而产生炎性肉芽组织增生,久而久之,肉芽组织常堆积甚至堵塞胆管或引流管,最终导致胆管不全梗阻和胆管炎。胆道造影常显示有胆道梗阻,特别是 T 形管短臂两侧,发生炎性肉芽肿的概率更大。

(二) 处理

腹腔镜手术后适当延长 T 形管拔出的时间,可以防止网膜进入胆总管漏口。现在一般都在 4 周以上,还需要根据患者的身体营养情况综合考虑是否拔出。

因此,对于长期放置的 T 形管、瘘管支撑管,在需要拔出时,最好使用硬质胆道镜检查有无增生组织,如果有就清除干净,并送病理检查,以减少拔出 T 形管后可能发生的胆道堵塞、胆道感染,从而减少不必要的紧张和恐慌。

四、胆漏

(一) 原因

1. 胆总管 T 形管缝合固定不严密,或引流管折叠,胆汁从 T 形管周边溢出。

2. 胆总管 T 形管松脱或脱落,胆汁直接进入腹腔,以半管支撑常见。

3. 胆总管 T 形管瘘管形成不好,出现裂口。

4. 经皮经肝胆管瘘管尚未形成,引流管堵塞,胆汁进入腹腔、胸腔。肝组织萎缩导致形态不规则、不紧密时(图 10-3A)更容易发生胆漏。

5. 末梢胆管破口,胆汁进入腹腔。

6. 肝断面胆管引流管滑脱或胆管缝合不严。

7. 一期缝合胆管不严密或缝线松脱。

8. 腹腔积液有胆汁,但来源不明。

(二) 处理

1. 行胆道造影以了解 T 形管形状和胆漏区域范围。如果 T 形管过度弯曲和折叠,则需将 T 形管略微松解,使其伸直,然后固定缝线。腹腔引流管多放置几日,直至无胆汁漏才可拔出。

2. T 形管完全脱落如果发生在早期,应重新手术放置好 T 形管。如 T 形管已经放置 10 天以上,且患者身体健壮,则可以经瘘管放置引流管,同时严密观察有无腹腔积液和胆漏。如果没有,则可以继续引流;如果有较多积液,则需要重新手术放置 T 形管和清洗腹腔。

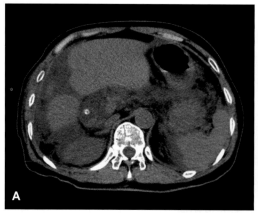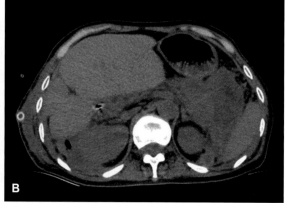

图 10-3　肝脏变形所致肝门部胆管胆漏

A.腹腔积液胆漏;B.腹腔引流后

3. 肝断面胆管引流管脱落时,需要在胆总管区域重新建立引流通道。

4. 只要引流管放置在主要胆管,即使胆道镜诊疗手术中将瘘管刺破,一般也不会发生胆漏,但一定要保证引流管通畅。

5. 保持经皮经肝胆管瘘管的通畅引流是预防和治疗该类型胆漏最重要、最有效的措施(图 10-3B)。由于引流管太细,胆管内常有泥沙,有 10%~20% 会发生引流管堵塞和胆漏,造成胸腔、腹腔感染,此时,需要及时处理。如果经普通冲洗后引流管仍然不通,可能存在引流管堵塞,则需要再次手术,在硬质胆道镜辅助下清洗胆管,并更换引流管。可以多次穿刺抽吸膈下和胸腔的积液,或者短期放置引流管。但需要注意的是,任何经皮经肝手术术后,都需要反复确定有无胆漏,以便及时处理。

6. 末梢胆管的破口一般很小,只要引流通畅,并维持 7 天以上,将很快愈合。

7. 对于来源不清的胆漏,需要认真观察、检查和分析。依据引流量的大小,和胆漏来源,决定是否需要再次手术,或者放置胆总管引流减压。

胃肠道损伤

胃肠道损伤常见于胆管瘘管建立过程中,以及硬质胆道镜使用过程中,损伤部位主要是位于肝下的胃、十二指肠、横结肠、甚至小肠。

一、胃肠道损伤的原因

胃、十二指肠、结肠肝曲段位于肝脏的下方,与肝的脏面紧密相邻,某些手术后可较易发生粘连;横结肠、空肠也有可能在上腹部手术后上移,与肝脏或者膈肌发生紧密粘连。特别是肝左叶或者肝右叶切除后,胃、十二指肠、结肠、空肠、大网膜常上移,可与膈肌以及肝脏的手术创面发生粘连。如需要进行肝内胆管穿刺置管,则必须考虑术后出现的上腹部器官组织结构的变化,以避免在穿刺扩张胆管瘘管过程中,以及硬质胆道镜使用过程中损伤胃肠道。

另外,在切开胆肠吻合口时,如切口过大可损伤小肠。长期 T 形管半管引流可能造成胆总管十二指肠漏。

二、预防

提高预防胃肠道损伤的意识非常重要,特别是避免横结肠的损伤。B 超辅助下设定穿刺路径,并监控整个穿刺过程;穿刺针的进针路线必须在胸腹壁和肝实质内进行,并绝对避开可疑肠管,是避免胃肠道损伤的最重要措施。左侧卧位有助于肝脏移出右肋缘外,从而减少穿刺过程中损伤胃肠道。如果穿刺针抽取出肠液,则应立即停止操作,一般不会对胃肠道产生大的影响,切不可继续扩张,以免造成更大的胃肠道损伤,应再仔细检查,另择新的穿刺路径。

只切胆肠吻合口狭窄处的瘢痕,直到组织变软就立即停止,可以避免切开过深导致的肠破裂穿孔。T 形管全管可以预防胆总管十二指肠漏。

三、处理

一旦穿刺出胃肠液,或者胆道镜下所见证实已经进入肠腔,应立即终止该区域手术,取出操作器械。除结肠外,一般无需在腹腔放置引流管,仅持续胃肠减压几日,损伤处便可以愈合。

再另择新的穿刺置管路径,重新穿刺置管。如果结肠裂口过大,应想办法修补裂口,同时放置胆管引流和放置腹腔引流管观察。

如切开成形术中肠管损伤,只需要在吻合口放置引流管进行有效引流,一般2~3天都可以愈合。如发生胆总管十二指肠漏,则需要根据具体情况治疗。

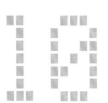

术后黄疸和急性胰腺炎

一、术后黄疸

术后黄疸是指任何硬质胆道镜手术后持续存在的黄疸。

包括已有的黄疸、术后减轻不明显的黄疸和术后新出现的黄疸。

（一）原因和预防

根据黄疸的分类，可分为梗阻性黄疸和肝细胞性黄疸。先要确定是否有梗阻性黄疸，以及梗阻的部位，然后准备进一步手术治疗。取出主要胆管结石、解除胆道狭窄梗阻以后，患者仍然有持续黄疸的主要的原因是胆管细胞功能受到长期损害，分泌胆汁功能明显受限，黄疸减轻缓慢。

术后新出现的黄疸主要是由于硬质胆道镜手术操作，高压冲洗刺激胆管所造成的胆管炎、胆管损伤、毛细胆管功能受损所致。只要胆管引流通畅，多数黄疸指数增高不明显，且为一过性。

（二）处理

1. 通过胆道造影和 CT 检查可明确胆道有无梗阻。如果还存在梗阻或区域胆道梗阻，则需要继续取石、寻找胆管开口、切开狭窄胆管，并通畅引流胆管。

2. 没有发现明显胆道梗阻时，多数是毛细胆管炎，属肝细胞性黄疸。此时需要护肝治疗，同时通畅引流胆管。有些患者表现为长期黄疸，其胆管损伤严重，胆汁分泌量减少明显，即使胆管引流通畅，也难以改变患者长期处于黄疸的状态。

该类患者肝内胆管呈凹凸不平的瘢痕状，似有可疑癌变，而且胆汁很少，甚至连结石都产生不多，是典型的晚期胆汁性肝硬化表现，预后很差。

3. 服用熊去氧胆酸这类溶石药物可以提高胆汁分泌量，有助于降低无梗阻患者的黄疸、预防胆管结石的复发。

4. 术前、术中、术后有必要短期使用类固醇皮质激素。既能提高机体应激能力，减少胆心反射、低血压等严重并发症的发生，还可以预防和治疗术后黄疸。

二、急性胰腺炎

急性胰腺炎(acute pancreatitis)可以发生在硬质胆道镜诊疗过程中的任何阶段,往往与胆道疾病有关系,多是胆源性胰腺炎。如果是梗阻性结石性胆道感染,可行腹腔镜胆总管探查术或E-PTCD,常可以立竿见影地缓解胆道感染和急性胰腺炎。

对于术后发生的急性胰腺炎,因为已经放置有胆道引流管,治疗起来相对容易,但应保持胆道引流管的通畅,同时使用生长抑素和有效抗生素治疗。当然,严格禁食,以及慎重决定开始饮食的时间是非常重要的。如果术后就开始积极使用生长抑素,在减少腹胀的同时,也可以减少急性胰腺炎的发生。

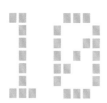

胸腔积液和呼吸道感染

胸腔积液、胆管胸膜腔漏在经皮经肝胆管引流术术后比较常见,而误吸和呼吸道感染在全部硬质胆道镜诊疗中都可能出现。随着硬质胆道镜技术理论的进步,减少手术时间和操作已经大大减少了此类并发症的发生。

一、胸腔积液

(一)原因

胸腔积液(pleural effusion)包括反应性胸腔积液和胆管胸膜腔漏。反应性胸腔积液是肝脏和胆道炎症,以及手术操作损伤肝脏膈肌后刺激膈肌反应而出现的胸腔积液。而胆管胸膜腔漏则是胆管内胆汁进入了胸膜腔。穿刺扩张肝右叶胆管建立瘘管过程中,必须经过胸膜腔的肋膈角、膈肌和腹膜腔。如果胆管引流管不够粗大,或有泥沙堵塞,导致引流不畅,或者因为胆道远端存在梗阻,压力高,少量胆汁就会沿引流管周围进入腹膜腔和胸膜腔,引起胆汁性的胸腔积液,即胆管胸膜腔漏。如不及时处理,可能导致脓胸,甚至胆管 - 胸膜腔 - 支气管漏。

(二)预防

1. 胆管瘘管通道建立后应减少硬质胆道镜操作,以减轻对肝组织和膈肌的损伤。

2. 保证引流管引流通畅可阻止胆汁进入胸腔或少进入胸腔。引流袋停留的位置要低于身体平面,以利于虹吸作用的引流。

3. 经一个胆管瘘管通路解决尽可能多的胆管问题是设计硬质胆道镜手术路径的重要原则,任何新的胆管瘘管通路的建立都会增加肝脏和膈肌的损伤,需要慎重。

(三)处理

1. 胸腔穿刺引流   一般少量的胸腔积液可以不处理,中等量的胸腔积液常合并有胆漏,需要在 B 超引导下穿刺抽吸,如果量比较大,则需要放置较粗的引流管封闭引流。胸腔积液一般 3~4 天后即可明显减少,10 天左右消失。

2. 胆管胸膜腔漏   如果经皮经肝胆管引流术与胸腔积液同侧,特别是右侧穿刺置管,即使是少量的胸腔积液,也需要密切观察。一旦达到中等量,应尽早穿刺抽吸胸腔积液;一旦确定有胆汁,应立即放置引流管引流。明显黄疸的患者,胸腔积液色泽与胆漏液体难以鉴别,应按照有胆漏处理。

3. 通畅引流　适当扩大引流管直径,调整引流管深度以防止引流管过深或过浅,冲洗管内的残渣以保持引流管通畅,并将引流袋放到较低的位置以利于虹吸引流,一般一周内都可治愈,切不可延误诊断、耽误治疗,避免发生脓胸。

二、脓胸

(一)脓胸发生的原因

脓胸(empyema)是长时间胸腔积液合并感染未及时治疗,导致化脓性炎症,脓液聚集于胸腔而形成。受污染的胸腔积液如没有及时引流,大约一周左右就可能形成脓胸。若引流不充分,还可以发展为分隔状脓腔,甚至慢性脓胸和纤维化,导致胸廓塌陷畸形。细菌的来源主要是胆管内的耐药细菌和结石残渣。一旦发现胸腔积液的性质转变为脓液,则应立即按照脓胸处理。

(二)脓胸的处理

1. 认真积极处理原发病,同时扩大相应的胆管瘘管引流管通路,保证胆管引流通畅,利用引流管的虹吸作用充分引流,必要时可以调整冲洗引流管,防止引流管被结石残渣堵塞,以减少胆汁从引流管旁边溢出进入腹腔和胸腔,从而减少持续不断的感染来源。胸腔闭式引流的时间比较长,需要耐心等待胆管引流管瘘管的形成,以阻断胆道污染物进入腹腔、胸腔的通路。

2. 积极扩大胸腔闭式引流管的口径,每日定时冲洗,以保证胸腔闭式引流的通畅,避免分隔状慢性脓腔的形成。待胆管瘘管形成后,脓胸才能治愈。可见引流技术在硬质胆道镜技术术中仍然发挥着重要作用,需要引起高度重视。

某患者于某医院多次进行经皮经肝胆管引流术后,出现胸腔和腹腔感染,生命垂危。转入我院后,首先确定各引流管的位置,明确了胸腔大量积液、脓胸(图 10-4)、胆道梗阻、胆道感染的主要诊断后,立即进行胸腔闭式引流、胆管通畅引流为主的抢救治疗措施。经过近 4 个月的胸腔闭式引流、胆管引流、硬质胆道镜取石等治疗,患者转危为安,脓胸治愈,肝内胆管结石取净(图 10-5),胆管狭窄梗阻解除,痊愈出院。

由该病例分析可以看出,胸腔积液和脓胸是经右侧肝脏穿刺胆管置管进行硬质胆道镜诊疗所产生的比较严重的并发症之一,发生机制和预防处理方法明确。术者必须清楚认识到,在肝内胆管路径的选择上,经皮经肝右管路径是不得已才选择的路径。

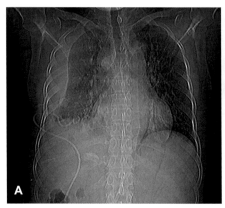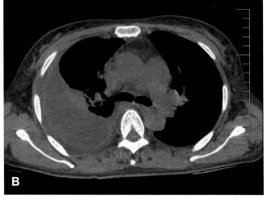

图 10-4　经皮经肝取石术后并发胸腔积液和脓胸
A. X 线片；B. CT 片

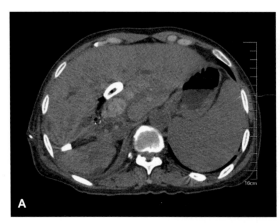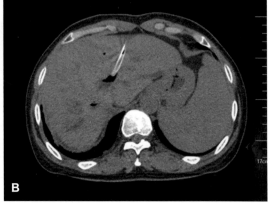

图 10-5　经皮经肝胆管取石术合并脓胸
A. 肝内胆管结石；B. 多次取石和胸腔闭式引流术后

三、误吸和呼吸道感染

（一）原因

硬质胆道镜手术操作过程中，需要使用大量的生理盐水冲洗胆管，如果操作不当，将会有大量的水进入腹腔胃肠道内，造成严重的腹胀，一时难以消化吸收。这些水就可能反流进入口腔，误吸进入气管内，进而造成呼吸道和肺部的感染。如果误吸的水量大，处理不当，还可能造成窒息，甚至死亡。

上呼吸道感染除与麻醉插管污染有关，还与手术时间过长、冲洗液进入胃肠道过多导致的腹胀和消化液误吸有关。

（二）预防

早期硬质胆道镜技术不成熟，手术时间太长，没有阻挡胆道中冲洗液进入肠道的任何措施，在术中、术后放置的胃肠减压管中常常可以见到自动流出来的液体。对这些呼吸道异常情况，麻醉师也感到非常棘手，不得不延长患者在麻醉恢复室内的停留时间，以保证手术安全。2015年以后，我们开始重视腹胀、水中毒、呕吐、误吸、窒息等并发症，与麻醉科配合，采取了严格限制在2小时内结束手术的措施，积极推广二期手术理念，同时注意及时排除冲洗液，并研制出阻断胆总管下端通往胃肠道的阻断气囊，可以将90%以上的冲洗液经鞘管排出体外，使该类并发症得到完全控制，手术安全性得到非常大的提高。

（三）处理

高度重视误吸的发生，及时吸出口腔内的溢出物，坚决减少手术操作时间，减少冲洗液用量，对已经明显腹胀的患者要及时终止手术。对复杂的胆管结石患者，积极推广二期手术。积极使用大口径操作鞘管和胆总管下端球囊阻断水流技术，尽量减少进入胃肠道的冲洗水量。这些措施和理念的应用，使腹胀、水中毒、误吸、呼吸道感染这类并发症的发生率均明显降低。

对于已经产生腹胀的患者，应延长麻醉恢复观察时间，按照水中毒和腹胀给予处理。

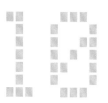

水中毒和腹胀

当机体所摄入水总量大大超过了排出水量,致使水分在体内潴留,可引起血浆渗透压下降和循环血量增多,称之为水中毒,又称稀释性低钠血症。

由于人体肾脏的持续最大利尿速度是每分钟 16ml,一旦摄取水分的速度超过了这个标准,过剩的水分会使细胞膨胀,引起低钠血症,患者可出现头晕眼花、呕吐、虚弱无力、心跳加快等症状,严重时会出现痉挛、昏迷,甚至死亡。

一、原因

应用硬质胆道镜过程中发生的水中毒有所不同,因为注入到胃肠道里的水大部分是等渗氯化钠溶液——生理盐水,检查血液中的电解质、肝肾功能大多正常,或变化缓慢,只是手术过程中使用生理盐水的用量太大。以手术时间 2 小时为例,一般需要 10 000~15 000ml 生理盐水作为冲洗用水。在没有发明气囊水阻断器之前,有 30%~40% 的冲洗水进入胃肠道,也就是说有 3 000~6 000ml 的水进入了胃肠道。这个数量对于一个普通人来说,是巨大的,是难以承受的。腹胀、呕吐,以及有可能发生的误吸甚至窒息,给手术麻醉安全以及术后患者的管理带来了巨大的风险。

冲洗液排出体外的通路有瘘管和胃肠道两个方向,通向体外的鞘管瘘管通路比较顺畅,而经十二指肠乳头进入胃肠道的通路会受到括约肌的限制。即使二期手术时,瘘管形成坚固,十二指肠括约肌开放,仍然有 10% 左右的水进入胃肠道,而胃肠道的水大部分只能通过肠道缓慢吸收,从肾和泌尿系统排出体外,这是一个比较缓慢的过程,起码需要 10 小时左右。很明显,硬质胆道镜手术过程中所产生的大量冲洗液,需要有一个较长时间的自然排泄过程,这与经皮肾镜冲洗液的排泄过程有非常大的不同。因此,思维方式、处理方法也非常不同。

二、预防腹胀和水中毒的方法

1. 扩大瘘管,尽量使用大口径的鞘管　由于大口径鞘管直径大,硬质胆道镜在其中所占空间就相对小,胆管内的积水就容易从胆道镜两侧流出胆道和体外,同时各种碎石设备打碎的碎石也能够通过硬质胆道镜与鞘管之间的间隙自然冲出胆道。不过,除胆总管外,也不能任意扩大瘘管的直径,因为扩大瘘管的直径不仅增加肝组织的损伤程度,增加造成血管、胆管进一步损伤的危险,还会使远期损害难以估量,因此,需要根据瘘管周围的血管、胆管的大小和行径,以及操作的需要,进行综合评估后再决定是否扩大瘘管。

2. 双通道瘘管更容易排出胆管内积水　为了取净胆管内的结石或切开狭窄的胆管,通常需要在病灶对侧重新建立一个新的胆管瘘管通道。而建立两个胆管体外通道后,将大大增加胆管的引流量。据我们统计,90%以上的胆管积水完全可以通过另外一个瘘管通道排出体外,几乎难以再造成胃肠道积水和腹胀。经胆总管瘘管和经肝左管瘘管通路是硬质胆道镜诊疗肝内胆管结石最常用、最有效的手术方式,也是排水最有效的方式。

3. 胆总管下端放置阻水气囊　胆管内的积水必须通过胆总管下端的十二指肠乳头才能进入十二指肠和胃肠道。在胆总管下端放置气囊就可以阻止大量胆管积水进入胃肠道。我们通过硬质胆道镜将球囊经瘘管放置到胆总管下端,然后充气或充水,再进行胆道镜操作,便可以将90%以上的胆道积水阻挡住,可大大减少胃肠道积水、腹胀、呕吐、误吸等严重并发症。

但减少了冲洗液进入胃肠道,并不能说明可以延长手术时间,因为长时间冲洗胆道,难免将胆管内的各种耐药细菌和毒素冲入扩张的细小胆管末梢。细菌和毒素进入血液可造成菌血症、毒血症,更难以处理,需要斟酌使用。

4. 控制冲洗液的压力和流量　胆道冲洗压力过高,不仅可能造成心血管系统功能的紊乱,还可使末梢胆管的细菌更加容易进入血管,进而导致毒血症、菌血症。因此手术医师和麻醉师必须对此引起高度重视。

有两个开关可以控制冲水压力和流量,一是水泵上的压力控制开关,二是硬质胆道镜上的阀门开关。当机器流量开关一定的情况下,术者多可以通过硬质胆道镜上的阀门开关进行操作,以控制胆道冲洗流量和压力的大小。

5. 使用球囊阻断器　在预测到手术时间长时,尽量使用胆总管下端的球囊阻断器,以减少冲洗液进入胃肠道。理论上球囊阻断器可以阻断90%左右的水进入胃肠道,是个非常有效的措施。

三、处理

1. 停止硬质胆道镜手术操作。
2. 保持胆管引流管和胃肠减压管的持续通畅,迅速减轻胆道和胃内的压力。
3. 立即应用利尿药和生长抑素,以减少胃肠道分泌,加速排泄体内的水溶液。
4. 延长患者在麻醉恢复室内的停留观察时间,确保患者的安全。

四、预防低体温

低体温的原因主要是使用了大量低于体温的冲洗液和患者长时间暴露在湿冷的环境中。低体温不仅可以造成凝血功能的低下,还可以引起心血管功能的紊乱,甚至心搏骤停。术者必须时刻用手指体会感觉冲洗液的温度,不要与体温差别太大,要严格按要求在术中使用加温过的温盐水冲洗胆道。同时要保持患者身体的干燥和温暖,做好防水隔离措施,防止冲洗液湿润患者身体。对于处于低温状态的患者必须立即停止手术,给患者加温,以防止意外发生。

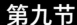
腹泻和消化道出血

一、腹泻

(一) 原因

腹泻(diarrhea)的发生主要有以下三个方面的原因。

1. 术前使用肠道清洁剂　由于患者已经做过多次手术,为了清除肠道内容物,保证肠道内的清洁度,预防胃肠道损伤,患者需要在术前一天常规服用泻药清洁肠道,一般不做清洁灌肠。

2. 污浊胆汁进入肠道　术中胆道梗阻解除以后,会有大量的胆管内污浊物和胆汁进入肠道,可造成患者胃肠道不适和腹泻。

3. 甘露醇的应用　如果术中使用针形电刀和钬激光,为降低液体的导电性,需要将生理盐水改为甘露醇溶液或高渗性葡萄糖液。但甘露醇溶液可导致患者腹泻,是一种强力的腹泻药。由于手术操作精细,使用甘露醇的量较多,切开胆肠吻合口后,大部分甘露醇就直接进入肠道,使患者更加容易发生术后腹泻。

(二) 处理

及时补充液体量,保证有效循环血量,防止长期低血压状态的发生。适当口服止泻药,适当使用生长抑素,以抑制肠蠕动、减少胃肠道渗出。适当使用类固醇皮质激素和抗胆碱药,提高机体应激反应能力,大部分的腹泻都可以在1~2天得到有效控制。

治疗慢性腹泻首先需要解决好病因问题,除需要清除干净肝内胆管结石、解除胆道梗阻外,还需要长期服用胰酶制剂,以提高机体消化功能。

二、消化道出血

(一) 原因

由于患者长期处于胆道慢性炎症的病程中,机体也长期处于应激状态,可能合并有胃溃疡、十二指肠溃疡、胆汁性肝硬化、静脉曲张等消化道疾病;胆管内也存在急性或慢性炎症。

这些原因都可能导致胃肠道黏膜和胆道黏膜淤血水肿,甚至出血。如果再遭受新的手术打击,发生消化道、胆道出血的机会将明显增多。

特别是已经合并有胆汁性肝硬化的患者,常同时合并有门静脉高压静脉曲张,这些都为手术后发生消化道出血埋下隐患。但任何胆管结石患者出现上消化道出血时医师必须首先排除胆道出血,以免出现诊断和治疗错误。

在消化道出血停止后,甚至出血中,均可以在条件允许的情况下做胃镜和肠镜检查,以便明确出血的原因。术前明确消化道出血的原因非常重要,可有助于进行针对性的治疗。

(二) 处理

一旦出现消化道出血,总体上以保守治疗为主,但必须针对不同的病因实施相应的治疗措施。

针对静脉曲张引起的消化道出血,可以在腹腔镜手术或开腹手术中简单处理胆管结石的同时,加做断流术处理静脉曲张,患者康复后再用硬质胆道镜认真解决肝内胆管结石问题。

如果确定是胆管结石引起的胆管出血,应在出血停止后尽早取石。

对于消化性溃疡患者,需要长时间服用制酸药和保护胃黏膜药。

对于胆道出血,一般以保守治疗为主,不主张血管介入或手术治疗。除使用生长抑素、制酸药外,口服一些止血药也是必要的。如果考虑胆管黏膜出血,可以向胆管内注入稀释后的去甲肾上腺素溶液。

三、低血压状态

低血压状态是指硬质胆道镜手术后患者一般情况良好,神志清楚、脉搏正常、无明显不适、无腹泻、无出血,但血压持续偏低,甚至低于 90mmHg 的一种低血压状态。容易发生在硬质胆道镜诊疗早期,特别是第一次和第二次硬质胆道镜手术后 1~2 天。

(一) 原因

患者长期患病,应激反应能力差、激素水平低、短期严重腹泻、胆道感染,以及胆心反射等多种影响因素都可能导致患者处于低血压状态。必须高度重视,严密观察。

肝内胆管结石患者都存在胆道慢性梗阻,胆道慢性梗阻不仅损伤胆管内皮和胆管壁,还可严重影响胆汁分泌功能和胰腺消化酶的消化功能,患者多消瘦,常常合并有脂肪泻、消化不良等临床表现。

（二）治疗

对于这种情况,必须引起高度警觉和重视。需要认真排除腹泻、出血、大量出汗、疼痛和胆道感染引起的低血压。严密监控,适当少量连续使用类固醇皮质激素、适当补液和补充白蛋白、适当使用生长抑素或阿托品等抗胆碱药。一般治疗 1~2 天,就会明显改善。

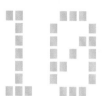

肝肾功能不全

肝肾功能不全常发生于晚期胆道疾病。虽然硬质胆道镜手术创伤并不大,但对于这类患者来说仍然面临许多严峻的考验,特别是那些已经有明显胆汁性肝硬化、脾大的患者,在建立胆管瘘管过程中会面临着很大的风险,医师必须与患者进行很好沟通,并做好充分的术前准备。

一、肝功能不全

(一)原因

肝功能不全(hepatic insufficiency)常发生于胆道梗阻性疾病或者胆管黏膜性疾病的后期。胆道梗阻往往是肝功能不全的起始病因,最终导致胆管黏膜不可逆的损伤,使胆管黏膜分泌胆汁的功能明显减退,直至丧失。即使解除了胆道梗阻,仍然难以恢复胆管黏膜分泌胆汁的功能。

(二)临床表现

特别是晚期,患者出现明显黄疸后,肝脏胆汁分泌量、引流量锐减,容易生成黄泥土样结石。说明此时胆管黏膜分泌功能急剧减退是造成消化道大出血、肝肾功能不全,甚至死亡的直接而重要的原因。因此,肝功能不全患者的晚期表现除了胆汁性肝硬化、脾大、静脉曲张、消化道出血外,还可伴有胆红素明显升高,胆汁分泌量明显减少。胆道镜下可见凹凸不平的慢性炎症瘢痕,表面附着有黄色胆泥,完全见不到正常胆管黏膜所具有的光滑规整图像。

(三)处理

1. 一般治疗　清除胆管结石,解除胆道狭窄梗阻,通畅引流,控制胆道感染,以期延长患者寿命。内科保守治疗的方法主要是控制感染,保护肝肾功能,预防和治疗消化道出血。长期服用熊去氧胆酸胶囊可增加胆汁分泌,对保护肝功能有一定作用。

2. 胆管引流　胆管内放置较大的引流管是预防治疗胆道感染、延长患者生命唯一有效的治疗方法,甚至有的患者可能需要终身携带。

3. 肝移植　理论上讲,肝内胆管结石是一种良性疾病,晚期出现肝衰竭时,可进行肝移植,而且效果好。但是,此类患者经历过多次手术,有的是胆肠吻合等改变正常生理通道的手术,致使腹腔结构破坏严重、粘连严重,即使再施行普通手术都十分危险和困难,施行肝移植手术就更加困难,而且大多数患者已经失去了进行肝移植的机会。

因此,为了给晚期肝内胆管结石患者保留进行肝移植的机会,应该少做和不做肝切除、胆肠吻合术等破坏肝脏形态结构的手术,要积极提倡采用腹腔镜硬质胆道镜等微创手术取净结石、解除胆管狭窄梗阻。

二、肾功能不全

(一)原因和预防

此类患者的肾功能受肝功能的影响大,肾功能不全(renal insufficiency)往往是在胆道感染性低血压或者消化道大出血时表现出来的。主要临床表现为功能性尿少,常无明显肾实质的病变。只要胆道感染控制好了,低血容量性低血压纠正了,肾功能就能够恢复。

(二)处理

治疗肝胆原发病,保护肝功能,控制胆道感染,纠正低血容量性低血压。必要时进行利尿和透析治疗,以保护肾功能。

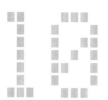

第十一节

医源性胆心综合征和胆心反射

胆心综合征是指胆道系统疾病(胆囊炎、胆石症)等通过神经反射引起冠状动脉收缩,导致冠状动脉供血不足,从而引起心绞痛、心律不齐,甚至心肌梗死等症状的临床综合征。胆心反射是指胆道手术中牵扯胆囊或探查胆道时刺激迷走神经所引起的心率减慢、血压下降等现象,严重者可因反射性冠状动脉痉挛导致心肌缺血、心律失常,甚至心搏骤停。已处于休克或低血压状态下的患者更易发生胆心反射,应采取积极措施(局部神经封闭,静脉辅助用药如哌替啶、阿托品)加以防范。很显然,胆心反射和胆心综合征既有联系,又有本质的不同。

本节强调医源性,特别是医源性胆心反射。在硬质胆道镜诊疗过程中,硬质胆道镜本身对胆管的刺激,以及取石碎石和冲洗胆管对胆管局部和整个胆道系统压力的明显增加,容易引起胆管系统迷走神经的兴奋。并且,这种干扰比一般手术和纤维胆道镜对胆管的刺激大得多,必须引起高度重视。

一、胆心综合征

(一)胆心综合征发生机制

1. 心脏受第2~8对胸神经支配,而胆囊、胆总管受第4~9胸神经支配,二者在第4~5胸神经处存在交叉。当胆囊有炎症及胆管内压力增高时通过第4~5胸神经反射性引起冠状动脉收缩,导致血流减少,进而诱发心脏活动失调。

2. 胆红素及胆酸均为迷走神经兴奋物质,血液中二者浓度增高时易引起迷走反射,也可直接抑制心肌细胞能量代谢,从而降低心脏活动功能。

(二)临床表现

1. 先有胆系疾病,后继发心脏症状。

2. 心前区有程度不同的闷痛或绞痛,每次发作时间较长,有的可持续数小时,常有心悸、心律不规则及心电图出现心肌缺血改变。

3. 心脏症状多由吃油腻食物或情绪激动而诱发,使用硝酸甘油或救心丸不易缓解,用阿托品、度冷丁则可缓解。

(三) 预防和处理

1. 严重胆道感染患者可能存在中毒性新陈代谢失调,因此,必须先控制炎症,改善新陈代谢,提高机体免疫力。

2. 术前要常规使用胆碱能 M 受体阻滞剂,如阿托品、654-2。

3. 对年龄超过 55 岁,伴有心前区疼痛及心电图异常者,术前应请内科医师会诊,术中严格心电监护并尽量采用全身麻醉。

4. 术中常规使用 1% 普鲁卡因封闭胆囊三角,可减少迷走神经反射。

5. 术中一旦出现心搏骤停,应立即行膈下心脏按压,并保持呼吸道通畅,力争在短时间内完成心肺复苏。

只有做到以上各项,才能降低手术危险性。

二、胆心反射

(一) 胆心反射发生机制

胆心反射的发生是建立在完整的反射弧基础上的(胆囊、胆管部位的迷走神经分布密集),即胆囊、胆管壁内的内脏神经感觉纤维受到刺激时,兴奋经左侧迷走神经内的传入纤维传至延髓内副交感低级中枢(迷走神经脊核),释放冲动后再经过左侧迷走神经内的副交感纤维到达心脏。胆心综合征与胆心反射虽然有着本质区别,但二者又存在内在联系,即二者的发病均以胆心反射弧为基础,同时,在胆心综合征患者中胆心反射的发生概率显著增加。胆道手术中胆心反射的发生率明显高于胆心综合征。

(二) 临床表现

从我们硬质胆道镜临床经验看,胆管壁上的迷走神经受到刺激,患者可能出现心率和血压下降,甚至心搏骤停。无论第一次手术顺利与否,术中、术后均有较高比例的患者发生心率、血压下降,呕吐,甚至心搏骤停。既往就曾观察到血压降低、心率不一定快,但血象不高的现象,总将此现象归因为毒素吸收,并没有将此临床现象考虑为胆心反射。直至术中发生 2 例心搏骤停(1 例复苏成功,1 例复苏失败死亡)后,我们才高度重视硬质胆道镜手术术中高压冲洗和挤压胆管可能带来的胆心反射风险。遂将术中、术后心率、血压持续下降,但手术顺利,有或无明显血象增高的患者的心血管变化归类为胆心反射,进行积极预防和处理。

病程长、胆管结石多、反复胆道感染的患者,发生胆心反射的概率明显增加。

(三) 预防和处理

1. 针对复杂胆道疾病病程长的病例,术前 1 天就应开始针对性地使用类固醇皮质激素,持续 3~4 天。由于严重胆道感染患者可能存在中毒性新陈代谢失调,必须先充分引流胆道控制炎症,改善新陈代谢,进而提高机体免疫力。

2. 与麻醉医师密切沟通,手术期间一定要麻醉完全、肌肉松弛,常规预防性使用抗胆碱药,如阿托品、654-2,甚至可以停止几分钟呼吸机辅助呼吸,维持肝脏稳定,以保证胆管穿刺置管和首次硬质胆道镜探查取石成功。

3. 将硬质胆道镜冲洗水压尽量降低到能够看清胆管,首次探查胆管尽量不要采用高压冲洗,尽量减少操作,采用取石网篮和取石钳取石,少冲洗,以实现通畅引流为主要目的,绝不能有侥幸心理。一定要等胆管引流充分、感染控制好、瘘管形成比较坚固以后再行硬质胆道镜的各种手术,以利于提高手术安全性,从而降低胆心反射的发生概率。

4. 一旦出现心率、血压明显下降,需立即对症处理,以提高心率、提升血压,避免患者出现恶心、呕吐,苏醒躁动,影响手术操作。一旦患者腹部肌肉突然强烈痉挛,肝组织和血管就可能被硬质胆道镜严重撕裂损伤,发生大出血。

5. 当患者术中出现心率偏低时,要高度警惕,应积极使用类固醇皮质激素和阿托品,以预防胆心反射的发生。术中一旦出现心搏骤停,应立即行膈下心脏按压,并保持呼吸道通畅,力争在短时间内完成心肺复苏。

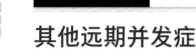

第十二节

其他远期并发症

一、肝萎缩

肝萎缩常发生在 E-PTCD 后,多为穿刺部位局部肝脏体积的缩小。主要原因是在 E-PTCD 过程中,扩张器以及硬质胆道镜"撬动"肝脏等操作严重损伤了肝组织和血管、胆管,继而导致肝组织的萎缩。以肝右叶胆管穿刺置管多见且明显,肝左叶不明显。这也是我们不主动进行肝右管穿刺置管的重要原因之一。

由于扩大的经皮经肝胆管瘘管通道口径较大,路径长,硬质胆道镜"撬动"肝组织的范围大,导致较多血管损伤,特别是门静脉、肝静脉损伤后极易引发血栓,进而加重对肝组织的影响。从图 10-6 可见,患者行肝右叶 E-PTCD 后仅仅一个月,穿刺置管局部肝组织凹陷明显,肝右叶有被横断的感觉,肝右叶表面和实质内较前明显萎缩。

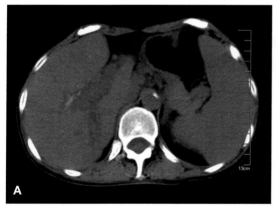
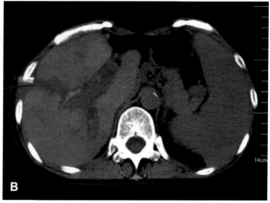

图 10-6 经肝右叶胆管穿刺置管引流术,致肝组织局部明显萎缩
A. 术前;B. 术后

然而,为实施硬质胆道镜取石和切开成形术,扩大手术范围,只有通过扩大的经皮经肝胆管引流术,建立瘘管操作通道才能完成。但这一手术必然会损伤肝实质,并且瘘管如果越多,肝损伤肝萎缩将会越大,手术风险越大,并对肝功能产生长期影响。所以,术者必须深入细致地研究胆道镜手术入路,尽可能利用已有胆道瘘管,减少新建立经皮经肝瘘管,这样才能有效

保护肝组织和肝功能,提高患者的长期生存率。

二、胆管狭窄复发

胆管狭窄复发是指胆管狭窄和胆肠吻合口狭窄经切开成形术和球囊扩张成形术治疗若干月后,胆管和胆肠吻合口再度狭窄。主要原因有两个方面,一是病灶处瘢痕太多、太长,即使按照狭窄切开和球囊扩张操作要求进行手术,仍然复发。二是切开的范围不够大,或者球囊扩张的时间不够长,没有达到6个月。

胆肠吻合口狭窄的机制尚不明确,除了与胆管的慢性炎症、胆管结石的生长、胆管扩张有直接关系外,可能还与机体内的多种细胞黏附因子和慢性炎症因子有关,需要做长期研究。当然,即使若干年后胆管结石和胆管狭窄复发,仍然可以采用硬质胆道镜微创技术再次对狭窄的部位进行治疗。

肝门部和肝左、右管的狭窄有时非常严重,即使做了狭窄胆管成形术和胆肠吻合术,也难以改变该部位胆管壁硬化狭窄的进程。作者建议仍然以硬质胆道镜微创手术治疗为主,不主张进行胆肠吻合,以期为肝移植手术留下方便操作、变化不大的人体器官组织结构。

三、恶性变

长期胆管慢性炎症的患者发生胆管恶性变的概率将明显增加,但并不是一定发生。因此,对于比较大的、已经有明显纤维化的肝组织(或称为"病灶"),还是应该果断进行肝切除术。由于肝内胆管结石长期刺激胆管,增加了胆管任何部位发生癌变的可能性,但这种癌变对于具体的人来说是不可预知的,不知道什么时候、什么部位的胆管会发生癌变。

因此,我们必须按照循证医学的理念和要求,仅仅切除那些已经明显萎缩又无明显肝功能的肝组织和可疑癌变的肝叶,不能鼓励过多切除有明显肝功能的肝组织,更不能为预防胆管癌,切除正常肝组织。因为足够多的有功能的肝组织及其胆管,才是影响肝内胆管结石患者长期存活的主要因素。必须尽可能保留有功能的肝组织,保护肝功能,特别是拥有70%肝组织的肝右叶,更需要极力保护。

四、胆管结石残留

胆管结石残留(residual stone)的概念被长期使用。鉴于一期硬质胆道镜手术并发症多,风险大,手术时间受到限制,一期手术胆管结石残留发生率高等一系列因素,经治医师应尽量减少一期手术,等待胆管瘘管形成后再行二期手术取石。我国很多地区存在有广泛肝内胆管结石的患者,特别是铸型结石,想一期完成取净结石几乎是不可能的;有些隐形胆管结石存在于末梢胆管中,大量活动以后才能掉进主要胆管,才可能被发现。因此,术后胆管结石残留的概念需要慎用,或者少用,以免造成不必要的医疗纠纷。

由此看来,真正的术后胆管结石残留应该是指那些经纤维胆道镜或硬质胆道镜检查仍然不能够发现和取出,或因为孤立于肝脏周边不方便取出,或者没有临床症状不必要取出的结石。

作者倾向于一般不用,或者少用"结石残留"这一概念,主要考虑到胆管形态和走行非常复杂,即使是用纤维胆道镜或硬质胆道镜进行逐一检查,也难免遗漏一些小结石,有些甚至仍然找不到结石的胆管开口。只有充分结合术后B超、CT、MR、胆道造影等检查才能最终判断是否已经取净结石,或者确定结石残留的部位,设计出新的治疗方法和路径。因各种原因遗漏的胆管结石往往是二期手术最好的适应证,是正常的诊疗过程,需慎重纳入术后胆管结石残留的范围。

所以,应当鼓励患者术后多活动,同时尽量长时间带T形管或引流管,让肝脏末梢胆管的阴性或阳性结石尽早脱落下来进入主要胆管。通常这一过程需要夹闭引流管2周以上,以备末梢胆管结石或新生的结石落入主要胆管,再进行最后的胆道镜检查和治疗。

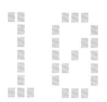

预防胆管结石术后复发

胆管结石复发(recurrence of biliary stones)是指通过各种路径,经手术和胆道镜取净胆管结石后,出现新生的胆管结石。主要原因是肝内胆管的结构和形态已经出现病变,具备长期生长结石的基础。这种病变基础并没有因为胆管结石取出、取尽而发生根本改变,目前也没有完全杜绝阻止胆管结石复发的方法,因此结石复发只是时间问题。但我们仍然有必要研究探讨延缓胆管结石复发的预防措施。

由于结石的成因和复发与胆管的结构功能、解剖形态、损害程度、胆管内异物、胆汁反流、胆汁分泌量和成分有密切关系,导致胆管结石复发的时间、患者的预后存在非常大的差别,临床上需要针对这些因素采取相应的措施,以延缓胆管结石的复发。

一、取尽结石、解除胆道狭窄梗阻

这是预防胆管结石的根本措施,即使现在已经上市多年的熊去氧胆酸有溶石的作用,但面对太多的胆管结石,其溶石作用也是很有限的。只有取尽胆管结石,解除胆道狭窄梗阻以后,溶石药物才能发挥溶石作用。因此,取净结石、解除胆道狭窄梗阻是使用溶石药物的前提条件。就目前硬质胆道镜技术来说,已经完全能够取尽肝内胆管结石、解除任何部位的胆道狭窄梗阻,可为溶石药物的使用提供非常有利的条件。

二、切除明显纤维化的肝组织

对于比较大的、明显纤维化、明显萎缩的肝组织,应当坚决的采用手术方式予以切除。进行肝切除手术的重要依据包括:①这个区域的肝内胆管结石以铸型结石居多,而且正常肝组织很少,已无明显的正常胆管,导致胆道镜取石非常困难;②小的胆管结石容易不断脱落,堵塞胆管;③长期萎缩的肝组织发生癌变的可能性明显增加。

三、缩小扩张的胆管

1. 长时间通畅引流　长时间通畅引流胆管可以明显减轻胆管内压力,明显缩小扩张的胆管,使胆管黏膜生长明显好转,增加肝内外胆管的蠕动和胆汁排泄,减少胆管结石的复发。同时由于胆管压力的减轻,胆管周围已经萎缩的肝细胞也会缓慢恢复性增生,从外向里挤压胆管使胆管内径变小,利于胆汁流动。所以治疗结束后,应尽可能地延长胆管引流的时间。

2. 术中整形缩小胆总管　依据肝内外胆管的解剖,只有胆总管、肝总管和部分肝左管裸露在肝和胰腺组织外,适合于缩小胆管的手术操作。具体的操作是沿裸露扩张的胆管纵行楔形切除部分扩张的胆管壁,然后用可吸收缝线间断缝合起来;还可以在缝合胆总管时多缝合胆管壁,待缩小胆管后再放置 T 形管引流。

四、术后长期使用溶石药物

目前有确切疗效的溶石药物只有熊去氧胆酸,其溶解胆固醇结石的机制仍然不是十分明确,却是目前世界上仅有的一种有效的溶石药物。但肝内胆管结石多为胆固醇胆色素混合型结石,有低比例的钙沉积,使得其理化性质发生改变,熊去氧胆酸溶石作用受到影响。熊去氧胆酸对胆固醇结石的作用优于胆色素结石。同时该药物还有促进胆管黏膜分泌的作用,可减少胆管结石的复发;当胆管结石取净以后,新发生的胆管结石或结石结晶易被溶石药物溶解,并被明显增加的胆汁冲走。

至于服药时间,目前还没有具有说服力的研究报告,主要依据胆管黏膜损伤的情况来决定服药时间。取石手术大体结束后就可以口服熊去氧胆酸胶囊,持续时间 3~6 个月。我们建议,胆管黏膜基本正常的服用 3 个月,胆管黏膜比较差的需要尽早服用,服药半年左右。特别是那些容易生长结石结晶的患者,长期服用效果明显,甚至可以终身服用。同时补充胰酶,弥补胰腺分泌功能不足,促进患者消化功能好转,从而有利于患者的早日康复。

参考文献

［1］吕平,刘芳,吕坤章,等.内窥镜发展史[J].中华医史杂志,2002,32(1):10-14.

［2］俞培荣,张建希.胆道镜的发展及其临床应用[J].国外医学.外科学分册,1987,14(1): 15-17.

［3］张宝善,山川达郎,三芳端.经皮经肝胆道镜的临床应用[J].中华外科杂志,1985,23(5): 353-355.

［4］刘衍民,侯东生,华沪玮,等.腹腔镜胆总管探查手术[J].医师进修杂志,2003,26(8):45.

［5］刘衍民,曾可伟,王纯忠,等.改良的经皮经肝胆道镜术治疗肝内胆管结石(附15例报 告)[J].外科理论与实践,2004,9(6):485-486.

［6］金斗,刘京山,孙立中,等.经皮经肝胆道镜在治疗术后肝外胆管狭窄中的应用[J].中华 肝胆外科杂志,2002,8(4):245-247.

［7］程龙,白旭明,顾星石,等.胆肠吻合口良性狭窄的切割球囊治疗[J].中华普通外科杂志, 2013,28(11):833-835.

［8］刘安重,方天翎,文辉清,等.经皮经肝硬质胆道镜下切开成形术治疗胆肠吻合口狭 窄[J].中华实验外科杂志,2016;33(10):2389-2391.

［9］刘安重,刘衍民,方天翎.软硬镜结合处置肝内胆管结石[J].腹部外科杂志,2014,27(5): 347-349.

［10］徐东完,李星九,金明焕,等.胆管镜诊疗彩色图谱[M].秦成勇,卢俊,韩国庆,译.济南: 山东科学技术出版社,2006.

［11］ROCA J,FLICHTENTREI R,PARODI M. Progress in the radiologic study of the biliary tract in surgery;cholangioscopy and cholangiography;utilization of apparatus;preliminary note [J]. Dia Med,1951,23(75):3420.

［12］CASANOVA SECO A.Casanova Seco A.Postoperative direct cholangioscopy [J].Rev Esp Enferm Apar Dig Nutr,1952,11(2):349-355.

［13］GRIESSMANN H.Experiences with choledochoscopy [J]. Bruns Beitr Klin Chir,1957,195

(2):251-255.

[14] BODEWIG H O.Transillumination cholangiography and choledochoscopy,a contribution to per-and postoperative biliary tract diagnosis [J].Bruns Beitr Klin Chir,1958,196(4):420-431.

[15] NURICK A W,PATEY D H,WHITESIDE C G. Percutaneous transhepatic cholangiography in the diagnosis of obstructive jaundice [J]. Br J Surg,1953,41(165):27-30.

[16] KIDD H A. Percutaneous transhepatic cholangiography [J].Bull Soc Int Chir,1956,15(1): 53-61.

[17] FELCI U. Percutaneous transhepatic cholangiography [J]. Minerva Med,1958,49(5):130-136.

[18] REMOLAR J,KATZ S,RYBAK B,et al. Percutaneous transhepatic cholangiography [J]. Gastroenterology,1956,31(1):39-46.

[19] AHNLUND H O,MORALES O. Bile duct drainage after percutaneous transhepatic cholangiography [J]. Sven Lakartidn,1963,60:3684-3691.

[20] KAUDE J V,WEIDENMIER C H,AGEE O F. Decompression of bile ducts with the percutaneous transhepatic technic [J].Radiology,1969,93(1):69-71.

[21] WIECHEL K L. Experiences of percutaneous transhepatic cholangiography in 10 years' routine work [J]. Nord Med,1971,86(30):911.

[22] UKAI T,OSHIMA S,KURIYAMA H,et al. A new device for external biliary drainage using percutaneous transhepatic cholangiography [J].Med J Osaka Univ,1971,22(1):85-95.

[23] YAMAKAWA T. Percutaneous transhepatic stone extraction technique for management of retained biliary tract stones [J]. Prog Clin Biol Res,1984,152:253-268.

[24] JELASO D V,HIRSCHFIELD J S. Multifocal intrahepatic abscesses demonstrated on percutaneous transhepatic cholangiogram [J]. South Med J,1974,67(3):310-311.

[25] TAKADA T,KOBAYASHI S,YAMADA A,et al. A new technique for the diagnosis and therapy of cholangitic hepatic abscesses; percutaneous transhepatic cholangial drainage (auther's transl) [J]. Nihon Shokakibyo Gakkai Zasshi,1974,71(7):657-665.

[26] SIEGEL J H,MAYER L F. Percutaneous choledochoscopy and cholecystoscopy:diagnostic and therapeutic uses [J]. Endoscopy,1981,13(3):124-127.

[27] GAZZANIGA G M,FAGGIONI A,BONDANZA G,et al. Percutaneous transhepatic cholangioscopy [J].Int Surg,1983,68(4):357-360.

[28] RYU M,KOZU T,YAMAZAKI Y,et al. The role of endoscopic lithotomy in the treatment of intrahepatic stones [J]. Nihon Geka Gakkai Zasshi,1984,85(9):1123-1127.

[29] YOSHIMOTO H,IKEDA S,TANAKA M,et al. Choledochoscopic electrohydraulic lithotripsy and lithotomy for stones in the common bile duct,intrahepatic ducts,and gallbladder [J]. Ann Surg,1989,210(5):576-582.

[30] KAHALEH M,BRIJBASSIE A,SETHI A,et al. Multicenter trial evaluating the use of covered self-expanding metal stents in benign biliary strictures:time to revisit our therapeutic options ？ [J].J Clin Gastroenterol,2013,47(8):695-699.

[31] JANG S I,LEE K H,JOO S M,et al. Maintenance of the fistulous tract after recanalization via magnetic compression anastomosis in completely obstructed benign biliary stricture [J]. Scand J Gastroenterol,2018,53(10-11):1393-1398.

[32] OGURA T,MIYANO A,NISHIOKA N,et al. Recanalization for tight bile duct-jejunum anastomosis stricture using peroral transliminal cholangioscopy (with video)[J]. Dig Dis, 2018,36(6):446-449.

[33] PERS M,BADEN H. On the frequency of recurrence of calculi in the gall bladder after cholecystolithotomy [J]. Acta Chir Scand,1951,102(4):260-266.

[34] LONG R C,WEBSTER D R. Cholecystolithotomy in functioning gall bladders [J]. Surgery, 1957,42(5):837-840.

[35] KRISTENSEN H,MOSEGAARD A,TARP M. Cholecystolithotomy. A follow-up study [J]. Ugeskr Laeger,1972,134(35):1845-1846.

[36] KERLAN R K Jr,LABERGE J M,RING E J. Percutaneous cholecystolithotomy:preliminary experience [J]. Radiology,1985,157(3):653-666.

[37] RABIE M A,SOKKER A. Cholecystolithotomy,a new approach to reduce recurrent gallstone ileus [J]. Acute Med Surg,2019,6(2):95-100.

[38] 中华医学会外科学分会胆道外科学组. 肝胆管结石病诊断与治疗指南[J]. 中华消化外科杂,2007,6(2):156-167.

[39] 卢绮萍. 肝胆管结石病外科治疗的历史与现状[J]. 中华消化外科杂志,2015,14:265-267.

[40] ALLEGAERT W. Report concerning cholangioscopy,using closed-circuit television,during surgical operations on the biliary tract [J]. Acta Gastroenterol Belg,1961,24:599-606.

[41] HÄBERLIN P. Cholangioscopy [J]. Helv Chir Acta,1966,33(1):78-80.

[42] JELINEK R. On the pre- and intraoperative diagnosis of bile duct diseases with special consideration of choledochoscopy [J]. Chirurg,1959,30:358-362.

[43] WALTERSKIRCHEN M. First experiences with choledochoscopy [J]. Bol Soc Cir Urug, 1960,31:291-300.

［44］SHORE J M,LIPPMAN H N. Choledochoscopy［J］. Bull Gastrointest Endosc,1964,10:16-18.

［45］LONGLAND C J. Choledochoscopy in choledocholithiasis［J］. Br J Surg,1973,60(8):626-628.

［46］SCHEIN C J. Influence of choledochoscopy on the choice of surgical procedure［J］. Am J Surg,1975,130(1):74-77.

［47］LENNERT K A. Intraoperative choledochoscopy. Experiences with a new choledochoscope［J］. Chirurg,1976,47(4):248-249.

［48］GRIFFIN W T. Choledochoscopy［J］. Am J Surg,1976,132(6):697-698.

［49］MOSS J P,WHELAN J G Jr,POWELL R W,et al. Postoperative choledochoscopy via the t-tube tract［J］. Jama,1976,236(24):2781-2782.

［50］ISELI A,MARSHALL V C. Choledochoscopy:a comparison of a rigid and a flexible fibreoptic instrument［J］. Med J Aust,1978,1(3):131-132.

［51］ELEFTHERIADIS E,ZISSIADIS A,KOTZAMPASSI K,et al. Rigid or flexible choledochoscopy？［J］. Endoscopy,1985,17(6):212-213.

［52］OLIVERO S,IBBA F,FOCO A,et al. Use of transhepatic drainage in neoplastic stenosis of the upper biliary tract［J］. Minerva Chir,1976,31(23-24):1381-1392.

［53］FINNIS D,ROWNTREE T. Choledochoscopy in exploration of the common bile duct［J］. Br J Surg,1977,64(9):661-664.

［54］YAMAKAWA T,KOMAKI F,SHIKATA J. Experience with routine postoperative choledochoscopy via the T-tube sinus tract［J］. World J Surg,1978,2(3):379-385.

［55］YAMAKAWA T,KOMAKI F,KITANO Y,et al. Intrahepatic stones and postoperative choledochoscopy［J］. Gastroenterol Jpn,1980,15(6):577-583.

［56］BERCI G,SHULMAN A G,MORGENSTERN L,et al. Television choledochoscopy［J］. Surg Gynecol Obstet,1985,160(2):176-177.

［57］MOSS J P. Choledochoscopy model［J］. Am J Surg,1982,143(3):374-376.

［58］陈孝平,张志伟,张万广.插入式胆肠吻合术治疗医源性胆道损伤27例［J］.中华普通外科杂志,2009,24:193-195.

［59］陈孝平,黄志勇,张志伟等.小范围肝切除治疗 Bismuth-Corlette Ⅲ型肝门部胆管癌［J］.中华外科杂志,2009,47(15):1148-1150.

［60］陈孝平,夏惠生.狗同种异体原位旁辅助性部分肝移植［J］.中华器官移植杂志,1985;6(1):111.

［61］周桂华,史宪杰.胆肠吻合口狭窄再手术41例经验［J］.中华肝胆外科杂志,2015,21

(9):612-615.

[62] 张诚,杨玉龙,史力军,等.胆道镜下高频电切治疗胆肠吻合术后吻合口狭窄[J].中华普通外科杂志,2015,30(7):529-531.

[63] YANG Y L,ZHANG C,ZHAO G,et al. Choledochoscopic high-frequency needle-knife electrotomy as an effective treatment for intrahepatic biliary strictures [J]. J Gastroenterol Hepatol,2015,30(9):1438-1443.

结束语

　　本书是作者医院近二十年硬质胆道镜临床应用的经验性、理论性、系统性的全面总结，是在全国有志于硬质胆道镜技术的同行的积极鼓励和支持下，经过三年多的不断努力、悉心写作才得以完成的。主要目的是为了系统阐述硬质胆道镜微创技术理论，以及在治疗肝内胆管结石、胆管狭窄、胆肠吻合口狭窄这些胆道疑难疾病中的优势，并为今后该类疾病的治疗提供一种新思路、新方法。经过多期全国硬质胆道镜临床应用高级培训班的学习交流，并综合全国各地专家的反馈意见，使目前的硬质胆道镜微创技术理论更加成熟和完善。

　　书中所阐述的某些思想属于作者个人观点，作者真诚欢迎全国同行对这些问题继续进行深入研究和探讨，为进一步完善硬质胆道镜技术理论、推进新技术的发展而共同努力。

　　作者相信，随着开腹手术、腹腔镜手术、胆道镜手术不断相互促进、融合，采用硬质胆道镜技术治疗肝内胆管结石、胆管狭窄、胆肠吻合口狭窄，一定会迎来一个崭新的局面，使更多的患者受益。

致 谢 |

我不能忘记,本书最难写的内容——硬质胆道镜诊疗并发症的防治,是休假期间在我母亲的家里完成的,那里有我的童年和梦想。

在完成本书之际,我要特别感谢我的博士研究生导师——全国著名肝胆胰外科专家、中国科学院院士、武汉同济医院外科学教授《外科学》(第8、9版)主编陈孝平院士,是他和他的《肝切除术》一书把我带入学科高技术领域。

我还要特别感谢我的老师——原中国人民解放军昆明总医院(现中国人民解放军联勤保障部队第920医院)陈训如教授,是他和他的《腹腔镜胆囊切除术》一书把我带进微创外科技术领域,让我明白了微创外科技术与传统外科技术的关系。

我还要十分感谢我的启蒙老师、硕士研究生导师——中国人民解放军空军军医大学何泽生教授、吴金生教授,以及中国人民解放军中部战区总医院史陈让、张兆林老主任,是他们手把手传授给了我良好的外科基本功和完成外科大手术的基本技能。

我始终要衷心感谢那些已经从事和正在准备开展硬质胆道镜微创技术的全国同道们对我的信任和支持,是他们对本书的渴望,给了我尽快完成本书的动力。

在本书即将出版之际,我衷心感谢医院同事、领导、老师,以及所有全国各地关心我支持我的人们。

最后,我要感谢在整个写作过程中和工作中始终支持我、关心我、陪伴我、照顾我的家人和亲人们。

2021 年 4 月 18 日